Introdução à
EPIDEMIOLOGIA

4ª Edição

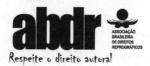

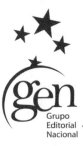

O GEN | Grupo Editorial Nacional – maior plataforma editorial brasileira no segmento científico, técnico e profissional – publica conteúdos nas áreas de ciências da saúde, exatas, humanas, jurídicas e sociais aplicadas, além de prover serviços direcionados à educação continuada e à preparação para concursos.

As editoras que integram o GEN, das mais respeitadas no mercado editorial, construíram catálogos inigualáveis, com obras decisivas para a formação acadêmica e o aperfeiçoamento de várias gerações de profissionais e estudantes, tendo se tornado sinônimo de qualidade e seriedade.

A missão do GEN e dos núcleos de conteúdo que o compõem é prover a melhor informação científica e distribuí-la de maneira flexível e conveniente, a preços justos, gerando benefícios e servindo a autores, docentes, livreiros, funcionários, colaboradores e acionistas.

Nosso comportamento ético incondicional e nossa responsabilidade social e ambiental são reforçados pela natureza educacional de nossa atividade e dão sustentabilidade ao crescimento contínuo e à rentabilidade do grupo.

Introdução à
EPIDEMIOLOGIA

(*4ª Edição, Revisada e Ampliada*)
(Inclui Guia *Epidemio* na Internet, Atualizado e Ampliado)

Naomar de Almeida Filho

Ph.D. em Epidemiologia.
Professor Titular do Instituto de Saúde Coletiva da Universidade Federal da Bahia.
Pesquisador I-A do Conselho Nacional de
Desenvolvimento Científico e
Tecnológico – CNPq.

Maria Zélia Rouquayrol

Mestre em Epidemiologia pela Universidade de Tulane (EUA).
Livre-Docente (Grau de Doutor) pela Universidade Federal do Ceará (UFC).
Professora Titular da Faculdade de Farmácia da UFC.
Condecorada com a Medalha do Centenário da OPAS e respectivo
Certificado de Valiosa Contribuição à Saúde Pública
pela Organização Pan-Americana da Saúde, em 2002.

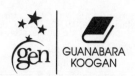

Os autores e a editora empenharam-se para citar adequadamente e dar o devido crédito a todos os detentores dos direitos autorais de qualquer material utilizado neste livro, dispondo-se a possíveis acertos caso, inadvertidamente, a identificação de algum deles tenha sido omitida.

Direitos exclusivos para a língua portuguesa
Copyright © 2006 by
EDITORA GUANABARA KOOGAN LTDA.
Uma editora integrante do GEN | Grupo Editorial Nacional

Reservados todos os direitos. É proibida a duplicação ou reprodução deste volume, no todo ou em parte, sob quaisquer formas ou por quaisquer meios (eletrônico, mecânico, gravação, fotocópia, distribuição na internet, ou outros), sem permissão expressa da Editora.

Travessa do Ouvidor, 11
Rio de Janeiro – RJ – CEP 20040-040
Tels.: (21) 3543-0770/(11) 5080-0770 | Fax: (21) 3543-0896
www.grupogen.com.br | faleconosco@grupogen.com.br

Capa: Vitrais da sala da Congregação da Faculdade de Medicina da USP.

CIP-BRASIL. CATALOGAÇÃO-NA-FONTE
SINDICATO NACIONAL DOS EDITORES DE LIVROS, RJ.

A446i

4.ed.
Almeida Filho, Naomar, 1952-Introdução à epidemiologia / Naomar de Almeida Filho, Maria Zélia Rouquayrol. - 4.ed., rev. e ampliada. - [Reimpr.]. - Rio de Janeiro : Guanabara Koogan, 2019.
il. ;

"Inclui Guia Epidemio na Internet, atualizado e ampliado"
Apêndice
Inclui bibliografia
ISBN 978-85-277-1187-6

1. Epidemiologia. I. Rouquayrol, Maria Zélia, 1931-. II. Título.

06-0963.   CDD 614.4
                            CDU 614.4

Prefácio à Quarta Edição

Desde a edição anterior deste livro, a jovem ciência epidemiológica não cessou de crescer e de se consolidar.

Novos aportes metodológicos têm-se firmado no cenário da pesquisa populacional em saúde; como, por exemplo, técnicas de análise multinível e de análise de séries temporais. Em paralelo, uma grande revisão conceitual tem ampliado o escopo das abordagens sociais de Epidemiologia, traduzindo-se em novos modelos do que se batizou como "epidemiologia do curso de vida". Porém o que aparentemente se apresenta como potencial fronteira da Epidemiologia é a franca abertura ao diálogo com outros campos científicos, resultando numa estreita integração com a Biologia pós-genômica e com os avanços das matemáticas aplicadas ao estudo de grupos e redes.

Esta nova edição do *Introdução à Epidemiologia* representa uma valiosa oportunidade para atualização diante do cenário científico contemporâneo. Nesse sentido, além de reforçar o viés metodológico derivado de uma Epidemiologia assumidamente pragmática e o projeto de interatividade com o leitor, tornando este livro cada vez mais direto e objetivo, buscamos agora revisar principalmente os aspectos conceituais dos modelos de saúde-doença. Dessa forma, pretendemos realçar as possibilidades da disciplina epidemiológica em poder atuar no contexto do movimento contemporâneo de Promoção da Saúde.

Naturalmente, buscamos ainda enriquecer sua matriz de referências e consulta bibliográfica, atualizando as fontes informatizadas da Internet.

Com essas alterações, a estrutura do livro tornou-se mais consistente, mantendo-se a lógica de articulação dos capítulos.

No intervalo de tempo entre as duas edições, multiplicaram-se as instituições de pesquisa de referência nacional, regional e internacional, que abrigam linhas e grupos de pesquisa epidemiológica. Uma lista completa e atualizada desses programas pode ser encontrada no Diretório de Grupos de Pesquisa (versão 4.0) do Conselho Nacional de Desenvolvimento Científico e Tecnológico – CNPq: <http://www.cnpq.br/plataformalattes/dgp/versao4/>

Nesse período, mais programas de pós-graduação em Epidemiologia foram organizados no País. A lista atualizada encontra-se disponível nas páginas específicas da CAPES e da Associação Brasileira de Pós-Graduação em Saúde Coletiva – ABRASCO –, respectivamente:
<http://www.capes.gov.br/capes/portal/conteudo/10/ProgramasReconhecidos.htm>;
<http://www.abrasco.org.br/>
Aproveitamos para reafirmar nossos votos de boa sorte aos leitores que se arriscam a se apaixonar por esta tal de Epidemiologia, a mais nova das ciências da saúde.

Os Autores

Conteúdo

1. O que é Epidemiologia, 1

2. História da Epidemiologia, 8
Primórdios, 8
Raízes: Clínica, Estatística, Medicina Social, 11
Clínica Médica, 11
Estatística, 13
Medicina Social, 17
Consolidação, 20
Atualidade da Epidemiologia, 28

3. Modelos de Saúde-Doença, 32
Modelo Biomédico, 34
Doenças Infecciosas, 36
Doenças Não-infecciosas, 40
Modelo Processual, 43
Pré-patogênese, 45
Patogênese, 49
Modelo Sistêmico, 51
Agente e Suscetível, 53
Ambiente, 57
Sistemas Epidemiológicos, 63
Modelos Socioculturais, 64
Comentário Final, 71

4. Lógica Epidemiológica e Conceitos Básicos, 73
Conceito de Risco, 73
Fator de Risco, 80
Comentário Final, 84

5. Diagnóstico em Epidemiologia, 86

Teoria da Medida, 87
Validade, 90
Confiabilidade, 98
Base Clínica do Diagnóstico em Epidemiologia, 103

6. Bases do Método Epidemiológico, 107

Conceito de Metodologia, 108
Problematização na Pesquisa Epidemiológica, 114
Variáveis Epidemiológicas, 121
Hipóteses Epidemiológicas, 124

7. Indicadores Epidemiológicos, 128

Lógica Geral dos Indicadores, 128
Morbidade, 132
   Prevalência, 133
   Incidência, 136
   Relação Entre Prevalência e Incidência, 139
Mortalidade, 143
   Taxa de Mortalidade Geral, 143
   Taxas de Mortalidade por Causas, 148
   Coeficiente de Mortalidade Infantil, 151
   Razões e Curvas de Mortalidade Proporcional, 154
   Coeficiente de Letalidade, 158
   Esperança de Vida, 161
Indicadores Compostos, 163
   Anos de Vida Ajustados por Qualidade de Vida (AVAQ), 163
   Anos de Vida Perdidos por Incapacidade (AVPI), 164

8. Desenhos de Pesquisa em Epidemiologia, 168

Preliminares, 169
Estudos Ecológicos, 171
Estudos Seccionais, 180
Estudos de Coorte, 186
Estudos de Caso-controle, 193
Estudos de Intervenção, 199

9. Análise de Dados Epidemiológicos, 208

Questões de Análise, 209
Medidas de Associação, 211
Análise de Estudos Seccionais e de Coorte, 216
Análise de Estudos de Caso-controle, 220
Interpretação de Dados (Heurística Epidemiológica), 223
Comentários Finais, 227

10. Epílogo: Perspectivas para uma Epidemiologia da Saúde, 232

Apêndice A   Epidemiologia na Internet, 237

(Páginas na Web Sobre Epidemiologia, Bioestatística e Metodologia
  de Pesquisa em Saúde), 237
Cursos, 237
Dicionários, Glossários & Manuais, 239
Análise de Dados (Software & Tutoriais), 241
Principais Revistas Científicas da Área, 244
Sites de Interesse Geral, 245

Apêndice B   Guia de Manuais e Livros de Epidemiologia, 248

Publicados no Brasil, 248
Publicados no Exterior, 250

Referências Bibliográficas, 255

Índice Alfabético, 271

Introdução à
EPIDEMIOLOGIA

4ª Edição

Capítulo 1

O que É Epidemiologia

A Epidemiologia pode ser considerada a ciência básica da Saúde Coletiva. Mais do que isso, tem-se constituído em importante disciplina científica essencial para todas as ciências clínicas, base da Medicina e das outras formações profissionais em saúde.

A Epidemiologia tem sido definida como a abordagem dos fenômenos da saúde-doença por meio da quantificação, usando bastante o cálculo matemático e as técnicas estatísticas de amostragem e de análise. Entretanto, apesar do uso e até abuso da "numerologia", a moderna Epidemiologia não se restringe à quantificação. Cada vez mais emprega técnicas alternativas para o estudo científico da saúde coletiva. De fato, todas as fontes de dados e de informação são válidas para o conhecimento sintético e totalizante das situações de saúde das populações humanas.

Atualmente, podemos dizer que a Epidemiologia se constitui na principal ciência da informação em saúde. Realizamos uma busca através dos principais localizadores da *World Wide Web*, com base nas palavras-chave *"epidemiology"*, *"epidemiologic"*, *"épidémiologie"*, *"épidémiologique"*, *"epidemiologia"* e *"epidemiológico"*. No ano 2000, encontramos quase 370.000 registros. Em setembro de 2005, confirmando a relevância e penetração desta jovem disciplina científica no mundo contemporâneo, além do seu vertiginoso crescimento, catalogamos 16.750.000 registros.

Como se criou tão importante ciência? Qual é a sua história? Que utilidade terá para nossas vidas?

As raízes históricas da ciência epidemiológica podem ser identificadas em uma trilogia de elementos conceituais, metodológicos e ideológicos representados pela Clínica, pela Estatística e pela Medicina Social. A articulação desses elementos,

2 Introdução à Epidemiologia

que resultou na institucionalização da ciência epidemiológica na segunda metade do século XX, é narrada de modo resumido no Cap. 2. A etimologia histórica do termo "epidemiologia" é comentada no Boxe 1.1.

Desde seus primórdios no século XIX, a Epidemiologia tem revelado uma forte vocação de ciência aplicada, dirigida para a solução dos problemas de saúde. Trata-se, sem dúvida, de uma poderosa ferramenta científica, de grande utilidade para a área da Saúde, justamente por seu caráter pragmático.

Nesse aspecto, há uma curiosidade a destacar: o primeiro tratado da ciência epidemiológica moderna, escrito por J.N. Morris, em 1957, intitulava-se justamente *Os Usos da Epidemiologia*. Essa obra compreendia sete capítulos, cada um analisando uma utilidade potencial para a então recém-nascida ciência.

A Epidemiologia cada vez mais ocupa lugar privilegiado de fonte de desenvolvimento metodológico para todas as ciências da saúde. Hoje, a ciência epide-

---

Boxe 1.1 Curiosidades etimológicas I

Qual é a etimologia do vocábulo "Epidemiologia"?

Alguns livros indicam a sua raiz no grego *epedeméion*, que significa literalmente "aquele que visita". Entretanto, o termo "epidemia" já se encontrava nos textos hipocráticos, formado pela junção do prefixo *epí-* (em cima de, sobre...) com o radical *-demós*, significando "povo" (como, por exemplo, em "democracia"). O sufixo *-logos* também vem do grego para "palavra, discurso, estudo", por sua vez derivado de *legein* (falar, reunir, organizar); esse sufixo é geralmente empregado para designar disciplinas científicas nas línguas ocidentais modernas. Em síntese, a palavra Epidemiologia significa etimologicamente "ciência do que ocorre (se abate) sobre o povo".

O termo *epidemiologia* teria sido empregado pela primeira vez como título de um trabalho sobre a peste, escrito por Angelerio na Espanha, na segunda metade do século XVI. Trezentos anos mais tarde, Juan de Villalba recuperou o termo como título de sua obra *Epidemiologia Española*, uma compilação de todas as epidemias conhecidas até aquela data, publicada em 1802. O título inicialmente proposto para a primeira instituição científica da disciplina, fundada em 1850 na Inglaterra, seria *Epidemic Medical Society*, porém, por algum motivo que a História não registra, a série significante *epidemiology-epidemiological* terminou prevalecendo no batismo da *London Epidemiological Society*.

Fonte: Nájera, 1988; White, 1991; Rey, 1993.

miológica continua ampliando seu importante papel na consolidação de um saber científico sobre a saúde humana, sua determinação e conseqüências, subsidiando largamente as práticas de saúde. Compreende três aspectos principais:

1. **Estudo dos determinantes de saúde-enfermidade.** A investigação epidemiológica possibilita o avanço do conhecimento sobre os determinantes do processo saúde/doença, tal como ocorre em contextos coletivos, contribuindo para o avanço correspondente no conhecimento etiológico-clínico.
2. **Análise das situações de saúde.** A disciplina epidemiológica desenvolve e aplica metodologias efetivas para descrição e análise das situações de saúde, fornecendo subsídios para o planejamento e organização das ações de saúde; isto corresponde ao que antigamente se chamava "diagnóstico de saúde da comunidade".
3. **Avaliação de tecnologias e processos no campo da saúde.** A metodologia epidemiológica pode ser empregada na avaliação de programas, atividades e procedimentos preventivos e terapêuticos, tanto no que se refere a sistemas de prestação de serviços quanto ao impacto das medidas de saúde na população. Aqui consideramos desde estudos de eficiência e efetividade de programas e serviços de saúde até ensaios clínicos de eficácia de processos diagnósticos e terapêuticos, preventivos e curativos, individuais e coletivos.

Tradicionalmente, a Epidemiologia tem sido definida como a ciência que estuda a distribuição das doenças e suas causas em populações humanas. Segundo Jénicek (1995), um dos objetivos principais da Epidemiologia deve ser identificar fatores etiológicos na gênese das enfermidades. De fato, muitas doenças, cujas origens até recentemente não encontravam explicação, têm sido estudadas em suas associações pela metodologia epidemiológica, que aplica o método científico da maneira mais abrangente possível a problemas de saúde da comunidade. Leucemia e exposição a raios X durante a gestação; mortalidade infantil e classes sociais; trombose venosa relacionada ao uso de anticoncepcionais; sedentarismo e doenças cardiovasculares; ingestão de talidomida e focomelia; hábito de fumar e câncer de pulmão; comportamento sexual e transmissão de AIDS; cegueira em crianças subnutridas e sua relação com avitaminose A — eis apenas alguns dentre os numerosos exemplos de associações causais estudadas pelo método epidemiológico.

A International Epidemiological Association — IEA (1973) define Epidemiologia como *"o estudo dos fatores que determinam a freqüência e a distribuição das doenças nas coletividades humanas*. Enquanto a clínica dedica-se ao estudo da doença no indivíduo, analisando caso a caso, a Epidemiologia debruça-se sobre os problemas de saúde em grupos de pessoas (...) na maioria das vezes envolvendo populações numerosas".

Susser (1987), eminente epidemiologista social radicado nos Estados Unidos, concorda que a Epidemiologia é essencialmente uma ciência populacional. Acrescenta que ela se baseia "nas ciências sociais para compreensão da estrutura e da dinâmica sociais (...), na matemática para noções estatísticas de probabilidade, inferência e estimação (...), e nas ciências biológicas para o conhecimento do substrato orgânico humano onde as manifestações observadas encontrarão expressão individual".

Devido à complexidade crescente e considerando a abrangência da sua prática atual, não é possível uma definição única e precisa da Epidemiologia enquanto campo científico. De maneira simplificada, propomos conceituá-la como:

> *Ciência que estuda o processo saúde-enfermidade na sociedade, analisando a distribuição populacional e fatores determinantes do risco de doenças, agravos e eventos associados à saúde, propondo medidas específicas de prevenção, controle ou erradicação de enfermidades, danos ou problemas de saúde e de proteção, promoção ou recuperação da saúde individual e coletiva, produzindo informação e conhecimento para apoiar a tomada de decisão no planejamento, administração e avaliação de sistemas, programas, serviços e ações de saúde.*

Tal definição pode ser desdobrada nos seguintes aspectos complementares:

a) Saúde-enfermidade é uma expressão composta que denota desde o conceito da OMS de saúde, como "estado de completo bem-estar físico, mental e social", até o conceito biomédico de doença, passando pela articulação de ambos na noção de "qualidade de vida". Processo saúde-enfermidade indica um conceito extremamente rico e complexo, essencial para a compreensão do objeto e método da Epidemiologia. (Uma apresentação da etimologia desses termos encontra-se no Boxe 1.2.)

b) A Epidemiologia estuda estados particulares de ausência de saúde sob a forma de doenças *infecciosas* (sarampo, difteria, malária etc.), *não-infecciosas* (diabetes, cardiopatias, bócio endêmico, depressões etc.) e *agravos* à inte-

O que É Epidemiologia   5

gridade física (acidentes, homicídios, suicídios etc.). Os principais modelos teóricos de saúde-enfermidade são abordados no Cap. 3.

c) O objeto da Epidemiologia são as relações de ocorrência de saúde-enfermidade em massa, envolvendo número expressivo de seres humanos, agregados em sociedades, coletividades, comunidades, grupos demográficos, classes sociais, ou outros coletivos humanos. Tais relações são referidas e analisadas mediante o conceito de risco (ver Cap. 4).

d) O problema metodológico de como se pode identificar casos de doença ou danos à saúde, a partir do ponto de vista da Epidemiologia, é examinado em detalhes no Cap. 5.

e) Entende-se por *distribuição* a variabilidade na freqüência de ocorrência de enfermidades em massa, em função de variáveis ambientais e populacionais ligadas a referenciais de tempo e espaço (este é o tema dos Caps. 6 e 7).

f) A análise de determinação envolve a aplicação do método epidemiológico ao estudo de associações entre um ou mais fatores suspeitos como causais e um determinado estado de saúde-enfermidade. Trataremos dessa importante aplicação da Epidemiologia no Cap. 6, quando discutiremos as bases metodológicas da ciência epidemiológica, no Cap. 8, ao apresentarmos os desenhos de pesquisa epidemiológica, e no Cap. 9, quando abordaremos as técnicas de análise de dados típicas da área.

g) Para cumprir seu papel de fonte de dados, informação e conhecimento para subsidiar o planejamento, gestão e avaliação de políticas, programas e ações de proteção, promoção ou recuperação da saúde, a Epidemiologia precisa repensar seus vínculos com o modelo da prevenção e sua dependência dos conceitos de causa e doença. No Cap. 10, discutiremos as perspectivas de uma Epidemiologia da Saúde, capaz de incluir e superar a tradicional epidemiologia do risco.

6 Introdução à Epidemiologia

Boxe 1.2 Curiosidades etimológicas II

A origem do termo "doença" pode ser encontrada no latim *dolentia*, derivado de *dolor* e *dolore*, respectivamente "dor" e "doer". No latim, empregava-se ainda o substantivo *morbus* como sinônimo para doença, que se tornou raiz do termo epidemiológico "morbidade".

Saúde no idioma português, *salud* em castelhano, *salut* em francês e *salute* em italiano (estes últimos com uma conotação específica de saudação) derivam de uma mesma raiz etimológica: *salus*. Proveniente do latim, esse termo designava o atributo principal dos inteiros, intactos, íntegros. Dele deriva um outro radical de interesse para o nosso tema – *salvus* — que, já no latim medieval, conotava a superação de ameaças à integridade física dos sujeitos. Segundo Rey (1993), *salus* provém do termo grego *holos* (com o sentido de inteiro, todo, totalidade) raiz dos termos holismo, holístico, tão em moda atualmente, que foi incorporado ao latim clássico através da transição *s'olos*. Por sua vez, a raiz indogermânica de *holos* é o vocábulo *kailo*, também significando total, inteiro. *Santé* no idioma francês, *sanidad* em castelhano, juntamente com o adjetivo *são* no vernáculo, provêm do latim medieval (*circa* 1050) *sanus*, que portava duas conotações básicas: puro, imaculado, perfeito, e certo, correto, verdadeiro. Canguilhem (1990) menciona que o termo tem origem no vocábulo grego σαο, com o sentido de verdadeiro, porém Rey (1993) não confirma essa etimologia, indicando uma origem desconhecida para esse radical. De *sanitas*, designativo da condição de *sanus*, deriva diretamente sanidade, *sanidad* (em castelhano), sanitário e sanatório, além naturalmente do vocábulo *santé*, através do francês arcaico *saniteit*.

Desta breve exploração semântica, o que ressalta como mais interessante será certamente a história etimológica do termo *health*, saúde em inglês. Em sua forma arcaica — *healeth* — equivale a *healed*, no sentido de tratado ou curado, particípio passado do verbo *to heal*. Esse verbo provém de *höl*, termo germânico antigo que designa a inteireza e que, por seu turno, também refere-se ao radical grego *holos*. Digno de nota ainda é que de *höl* também origina-se *hölig* (germânico antigo), raiz do vocábulo contemporâneo *holy*, que significa "sagrado" no inglês moderno. Similarmente, em português, os termos *são* e *santo* aparecem como sinônimos para "sagrado".

Fonte: Rey, 1993; Almeida Filho, 2000.

O que É Epidemiologia 7

Para saber mais, consulte:

1. Breilh J. *Epidemiologia, Economia, Política e Saúde*. São Paulo: Unesp/ Editora Hucitec, 1991.

2. Buck C, Terris M, Nájera E, Llopis O. *El Desafio de la Epidemiologia*. Washington: OPS/OMS, Publ. Cient. 505, 1988.

3. Friedman G. *Primer of Epidemiology*. New York: McGraw-Hill Professional Publishing, 1994.

4. Jénicek M. *Epidemiology: The Logic of Modern Medicine*. Montreal: EPIMED International, 1995.

5. Last JM. *A Dictionary of Epidemiology*. New York: Oxford University Press, 1983.

6. Lilienfeld D. Definitions of epidemiology. *American Journal of Epidemiology* 107(2):87-90, 1978.

7. Rouquayrol MZ, Almeida Filho N. *Epidemiologia & Saúde*. Rio de Janeiro: Guanabara Koogan, 2003.

8. Stolley PD, Lasky T. *Investigating Disease Patterns. The Science of Epidemiology*. New York: Scientific American Library, 1995.

Na Internet, procure:

1. CDC. *Glossary of Epidemiology Terms* (concise). Centers for Disease Control, 2005. Internet WWW page, at URL: <http://www.cdc.gov/nccdphp/drh/epi_gloss.htm>

2. Coggon D, Rose G, Barker DJP. Epidemiology for the Unintiated. London: BMJ Publishing Group, 2001 (4ª edição *online*). Internet WWW page, at URL: <http://www.bmj.com/epidem/epid.html>

3. Gay JM. *Introduction to Epidemiology*. Washington State University, 2004. Internet WWW page, at URL: <http://www.vetmed.wsu.edu/courses-jmgay/EpiMod1.htm>

4. UCSF. *The World Wide Web Virtual Library: Epidemiology*. Department of Epidemiology and Biostatistics/University of California at San Francisco, 2005. URL: <http://www.epibiostat.ucsf.edu/epidem/epidem.html>

Capítulo 2

História da Epidemiologia

Neste capítulo, apresentamos uma breve história da Epidemiologia.

Primeiro, vamos focalizar alguns dos principais elementos precursores da sua constituição no seio da cultura ocidental moderna.

Em seguida, expomos algumas das circunstâncias que cercaram a emergência dos três pilares fundamentais da Epidemiologia: a Clínica, a Estatística e a Medicina Social.

Depois analisaremos sua evolução como disciplina científica e posterior consolidação como eixo fundamental do campo da Saúde Coletiva.

Por último, concluímos o capítulo comentando sobre o momento atual de afirmação da Epidemiologia como ciência geral da informação em saúde.

Primórdios

Autores clássicos da Epidemiologia (MacMahon, Pugh e Ipsen, 1960; Lilienfeld, 1970) afirmam que a Epidemiologia nasceu com Hipócrates. A estrutura e o conteúdo dos textos hipocráticos sobre as epidemias e sobre os ambientes, por sua clara adesão à tradição de Higéia (ver Boxe 2.1), sem dúvida antecipam o chamado raciocínio epidemiológico (Fig. 2.1).

Não obstante, parece que os herdeiros de Hipócrates não cultivaram o espírito da primazia do coletivo. Ao contrário, talvez preferindo garantir sua hegemonia frente às inúmeras seitas que, na Antigüidade, prometiam a saúde para os homens, revelaram eficiente senso mercadológico, rapidamente adaptando-se aos tempos pós-helênicos e tornando a cura individual uma referência para sua prática (Clavreul, 1983).

> **Boxe 2.1 Uma tensão essencial...**
>
> Uma tensão essencial entre medicina individual e medicina coletiva (ou medicina curativa e medicina preventiva) pode ser encontrada desde os primórdios do pensamento ocidental na Grécia Antiga. A mitologia grega capta esse antagonismo ancestral na figura das filhas e herdeiras do deus da saúde, Asclépios. A filha mais velha, Panacéia, tornou-se a padroeira da medicina individual curativa, prática terapêutica baseada em intervenções sobre indivíduos doentes, através de manobras físicas, encantamentos, preces e uso de fármacos. Ainda hoje se fala em "panacéia universal" para designar um poder excepcionalmente curativo. Sua irmã, Higéia, era adorada por aqueles que consideravam a saúde como resultante da harmonia entre os homens e os ambientes. Os *higeus* pretendiam promover a saúde por meio de ações preventivas, mantenedoras do perfeito equilíbrio entre os elementos fundamentais terra, fogo, ar, água. Da sobrevivência dessas crenças e práticas, através dos tempos, derivam os conceitos de higiene e higiênico, sempre no sentido de promoção da saúde, principalmente no âmbito coletivo.
>
> *Fonte*: Clavreul, 1983; Lain-Entralgo, 1978.

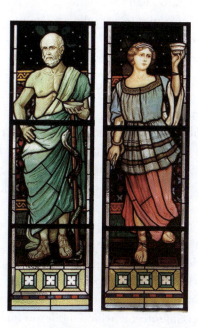

Fig. 2.1 Hipócrates e Higéia. Vitrais da sala da Congregação da Faculdade de Medicina da USP.

10 Introdução à Epidemiologia

Os primeiros médicos de Roma, em geral escravos gregos de grande valor monetário, tão caros quanto gladiadores e eunucos, segundo o renomado historiador da medicina Henry Sigerist (1941), trabalhavam para a corte, o exército ou, com certa exclusividade, para as famílias nobres. Modelados na figura de Galeno (201-130 a.C.), estes médicos eram, antes de tudo, receitadores de muitos fármacos para poucos enfermos (Laín-Entralgo, 1978).

De interesse para o estudo das raízes da Epidemiologia, a era romana contribuiu com a realização de censos periódicos (um deles levou o carpinteiro José e sua esposa Maria a Belém, com as conseqüências que todos conhecemos) e com a introdução, pelo Imperador Marco Aurélio, de um registro compulsório de nascimentos e óbitos. Tais medidas de cunho político-administrativo, censos e registros, antecipam o que mais tarde viria a ser conhecido como "estatísticas vitais".

No início da Idade Média, o domínio do catolicismo romano e as invasões bárbaras determinaram um predomínio de práticas de saúde de caráter mágico-religioso. Amuletos, orações e cultos a santos protetores da saúde materializavam a ideologia religiosa, caracteristicamente medieval, de salvação da alma mesmo com a perdição do corpo individual (Starobinski, 1967). A prática médica para os pobres era exercida principalmente por religiosos, como caridade, ou por leigos, barbeiros, boticários e cirurgiões, como profissão (Sigerist, 1941). Cada família da aristocracia tinha seu médico privado que, em muitos casos, era um cortesão especialista também na arte de matar por envenenamento. Nesse contexto, não havia lugar para ações coletivas no campo da saúde, exceto em momentos críticos (não infreqüentes) de pragas e epidemias.

Curiosamente, nenhum dos historiadores da Epidemiologia enfatiza suficientemente o avanço tecnológico e o caráter coletivo da medicina árabe, que alcançou seu apogeu nos califados de Bagdá e Córdoba no século X. Preservando os textos hipocráticos originais, médicos muçulmanos adotaram os princípios de uma prática precursora da higiene e da saúde pública com alto grau de organização social, consolidando desde registros de informações demográficas e sanitárias até sistemas de vigilância epidemiológica.

Nessa medicina coletiva, destacam-se as figuras quase míticas de Avicena (980-1037) e Averróes (1126-1198). Apesar de terem vivido em épocas distintas e em pontos opostos do império muçulmano, ambos compartilhavam uma filosofia precursora do pensamento científico moderno que evidentemente repercutia nas suas obras sobre saúde (Lain-Entralgo, 1978; Pérez-Tamayo, 1988). Incidentalmente, a conservação dos textos médicos clássicos nas bibliotecas árabes durante toda a era medieval permitiu que, no Renascimento, a tradição racionalista grega pudesse ser revalorizada, desempenhando importante papel na emergência da ciência moderna (Rensoli, 1987).

Raízes: Clínica, Estatística, Medicina Social

Nesta seção, vamos apresentar uma síntese dos principais eixos de constituição da ciência epidemiológica: a Clínica, a Estatística e a Medicina Social. Essas raízes históricas da Epidemiologia podem ser identificadas em termos de objeto de conhecimento, de balizamento metodológico e de campo de prática social.

Clínica Médica

Para os anglo-saxões, o fundador da clínica médica foi Thomas Sydenham (1624-1689), médico e líder político londrino. Sydenham foi também um precursor da ciência epidemiológica com a sua teoria da constituição epidêmica, de inspiração diretamente hipocrática (Fig. 2.2).

Porém, de acordo com a escola historiográfica francesa, os primeiros passos para uma medicina dos tempos modernos se conectam a uma questão veterinária. Foucault (1979) nos refere que a Sociedade de Medicina de Paris, fundadora da clínica moderna no século XVIII, organizou-se a partir da Ordem Real para que

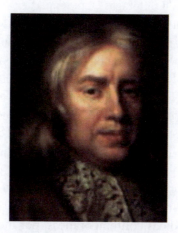

Fig. *2.2* Thomas Sydenham (1624-1689).

os médicos investigassem uma epizootia que periodicamente vinha dizimando o rebanho ovino, com graves perdas para a nascente indústria têxtil francesa. Pela primeira vez se contavam enfermos, ainda que não humanos, em busca da eliminação das doenças.

Vale a pena assinalar que nem sempre o hospital foi um lugar de cura para os enfermos (Foucault, 1979). Hospital (e seu derivado hospitalidade) etimologicamente denota simplesmente um local para abrigo ou acolhimento, como os hotéis, hospedarias ou albergues. Os hospitais eram locais protegidos, sob o mandato de ordens religiosas (sendo a primeira delas a dos Cavaleiros Hospitalários, que remontava às Cruzadas e que originou o termo), destinados a receber viajantes, necessitados, aqueles que não tinham casa e, só eventualmente, doentes sem família. A conquista do espaço político dos hospitais, que se deu em momentos históricos distintos e de maneiras diversas nos vários países europeus, foi determinante para o desenvolvimento de uma clínica de base naturalista (Trostle, 1986).

Na constituição deste saber clínico naturalizado, racionalista, moderno — pilar fundamental para a formação histórica da Epidemiologia — podemos observar três etapas distintas:

1. Em uma primeira etapa, nos seus momentos iniciais de luta contra os *físicos*, leigos e religiosos encarregados do corpo-saúde-doença, buscando a legitimação do projeto político-científico de uma clínica integrada às novas racionalidades, não se verificava uma distinção muito clara entre as dimensões individual e coletiva da saúde.
2. Em uma segunda etapa, já consolidada como corporação e no processo de constituição de um saber técnico próprio e construção de uma rede de instituições de prática profissional, a arte-ciência da Clínica terminava por reforçar ainda mais o estudo do unitário, o caso, a partir da investigação sistemática dos enfermos enfim recolhidos aos hospitais (Foucault, 1979).
3. Uma terceira etapa vincula-se à emergência da Fisiologia moderna, a partir principalmente da obra de Claude Bernard (1813-1878), estruturada a partir da definição das patologias (e suas lesões) no nível subindividual.

Com o advento da teoria microbiana de Louis Pasteur (1828-1895), a chamada "medicina científica" viria a desempenhar importante papel na institucionalização das práticas médicas contemporâneas, por meio do famoso Relatório Flexner, como veremos adiante (Fig. 2.3).

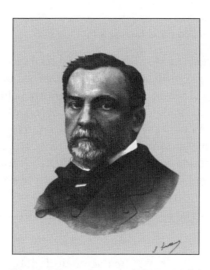

Fig. 2.3 Louis Pasteur (1828-1895).

Estatística

Passemos agora rapidamente ao segundo eixo de constituição histórica da Epidemiologia: a Estatística.

Para muitos autores, o projeto de quantificação das enfermidades representa um elemento metodológico distintivo da nova ciência da saúde que, ao mesmo tempo, poderia servir como garantia da sua neutralidade científica. Dada essa expectativa, é mesmo irônico verificar que, dos três pilares da ciência epidemiológica aqui considerados, a Estatística comparece como aquele em que a raiz política mais claramente se evidencia (Hacking, 1991). Mais ainda, a politização encontra-se inscrita no próprio nome daquela disciplina, como veremos a seguir.

Na sua esfera política, a conjuntura pós-Renascimento testemunha a aparição do Estado moderno, quando se especificam os conceitos de governo, nação e povo. A idéia de que a riqueza principal de uma nação é seu povo, aliada ao fato objetivo de que naquele momento de transição o poder político era o poder dos exércitos, tornou necessário contar o povo e o exército, ou seja, o Estado. O termo Estatística, em sua origem histórica e etimológica, significa justamente a medida do Estado (ver Boxe 2.2). O povo como elemento produtivo e o exército como elemento beligerante precisavam não só de contingentes de pessoas mas também de disciplina e saúde. Este foi o conceito da *Aritmética política* de William

> **Boxe 2.2 Origem política da estatística**
>
> O termo Estatística, criado no século XVIII, quer dizer, literalmente, em sua origem histórica e etimológica, a medida do Estado. Trata-se de um neologismo, criado por Hermann Conring (1606-1681), médico e cientista político alemão, especialmente para referir-se ao conjunto de atributos de uma nação, porém foi Gottfried Achenwall, professor na Universidade de Göttingen, na Prússia, quem em 1750 primeiro o empregou com um sentido numérico. O termo *Statistik* deriva do vocábulo *Staat*, diretamente traduzido como 'Estado', "conjunto dos poderes políticos de uma nação". *Staat*, por sua vez, vem do latim *status*, oriundo de *stare*, "ficar de pé".
>
> *Fonte*: Hacking, 1990.

Petty (1623-1697) e dos registros populacionais de John Graunt (1620-1674), freqüentemente mencionados como precursores da Demografia, da Estatística e da Epidemiologia (Last, 1983) (Fig. 2.4).

A valorização da matemática no nascente campo científico da saúde muito deve a Daniel Bernouilli (1700-1782), físico, matemático e médico suíço, membro de uma das famílias mais geniais da história da ciência. Um dos criadores da teoria das probabilidades, aficionado da nascente corrente experimen-

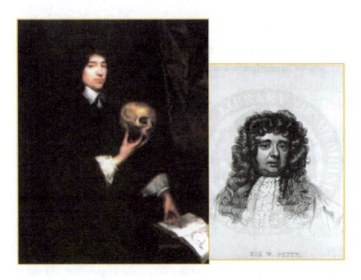

Fig. 2.4 William Petty (1623-1697).

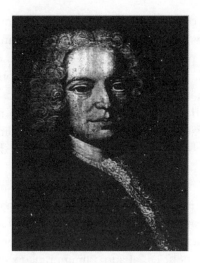

Fig. 2.5 Daniel Bernouilli (1700-1782).

talista da ciência, Bernouilli pioneiramente derivou fórmulas para estimar anos de vida ganhos pela vacinação contra varíola e para realizar análises de custo-benefício de intervenções clínicas (Fig. 2.5).

Para operacionalizar o conceito de que o Estado poderia ser objeto de mensuração, contar súditos sadios parecia ter algo a ver com contar estrelas brilhantes (Hacking, 1991). *Sir* Edmund Halley (1656-1742), astrônomo britânico que descobriu o cometa Halley, nas horas vagas desenvolvia técnicas de análise de dados que resultaram nas famosas tábuas de vida, primeiro instrumento metodológico da estatística vital. Pierre-Simon Laplace (1749-1827), matemático e astrônomo francês, além de consolidar a teoria das probabilidades, aperfeiçoou métodos de análise de grandes números, aplicando-os a questões de mortalidade e outros fenômenos em saúde. Lambert Adolph Quetelet (1796-1874), astrônomo e matemático belga, além de criador do popular índice de superfície corporal que leva seu nome, foi o principal defensor do caráter aplicado da Estatística, demonstrando a sua capacidade de descrição de fenômenos biológicos e sociais, inclusive dados de morbidade e mortalidade.

Médico e matemático, Pierre-Charles Alexandre Louis (1787-1872) é considerado um dos fundadores da Epidemiologia (Lilienfeld, 1970). Louis também foi o precursor da avaliação da eficácia dos tratamentos clínicos, utilizando os métodos da nascente Estatística (Starobinski, 1967). A pesquisa da origem das doenças com auxílio da matemática em muito influenciou o desenvolvimento dos primeiros estudos de morbidade na Inglaterra, através de três discípulos de Louis (por coincidência todos com o mesmo prenome) — William Farr, William Budd e William Guy —, e nos Estados Unidos, com Lemuel Shattuck (Lilienfeld, 1979). Devemos ainda reconhecer o notável trabalho de William Farr (1807-1883), que, em 1839, criou um registro anual de mortalidade e morbidade para a Inglaterra e País de Gales (Last, 1983) (Fig. 2.6).

Com o "método numérico" de Louis e a estatística médica de Farr, alcançava-se uma razoável integração entre a Clínica moderna e a Estatística, porém faltava algo essencial para que dessa combinação resultasse uma nova ciência da saúde, de caráter essencialmente coletivo. Trata-se do princípio de que a saúde é uma questão social e política, aliado a uma preocupação sociológica e a um compromisso com os processos de transformação da situação de saúde. A adesão a esse princípio e as práticas dele decorrentes conformaram um movimento que foi chamado de Medicina Social (Rosen, 1975).

Medicina Social

No final do século XVIII, o poder político da burguesia emergente consolidou-se com a restauração, na Inglaterra, ou pela revolução, na França e nos Estados

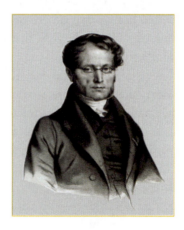

Fig. 2.6 Pierre-Charles Alexandre Louis (1787-1872).

Unidos. Nessa fase, sucederam-se diferentes tipos de intervenção estatal sobre a questão da saúde das populações (Rosen, 1975).

Na Inglaterra, o movimento do assistencialismo promoveu uma medicina dos pobres parcialmente sustentada pelo Estado (Rosen, 1975). Na França, com a Revolução de 1789, implantou-se uma *Medicina urbana*, com a finalidade de sanear os espaços das cidades, ventilando ruas e construções públicas e isolando áreas consideradas miasmáticas (Foucault, 1979). Na Alemanha, Johann Peter Frank (1745-1821) sistematizava as propostas de uma *Política médica* baseada em medidas compulsórias de controle e vigilância das enfermidades, sob a responsabilidade do Estado, juntamente com a imposição de regras de higiene individual para o povo (Rosen, 1975).

A revolução industrial e sua economia política fizeram emergir o fenômeno concreto do proletariado e o conceito de força de trabalho. O desgaste da classe trabalhadora deteriorava profundamente suas condições de vida e de saúde, segundo demonstravam vários relatórios dos discípulos de Louis, René Villermé (1782-1863) na França e Edwin Chadwick (1800-1890) na Inglaterra. Nessa mesma linha, posteriormente Friedrich Engels escreveu o célebre livro *As Condições da Classe Trabalhadora na Inglaterra em 1844*, reconhecido por Breilh (1989) como "um dos trabalhos com assinalamentos mais decisivos para a formulação da epidemiologia científica".

A formação de um proletariado urbano, submetido a intensos níveis de exploração, expressava-se como luta política orientada por diferentes doutrinas sociais chamadas de socialismos utópicos. Entre 1830 e 1850, um desses socialismos se destacou por interpretar a política como medicina da sociedade e a medicina como prática política, iniciando um movimento organizado para a politização da medicina na França e na Alemanha. Desde então, o termo "Medicina Social", proposto por Guérin em 1838, tem servido para designar, de uma forma genérica, modos de tomar coletivamente a questão da saúde.

Na Alemanha, um jovem médico sanitarista chamado Rudolf Virchow (1821-1902), após investigar uma epidemia de tifo na Silésia e identificar que suas causas eram fundamentalmente sociais e políticas, liderou o movimento médico-social naquele país. O movimento da medicina social foi reprimido violentamente nas comunas de Paris e Berlim. Virchow foi condenado a um exílio interno e, posteriormente, entre outras coisas, tornou-se o mais importante nome da patologia moderna, além de iniciar a antropologia física e influenciar a geografia médica (Trostle, 1986) (Fig. 2.7).

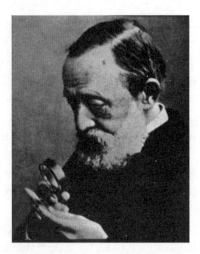

Fig. 2.7 Rudolf Virchow (1821-1902).

Por outro lado, os sanitaristas britânicos, que não tiveram oportunidade de participar das revoltas urbanas do período, buscaram integrar suas preocupações filantrópicas e sociais aos conhecimentos científicos e práticas técnicas, propondo transformações políticas pela via legislativa. Tentavam, à sua maneira, inaugurar a Epidemiologia.

Assim, em 1850, sob a presidência de *Lord* Ashley-Cooper e tendo Chadwick como vice-presidente, organizou-se na Inglaterra a London Epidemiological Society, fundada por jovens simpatizantes das idéias médico-sociais, juntamente com oficiais da saúde pública e membros da Real Sociedade Médica (White, 1991). Entre os membros daquela sociedade científica pioneira encontrava-se Florence Nightingale (1820-1910), que mais tarde seria celebrada como fundadora da Enfermagem (Williamson, 1999). Os estudos pioneiros de Nightingale sobre a mortalidade por infecção pós-cirúrgica nos hospitais militares na Guerra da Criméia confirmaram em escala maior os estudos clínicos de Semelweiss (ver Cap. 6) (Fig. 2.8).

John Snow (1813-1858) é considerado por muitos como o herói fundador da Epidemiologia (Cameron & Jones, 1983; Vandenbroucke *et al.*, 1991) por pautar a nascente metodologia epidemiológica. Com sua modelar investigação das epidemias de cólera de 1850, Snow terminou antecipando uma demonstração da teoria microbiana antes mesmo de Pasteur (Cameron & Jones, 1983) (Fig. 2.9).

História da Epidemiologia 19

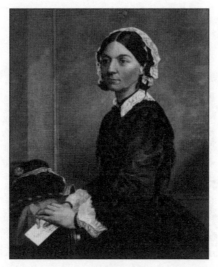

Fig. 2.8 Florence Nightingale (1820-1910).

Boxe 2.3 John Snow: pai-fundador da epidemiologia?

Na Londres de 1854, a cólera, até então mantida em níveis estáveis, com baixa incidência, assumiu, de forma abrupta, características de uma grave epidemia. Nos 10 primeiros dias de setembro foram registrados mais de 500 casos fatais, ocorridos numa área que correspondia a aproximadamente 12,5 hectares. John Snow era um clínico geral e obstetra, pioneiro da anestesiologia, entusiasmado com o potencial da metodologia científica para a solução dos problemas sociais. Titular de uma posição equivalente a ministro da saúde, Snow tratou o problema médico-social da epidemia de cólera rigorosamente como uma questão científica, empregando todo o arsenal lógico disponível na sua época, adequando-o à pesquisa observacional que se impunha. Concluiu, após intensas e cuidadosas investigações, que se deveria rejeitar a hipótese miasmática sobre a origem da epidemia, afirmando a via de transmissão hídrica de microrganismos (30 anos antes de Pasteur — e sem precisar de microscópio!) e ressaltando os aspectos sociais relacionados ao infortunado evento. Por este feito, tem sido por muitos considerado como o fundador da Epidemiologia.

Fonte: Frerichs R, 2001; URL: http://www.ph.ucla.edu/epi/snow.html

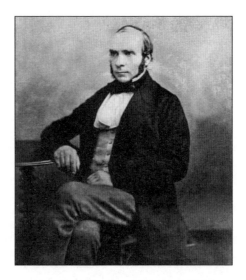

Fig. 2.9 John Snow (1813-1858).

Consolidação

O formidável avanço da fisiologia, da patologia e da bacteriologia no século XIX, devido principalmente a Bernard, Virchow e Pasteur, representou um inegável fortalecimento da medicina organicista. As enfermidades de maior prevalência na época, de natureza infecto-contagiosa, favoreceram a hegemonia da abordagem curativa individual. Altamente cientificizada, a medicina individual aparecia como nova "panacéia", que teria enfim suplantado o enfoque coletivo "higiênico" no tratamento da questão da saúde e seus determinantes.

Aparentemente vencida pela poderosa teoria microbiana, a versão britânica da medicina social evoluiu para uma vertente supostamente apenas técnica, constituindo uma Saúde Pública, intensamente vinculada aos aparelhos burocráticos do Estado e à nascente biomedicina (Ayres, 1997). Entretanto, como veremos em seguida, nem a hegemonia da chamada "medicina científica" representava obstáculo para o projeto científico da Epidemiologia, nem a bem-sucedida cooptação dos movimentos médico-sociais da Inglaterra e França impediu a difusão do conjunto "clínica científica–método numérico–idéia sanitária" para outros contextos científicos, como a Alemanha e os Estados Unidos.

Nos Estados Unidos, vários ex-alunos de Louis alcançaram posições acadêmicas importantes e continuaram engajados no ensino da "estatística médica" como fomentadora de uma potencial reforma sanitária. Oliver Wendell Holmes (1809-1894), professor de Harvard, foi considerado o primeiro epidemiologista norte-americano.

A medicina social germânica sobreviveu através de dois movimentos complementares. Por um lado, estreitamente influenciada e apoiada por Virchow, surgiu em Berlim uma escola de "patologia geográfica e histórica", liderada por August Hirsch (1817-1894). Considerado o fundador da moderna "geografia médica", Hirsch foi também um precursor da epidemiologia ecológica, antecipando as análises de tempo-lugar que atualmente reemergem no campo epidemiológico. Por outro lado, fundado em 1872 por Max von Pettenkoffer (1818-1901), o Instituto de Higiene de Munique tinha como projeto uma síntese entre as disciplinas biológicas da saúde pública (patologia e bacteriologia) e uma ação política inspirada na medicina social (Fig. 2.10).

O pioneirismo de von Pettenkoffer, em diversas subáreas da Saúde Coletiva, é deveras impressionante, levando Ayres (1997) a tomá-lo, e não a Snow ou Louis, como matriz conceitual da epidemiologia moderna. Anticontagionista escla-

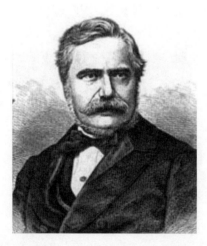

Fig. 2.10 Max von Pettenkoffer (1818-1901).

recido e por isso crítico ferrenho do monocausalismo microbiano; defensor da integração bioecológica em saúde; precursor dos tão atuais conceitos de "cidade saudável" e promoção da saúde; patrono precoce da economia da saúde e da nutrologia; tudo isso von Pettenkoffer articulava a um arcabouço epistemológico de alto grau de sofisticação (tanto que só nos resta remeter o leitor interessado a Ayres, 1997:131-43).

Apesar desse insuspeitado desenvolvimento paralelo da medicina social, a sua rival "medicina científica" consolidava, no final do século XIX, uma duradoura hegemonia como substrato conceitual da saúde. Este processo teve como clímax o famoso relatório *Medical Education in the United States and Canada*, escrito por Abraham Flexner (1866-1959) em 1910, que preconizava um enfoque reducionista para o ensino médico, sacramentando a valorização do âmbito subindividual e individual no campo da saúde. Valorizando o conhecimento experimental de base laboratorial, proveniente da pesquisa básica realizada geralmente sobre doenças infecciosas, o modelo conceitual flexneriano reforçava a separação entre individual e coletivo, privado e público, biológico e social, curativo e preventivo (Fig. 2.11).

Inspirada nos princípios do Relatório Flexner, a escola de saúde pública pioneira foi inaugurada em 1918 na Universidade Johns Hopkins (em Baltimore, EUA), tendo um ex-aluno de von Pettenkoffer chamado William Welch (1850-1934) como primeiro diretor. A convite de Welch, Wade Hampton Frost (1880-1938), sanitarista especializado em doenças respiratórias, assumiu a nova cátedra de Epidemiologia, tornando-se o primeiro professor desta disciplina em todo o mundo. Como investigador, seus trabalhos utilizavam novas técnicas

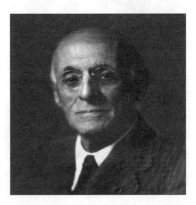

Fig. 2.11 Abraham Flexner (1866-1959).

estatísticas para o estudo das variações na incidência e prevalência de enfermidades transmissíveis, como a tuberculose pulmonar, com a intenção de avaliar seus determinantes genéticos e sociais (Fig. 2.12).

O modelo "escola de saúde pública" foi então difundido por todo o mundo, com apoio integral da recém-nascida Fundação Rockefeller (White, 1991).

A London School of Hygiene and Tropical Medicine surgiu pela fusão da antiga Escola de Medicina Tropical com o Departamento de Higiene do University College. Major Geenwood (1888-1949), discípulo de Karl Pearson, fundador da estatística moderna, foi o primeiro professor da Epidemiologia e Estatística Vital na nova escola. Principal responsável pela introdução do raciocínio estatístico na pesquisa epidemiológica, além de desenvolver uma importante produção teórica e histórica, Greenwood rejeitava o caráter fundamentalmente descritivo do que na época se chamava "epidemiologia experimental" (Greenwood, 1932).

A crise econômica mundial de 1929 precipitou uma crise na medicina científica na década seguinte. O avanço tecnológico e a tendência à especialização da prática médica provocavam uma redução de seu alcance social. A fragmentação do cuidado médico produziu elevação de custos e elitização da assistência à saúde. Isso ocorreu justamente quando o sistema político do capitalismo mais necessitava da saúde como mecanismo de controle social (Donnangelo, 1976). Nesse cenário, redescobriu-se o caráter social e cultural das doenças e da medicina, assim como suas articulações com a estrutura e a superestrutura da socie-

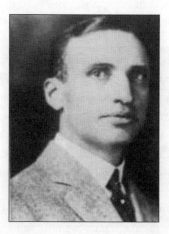

Fig. 2.12 Wade Hampton Frost (1880-1938).

24 Introdução à Epidemiologia

dade. Buscava-se então a consolidação de um discurso sobre o social capaz de dar conta dos processos culturais, econômicos e políticos que pareciam levantar resistências à competência técnica da medicina (Arouca, 1975).

O retorno do social se fez pelo recurso à Epidemiologia, supostamente despojada da politização assumida pelo movimento da medicina social. Realmente, o desenvolvimento da disciplina se havia dado de modo cada vez mais integrado ao padrão positivista das ciências naturais, refletido no modelo da Biologia. À fisiologia humana, que se aplica aos processos normais do organismo, contrapunha-se a Demografia, vinculada aos processos normais da sociedade, qual verdadeira *fisiologia social*. À fisiopatologia, que se ocupa dos processos patológicos do organismo, correspondia a Epidemiologia, tomada como uma *patologia social* (Ryle, 1948).

As investigações de Joseph Goldberger (1885-1927) sobre a pelagra, que desde 1915 haviam estabelecido a natureza carencial dessa doença a partir do raciocínio epidemiológico, já registravam a expansão da disciplina para um objeto mais ampliado, além das doenças infecto-contagiosas. Apesar disso, o primeiro aporte sistemático ao conhecimento epidemiológico, o livro *The Principles of Epidemiology* (Stallybrass, 1931), escrito no final dos anos 20, ainda se referia exclusivamente às enfermidades infecciosas. A Epidemiologia buscava, nessa época, retomar a tradição médico-social de privilegiar o coletivo (ou seja, resgatar Higéia), visto como algo mais do que um conjunto de indivíduos, ao mesmo tempo que ampliava seu objeto de intervenção para além das enfermidades transmissíveis. Entretanto, isso provocou um profundo impasse conceitual e metodológico, posto que, como sabemos, a nova ciência havia sido gestada de dentro do modelo flexneriano de uma medicina experimental (Fig. 2.13).

A saída para tal impasse foi inicialmente técnica. Afortunadamente para seus fundadores, já se produzia um avanço independente da estatística, que reapresentava a "velha novidade" da teoria das probabilidades, propiciando a formalização do objeto privilegiado da Epidemiologia, o conceito de *risco* (ver Boxe 2.3). De fato, com a publicação, em 1933, no *American Journal of Public Health*, de um trabalho de Frost intitulado "Risco de pessoas em contato familiar com tuberculose pulmonar", o conceito de risco assume plenamente um caráter técnico-instrumental.

Por outro lado, buscava-se também uma saída conceitual para o impasse da ideologia dominante na medicina. Foi justamente um clínico britânico, John Ryle (1889-1950), que renunciara à cátedra médica em Cambridge para se tornar o

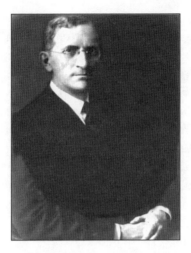

Fig. 2.13 Joseph Goldberger (1885-1927).

Boxe 2.4 Arqueologia do conceito de risco

Uma "arqueologia" do conceito epidemiológico de risco pode ser encontrada na decisiva contribuição de Ayres (1997). Segundo esse autor, o termo foi empregado pela primeira vez pelo eminente patologista britânico William Topley, na época pesquisador da London School of Hygiene and Tropical Medicine, em uma conferência lida perante o Royal College of Physicians em 1919 e publicada na revista *Lancet* no mesmo ano.

Já com uma conotação especificamente epidemiológica, o conceito de risco foi inaugurado em um estudo sobre mortalidade materna conduzido por William Howard Jr., professor de Biometria da Escola de Higiene e Saúde Pública da Johns Hopkins University, publicado no primeiro número do *American Journal of Hygiene* (que posteriormente se tornaria o *American Journal of Epidemiology*), com data de 1921. Nesse artigo, o conceito já se apresentava com um espantoso grau de formalização heurística e matemática, expresso em termos de proporções entre o número de afetados e o número de expostos.

Uma nova menção ao conceito de risco só foi aparecer em 1925, em um estudo de Doull e Lara sobre difteria, e depois em 1928, em um artigo de Fales analisando dados secundários sobre várias doenças infecciosas (ambos publicados no mesmo *American Journal of Hygiene*). Este último artigo também introduz a expressão "risco relativo", já indicando a natureza comparativa dos indicadores de associação.

Fonte: Ayres, 1997.

primeiro diretor do Instituto de Medicina Social da Universidade de Oxford, quem atualizou e sistematizou, em 1936, o modelo da História Natural das Doenças.

A primeira geração de epidemiólogos não parecia ter dúvidas sobre o estatuto científico da nova disciplina. Já em 1927, Frost afirmara que "a epidemiologia é essencialmente uma ciência indutiva, preocupada não meramente em descrever a distribuição de enfermidades, mas sobretudo em compreendê-la a partir de uma filosofia consistente" (Frost, 1941). Durante a fase de consolidação da disciplina, vários autores, como Winslow, Frost, Greenwood e o próprio Ryle, realizaram um esforço consciente de construção teórica e fundamentação metodológica da nascente Epidemiologia. Entretanto, as gerações de epidemiólogos que os sucederam não demonstravam maiores preocupações conceituais, o que se refletia na pobreza teórico-metodológica da maior parte dos textos fundamentais da disciplina que apareceram no pós-guerra.

No segundo quartil do século XX, como conseqüência de processos externos e internos ao campo da saúde assinalados anteriormente, articulavam-se, nos Estados Unidos, propostas de implantação de um sistema nacional de saúde (Arouca, 1975). Pela ação direta do poderoso *lobby* das corporações médicas daquele país, no lugar de uma reforma setorial da saúde nos moldes da maioria dos países europeus, foram propostas mudanças no ensino médico, incorporando uma vaga ênfase na prevenção. No nível da estrutura organizacional, propunha-se a abertura de departamentos de medicina preventiva substituindo as tradicionais cátedras de higiene, capazes de atuar como elementos de difusão dos conteúdos de epidemiologia, administração de saúde e ciências da conduta até então abrigados nas escolas de saúde pública (Silva, 1973; Leavell & Clark, 1976).

Nessa proposta, o conceito de saúde era representado por metáforas gradualistas do processo saúde-enfermidade, que justificavam conceitualmente intervenções prévias à ocorrência concreta de sinais e sintomas em uma fase pré-clínica. A própria noção de prevenção foi radicalmente redefinida, através de uma ousada manobra semântica (ampliação de sentido pela adjetivação da prevenção como primária, secundária e terciária) que terminou por incorporar a totalidade da prática médica ao novo campo discursivo. O sucesso desse movimento no seu país de origem é inegável: os Estados Unidos constituem a única nação industrializada que até hoje não dispõe de um sistema de assistência à saúde com algum grau de socialização.

Na Europa ocidental, onde o pós-guerra propiciou o estabelecimento dos chamados "estados de bem-estar social" (*welfare state*), a assistência à saúde integrou-se mais claramente às políticas sociais, prescindindo de formulações mais visivelmente ideológicas para a consolidação do discurso do social na medicina (Paim & Almeida Filho, 2000). Nesses países, falava-se, ensinava-se e praticava-se uma versão da medicina social atualizada pela social-democracia.

Em ambos os casos, a Epidemiologia impunha-se aos programas de ensino médico e de saúde pública como um dos vetores da investigação médico-social mais dinâmicos e frutíferos. Esta fase, que coincidiu com um pós-guerra associado à intensa expansão do sistema econômico capitalista, caracterizou-se pela realização de grandes inquéritos epidemiológicos, principalmente a respeito de enfermidades não-infecciosas (Susser, 1987), que se haviam revelado como importantes problemas de saúde pública durante o esforço de guerra.

Depois da importante contribuição da sociologia médica parsoniana, as ciências sociais aplicadas à saúde experimentavam um esgotamento. As disciplinas de administração em saúde passavam por uma crise de identidade, questionadas pelo avanço do estudo das instituições e pelo crescimento do nascente movimento do planejamento social. Consolidava-se aí uma clara hegemonia do conhecimento epidemiológico em relação às outras disciplinas da medicina preventiva (Teixeira, 2001). O processo de institucionalização da disciplina culminou com a fundação da International Epidemiological Association, em 1954 (IEA, 1984) e com a transformação do tradicional *American Journal of Hygiene* em *American Journal of Epidemiology*, em 1964 (Ayres, 1997).

Na década de 1950, programas de investigação e departamentos de Epidemiologia começaram a desenvolver novos desenhos de investigação, como os estudos de coorte inaugurados a partir do famoso experimento de Framingham (Susser, 1987). É também a época dos primeiros ensaios clínicos controlados, cuja formalização metodológica é atribuída a *Sir* Austin Bradford Hill (1897-1991), sucessor da cátedra de Major Greenwood (White, 1991) (Fig. 2.14).

No plano teórico, novos modelos explicativos foram propostos para dar conta dos impasses gerados pela teoria monocausalista da enfermidade, reforçando o paradigma da "história natural das doenças". Emergiu nessa época uma forte tendência ecológica na Epidemiologia, com uma versão ocidental da "epidemiologia do meio ambiente" (OPAS, 1976) contraposta a uma versão soviética, a "epidemiologia da paisagem" (Pavlovsky, 1963).

A partir daí, estabeleceram-se as regras básicas da análise epidemiológica, sobretudo pela fixação dos indicadores típicos da área (incidência e prevalência) e pela delimitação do conceito de risco (Ayres, 1997), fundamental para a adoção da bioestatística como instrumental analítico de escolha. Nesta fase devemos

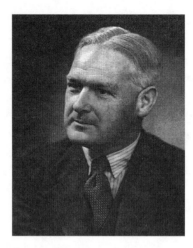

Fig. 2.14 *Sir* Austin Bradford Hill (1904-1995).

destacar a contribuição de Jerome Cornfield (1912-1979) ao desenvolvimento de estimadores do risco relativo, além de introduzir técnicas de regressão logística na análise epidemiológica (Last, 1983).

Também ocorreu nesse período um intenso desenvolvimento de técnicas de identificação de casos (em praticamente todos os setores da medicina), adequadas à aplicação em grandes amostras, e a descrição dos principais tipos de *bias* na investigação epidemiológica (Sackett, 1979).

Atualidade da Epidemiologia

Nos anos 1960, além dos Beatles, Woodstock e maio de 68, houve uma verdadeira revolução na Epidemiologia com a introdução da computação eletrônica. Nesse período, a investigação epidemiológica experimentou a mais profunda transformação de sua curta história, tendo como resultado uma forte matematização da área. A ampliação real dos bancos de dados fomentou um grau de eficiência, precisão e especificidade de técnicas analíticas inimaginável na era da análise mecânica de dados. As análises multivariadas trouxeram uma perspectiva de solução ao problema das variáveis de confundimento, intrínseco aos desenhos observacionais que praticamente determinam a especificidade da Epidemiologia em relação às demais ciências básicas da área médica.

O debate epistemológico sobre a cientificidade da disciplina foi virtualmente reprimido durante a década seguinte. A idéia de que se trata de um ramo da Ecologia Humana (Leriche, 1972) ou que a Epidemiologia se constitui em "segmento de uma ciência mais geral" (Stallones, 1971), ou ainda de que constitui essencialmente uma disciplina empírica sem maiores demandas teóricas (Feinstein, 1988), resultou na crença de que a Epidemiologia não seria uma ciência. De todo modo, a epidemiologia dos anos 1970 não compreendia somente aperfeiçoamento de tecnologia para tratamento e análise de dados.

Havia também, por outro lado um forte movimento de sistematização do conhecimento epidemiológico produzido, exemplificado pela obra de John Cassel (1915-1978) no sentido da integração dos modelos biológicos e sociológicos em uma teoria compreensiva da doença, unificada pelo "toque" da Epidemiologia (Cassel, 1975).

A tendência à matematização da Epidemiologia recebeu um considerável reforço nas décadas seguintes, com propostas de modelos matemáticos de distribuição de inúmeras patologias (Frauenthal, 1980). O campo da Epidemiologia encontrava assim uma identidade provisória, justificando a consolidação de sua autonomia enquanto disciplina.

Ayres (1997) propõe que na fase de constituição da Epidemiologia, antes da Segunda Guerra Mundial, a matemática experimentou uma função "estruturante", logo passando para uma função "validante" com a investigação de *riscos*. Em qualquer caso, para a Epidemiologia a matemática serviu ideologicamente como poderoso mito de razão, indispensável para a confrontação com a experiência clínica ou com a demonstração experimental, supostos fundamentais da pesquisa médica naquela época.

A Epidemiologia da década de 1980 caracterizou-se por duas tendências. Primeiro, consolidou-se a proposta de uma "Epidemiologia clínica" (Feinstein, 1985) como projeto de uso pragmático da metodologia epidemiológica fora dos contextos coletivos mais ampliados. A conseqüência principal dessa variante da Epidemiologia parece ser a maior ênfase metodológica nos procedimentos de identificação de caso e na avaliação da eficácia terapêutica, conformando o que se tem chamado de "medicina embasada em evidências" (Sackett, 1998; Schmidt & Duncan, 1999).

Em segundo lugar, durante a década de 1980 emergiram na Europa e na América Latina abordagens mais críticas da Epidemiologia, como reação à tendência à "biologização" da saúde pública, reafirmando a historicidade dos processos saúde–enfermidade–atenção e a raiz econômica e política de seus

30 Introdução à Epidemiologia

determinantes (Goldberg, 1982; Laurell & Noriega, 1989; Breilh & Granda, 1986; Breilh, 1989).

A Epidemiologia dos anos 1990 buscou abordagens de síntese ou integração, fomentando novas tendências, desde uma Epidemiologia Molecular (Vandenbroucke, 1990; Hulka, Wilcosky & Griffith, 1990; Schulte & Perera, 1993 — para uma crítica, ver Loomis & Wing, 1991; Castiel, 1996) até uma Etnoepidemiologia (Almeida Filho, 1993; Massé, 1995).

No plano metodológico, observou-se um renovado interesse pelo desenho e aperfeiçoamento dos estudos agregados (ditos "ecológicos"), reavaliando-se as suas bases epistemológicas e metodológicas (Susser, 1994; Schwarz, 1994) como etapa inicial de um processo de exploração de novas técnicas analíticas (Morgenstern, 1998). Ademais, prosseguiu firme o processo de alargamento de horizontes da disciplina através da ampliação do seu objeto de conhecimento, com a abertura de novos territórios de pesquisa e de prática, como, por exemplo, a Farmacoepidemiologia (Laporte, Tognoni & Rozenfeld, 1989), a Epidemiologia Genética (Khoury, Beaty & Cohen, 1993; Khoury, 1998) e a Epidemiologia de Serviços de Saúde (Castellanos, 1993; Barreto *et al.*, 1998).

No presente momento, o problema de uma teoria geral de saúde-enfermidade impõe-se como a questão mais fundamental da ciência epidemiológica. Trata-se de verdadeiro impasse que, caso não resolvido, dificultará o desenvolvimento da Epidemiologia como disciplina científica autônoma. Perspectivas epistemológicas mais modernas reconhecem o esgotamento dos campos científicos convencionais, indicando o papel fundamental dos paradigmas e seus processos históricos, macro e microssociais, na construção institucional das ciências através da prática cotidiana de produção de conhecimento científico. A demarcação de um campo próprio de aplicação da Epidemiologia será então uma conseqüência histórica (e não meramente lógica) desse processo de maturação de uma disciplina que, desde suas raízes, tem sempre reafirmado a força dos processos sociais na determinação da Saúde Coletiva.

Para saber mais, consulte:

1. Ayres JR. *Sobre o Risco — Para compreender a Epidemiologia.* São Paulo: Hucitec, 1997.

2. Breilh J, Granda E. Os novos rumos da Epidemiologia. *In:* Nunes E (org.) *As Ciências Sociais em Saúde na América Latina. Tendências e Perspectivas.* Brasília: OPAS, 1985, p. 241-53.

3. Buck C, Llopis A, Nájera E, Terris M. *El Desafío de la Epidemiología*. Washington: OPS (Publicación Científica n. 505), 1988.

4. Clavreul J. *A Ordem Médica*. São Paulo: Brasiliense, 1983.

5. Foucault M. *O Nascimento da Clínica*. São Paulo: Forense-Universitária, 1979.

6. Hacking I. *The Taming of Chance*. Cambridge: Cambridge University Press, 1990.

7. Lain-Entralgo P. *Historia de la Medicina*. Barcelona: Salvat Editores, 1978.

8. Lilienfeld A. *Foundations of Epidemiology*. New York: Oxford University Press, 1976.

9. Paim J, Almeida Filho N. *A Crise da Saúde Pública e a Utopia da Saúde Coletiva*. Salvador: Casa da Saúde, 2000.

10. Rosen G. *Da Polícia Médica à Medicina Social*. Rio de Janeiro: Graal, 1980.

11. Rosen G. *Uma História da Saúde Pública*. São Paulo: Hucitec/UNESP/Abrasco, 1994.

12. Teixeira C. *O Futuro da Prevenção*. Salvador: Casa da Saúde, 2000.

13. White K. *Healing the Schism. Epidemiology, Medicine, and the Public's Health*. New York: Springer Verlag, 1991.

Na Internet, procure:

1. History of Epidemiologic Methods. American College of Epidemiology, 2005: <http://www.epidemiology.ch/history/epi-hist.htm>

2. *The James Lind Library*. The Royal College of Physicians of Edinburgh, 2005: <http://www.jameslindlibrary.org/>

3. *The John Snow Page*. Department of Epidemiology — UCLA, 2005: <http://www.ph.ucla.edu/epi/snow.html/>

4. *The Wade Hampton Frost Collection*. Johns Hopkins Medical Institutions, 2005: <http://www.med.jhu.edu/medarchives/sgml/frost.html>

5. *Understanding the Fundamentals of Epidemiology: Historical Perspective* (PDF files). University of North Carolina, 2000: <http://www.epidemiolog.net/evolving/HistoricalPerspective.pdf>

6. University of Virginia, 2005: http://www.med.virginia.edu/hs-library/historical/collect.html>

Capítulo 3

Modelos de Saúde-Doença

Neste capítulo, vamos abordar os principais modelos de saúde-doença que têm orientado a ciência epidemiológica e que, por seu turno, são por ela subsidiados com informações e conhecimento específico.

Em primeiro lugar, revisaremos brevemente um modelo teórico que considera doença como resultante da agressão de um agente etiológico a um organismo. Trata-se de um referencial clássico da biomedicina, especialmente eficaz para a explicação da patogênese de doenças infecciosas e parasitárias.

Em segundo lugar, examinaremos um modelo processual de saúde-doença de grande importância histórica para a Epidemiologia, denominado modelo de História Natural das Doenças. Esse modelo incorpora os conceitos de risco e fator de risco como base para a produção de conhecimento sobre medidas de prevenção, particularmente útil no entendimento de processos e mecanismos de doenças crônicas não-transmissíveis.

Em terceiro lugar, discutiremos um modelo abrangente de saúde-doença que combina um forte substrato ecológico com uma perspectiva sistêmica, fornecendo um quadro teórico valioso para a compreensão de sistemas epidemiológicos concretos.

Por último, apresentaremos de modo resumido algumas contribuições das ciências humanas em saúde que, a partir da crítica aos modelos convencionais de doença, constituem modelos de saúde-enfermidade, buscando a valorização de elementos psicossociais e culturais da saúde.

Antes de entrar no assunto deste capítulo, consideramos pertinente abordar algumas questões terminológicas (que se encontram no Boxe 3.1) necessárias para a compreensão dos temas centrais deste livro.

Modelos de Saúde-Doença 33

Boxe 3.1 Correspondências semânticas

No idioma inglês encontramos sutis distinções de sentido em relação aos conceitos de doença e correlatos, por meio de duas séries significantes: *disease-disorder-illness-sickness, impairment-disability-handicap*. É difícil estabelecer quem foi o primeiro autor a postular, de modo sistemático, uma distinção entre *disease, illness* e *sickness*. Para justificar uma diferença semântica pelo menos entre os dois primeiros termos, buscou-se inicialmente a referência ao senso comum. No tradicional dicionário Oxford, *disease* significa "uma condição do corpo, ou de alguma de suas partes ou órgãos, cujas funções encontram-se perturbadas ou prejudicadas" e *illness* é definida simplesmente como "qualidade ou condição de estar enfermo (em vários sentidos)". Em uma perspectiva aplicada, Nagi (1965) propôs distinguir com maior precisão vários termos que produziam na época uma indesejável confusão semântica na área técnica da reabilitação: (a) *pathology*: interrupção de processos normais do organismo e esforços deste no sentido de restabelecer um certo "estado normal de existência" — infelizmente não definido pelo autor; (b) *disease*: quadros clínicos ou formas de comportamento reconhecidos socialmente como enfermidade; (c) *impairment*: redução da capacidade anatômica, fisiológica, emocional ou funcional, impedindo a realização de atividades cotidianas e papéis sociais normais; (d) *disability*, comportamento resultante de limitação funcional crônica ou permanente.

Face à sua crescente importância no discurso científico contemporâneo, achamos importante propor aqui uma equivalência terminológica em português, mesmo nela reconhecendo algum grau de arbitrariedade:

pathology = patologia
disorder = transtorno
disease = doença
illness = moléstia
sickness = enfermidade

As traduções dos termos "patologia", "transtorno" e "doença" parecem óbvias e de fato têm sido adotadas no glossário da Classificação Internacional de Doenças. A escolha dos significantes "moléstia" e "enfermidade" como correspondentes para *illness* e *sickness* merece justificativa. A palavra moléstia origina-se de "mal-estar", portanto indicando sentimento ou percepção subjetiva do sofrimento, tanto que no idioma espanhol "molestar" quer dizer incomodar. O termo enfermidade remete diretamente ao caráter de reação social à doença, dado que sua etimologia vem de encerrar, aprisionar (no idioma francês, *fermer* significa fechar); "enfermaria" originalmente significava o lugar da quarentena, onde à força se isolavam os doentes contagiosos.

> No que se refere à segunda série significante, propomos adotar o seguinte glossário:
>
> *impairment* = comprometimento
> *disability* = incapacidade
> *handicap* = desvantagem
>
> A versão brasileira da International Classification of Impairments, Disabilities and Handicaps (WHO, 1980) referida à área psiquiátrica, traz o termo "prejuízo" como tradução para *handicap*. Apesar disso, não recomendamos o emprego desse termo devido à imediata conotação de prejuízo como "perda contábil", além da sua referência etimológica ao vocábulo "preconceito", considerando o potencial de discriminação social de muitas incapacidades.

Modelo Biomédico

Para Christopher Boorse (1975), eminente filósofo da Biologia, "doença" compreende o estado interno do organismo biológico resultante do funcionamento subnormal de alguns dos seus órgãos ou subsistemas. Algumas doenças podem evoluir para enfermidades caso provoquem conseqüências psicológicas e sociais, limitações ou incapacidades, que preencham os seguintes critérios: (i) sejam indesejáveis para o sujeito; (ii) sejam consideradas elegíveis para intervenções; (iii) constituam justificativa para comportamentos sociais normalmente reprováveis. Segundo Boorse, o conceito de doença constitui termo de referência, por meio do qual a saúde pode ser negativamente definida, como conceito objetivo totalmente livre de valores, "análogo" em teoria à condição mecânica de ausência de defeitos de um artefato ou sistema físico.

O conceito biomédico de doença pode ser definido como: "desajustamento ou falha nos mecanismos de adaptação do organismo ou uma ausência de reação aos estímulos a cuja ação está exposto (...) processo (que) conduz a uma perturbação da estrutura ou da função de um órgão, de um sistema ou de todo o organismo ou de suas funções vitais" (Jénicek & Cléroux, 1982). No modelo biomédico, portanto, o conceito de doença se aplica indiferentemente a organismos de todas as espécies e por isso deve ser analisado em termos biológicos.

Historicamente, no modelo biomédico, o conceito de doença tem sido abordado a partir de duas perspectivas: a Patologia e a Clínica Médica (Pérez-Tamayo, 1978). A Patologia valoriza o mecanismo etiopatogênico subjacente às doenças, enquanto a Clínica privilegia uma abordagem semiológica e terapêutica de sinais e sintomas.

Por um lado, do ponto de vista clínico, os problemas de saúde (chamemos de doença só para simplificar) podem ser classificados — sob o aspecto de duração das alterações, disfunções e sintomas — como agudos ou crônicos. Crônicas são as doenças que se desenrolam a longo prazo, agudas são aquelas de curta duração.

Por outro lado, do ponto de vista da etiopatogenia, as doenças podem ser classificadas em duas categorias: infecciosas e não-infecciosas.

Segundo a Organização Pan-americana da Saúde (OPS/OMS, 1992), doença infecciosa é a "doença do homem ou dos animais que resulta de uma infecção". Como veremos adiante, infecção não é sinônimo de doença infecciosa. Dependendo de fatores próprios do organismo infeccionado, uma vez implantado um processo de infecção, este poderá ou não evoluir para um estado mórbido que se denomina doença infecciosa, compreendendo um quadro clínico definido por alterações fisiopatológicas, sinais e sintomas.

O modelo biomédico de patologia foi desenvolvido privilegiando-se as doenças infecciosas (Barreto, 1998). Nesse modelo, doenças não-infecciosas são definidas por exclusão. Trata-se daqueles estados mórbidos que não resultam de processos infecciosos, como, por exemplo, silicose, hidrargirismo, doença coronariana ou diabetes. Os agentes etiológicos das doenças não-infecciosas em geral são de natureza inanimada. Aí classificam-se radiações, poluentes químicos do ar, da água, do solo, dos alimentos, álcool, fumo, drogas usadas como remédios ou por dependência química, aditivos de alimentos e pesticidas, entre outros.

Essa classificação não deve ser tomada como rígida e imutável, nem se pode com ela recobrir todos os problemas de saúde dos seres humanos. Até há pouco tempo, úlcera gástrica, doença de Hodgkin e leucemia eram tidas como doenças exclusivamente não-infecciosas; atualmente, para todas identifica-se a contribuição de algum mecanismo infeccioso na sua eclosão. Apesar de tecnicamente não constituírem doença, problemas de saúde como abuso de drogas, acidentes, violência e outros agravos atualmente são incluídos na categoria de enfermidade não-infecciosa.

Combinando os critérios classificatórios da Clínica e da Patologia, as categorias fundamentais de doença são, portanto, quatro, conforme o Quadro 3.1.

Nomenclaturas e taxonomias das doenças têm sido objeto de interesse de uma importante área da Medicina, denominada Nosologia Clínica, resultando atualmente em sistemas classificatórios de variado grau de abrangência (ver Boxe 3.2).

36 Introdução à Epidemiologia

Quadro 3.1 Classificação (com exemplos) de doenças quanto à duração e à etiologia

	Duração	
Etiologia	**Agudas**	**Crônicas**
Infecciosas	Tétano, raiva, difteria, sarampo, gripe	Tuberculose, calazar, hanseníase, doença de Chagas
Não-infecciosas	Envenenamento por picada de cobra, acidentes	Diabetes, doença coronariana, cirrose devida ao álcool

---

Boxe 3.2 Nomes de doenças

Ao se nomear uma doença ou problema de saúde, cuja morbidade ou mortalidade está sendo avaliada, a sua conceituação deve ficar bastante clara, bem como os meios que levaram ao seu diagnóstico. Termos e conceitos variam segundo as tradições do ensino médico, não existe uniformidade. As enteroinfecções, por exemplo, recebem designações diferentes: enterite, toxicose, gastrenterite ou disenteria. Sob a designação de tifo, pode-se entender referência a uma de duas doenças de etiologias diversas, febre tifóide causada por *Salmonella typhi* e tifo exantemático devido à *Rickettsia prowazekii*. A Organização Mundial da Saúde recomenda uniformização nas denominações das doenças e causas de morte e propõe a adoção, em nível internacional, de sua Classificação Internacional de Doenças, atualmente na 10ª revisão (1990). Os norte-americanos adotam um sistema diferente, denominado *Diagnostic Statistical Manual* (DSM), agora em sua 4ª revisão (1994). Atualmente, observa-se um esforço internacional no sentido da fusão ou, pelo menos, convergência e tradução de ambos os sistemas.

Fonte: OMS, 1990; DSM, 1994.

Doenças Infecciosas

Nas doenças infecciosas, o agente etiológico é um ser vivo, correntemente referido como patógeno (etimologicamente: gerador de doença). Dá-se o nome de *infecção* à penetração e desenvolvimento ou multiplicação de um patógeno no organismo de uma pessoa ou animal. Não confundir infecção com *infestação*, definida como alojamento, desenvolvimento e reprodução de artrópodes na superfície do corpo ou nas vestes de pessoas, sem penetração no meio interno do organismo (OPS/OMS, 1992; Chin, 2000).

A infecção é um processo biológico bastante comum. Na luta pela sobrevivência, organismos vivos parasitam outros organismos vivos, às vezes espoliando-os e produzindo-lhes enfermidades. Chama-se *agente infeccioso* um ser vivo com variado grau de complexidade biológica (vírus, rickétsia, bactéria, fungo, protozoário ou helminto) que, mediante uma das formas que assume no seu ciclo reprodutivo (esporo, ovo, cisto, larva, adulto etc.), pode ser introduzido no meio interno de outro ser vivo, desenvolvendo-se e/ou multiplicando-se. Dependendo das predisposições intrínsecas do hospedeiro, pode-se aí gerar ou não um estado patológico manifesto denominado doença infecciosa.

A expressão "*doença transmissível*" constitui termo técnico de uso específico, definido pela Organização Pan-americana da Saúde (1983) da seguinte forma: "qualquer doença causada por agente infeccioso específico, ou seus produtos tóxicos, que se manifesta pela transmissão desse agente ou de seus produtos, de uma pessoa ou animal infectados ou de um reservatório a um hospedeiro suscetível, direta ou indiretamente por meio de um hospedeiro intermediário, de natureza vegetal ou animal, de um vetor ou do meio ambiente inanimado." Essa definição pode ser sintetizada em enunciado bastante mais curto: trata-se de doença cujo agente etiológico é vivo e transmissível.

Reserva-se a designação *doença contagiosa* para doenças infecciosas cujos agentes etiológicos se difundem através do contato direto com os indivíduos infectados. Tomem-se como exemplo o sarampo, transmitido por secreções da orofaringe, e as DST (doenças sexualmente transmissíveis). Toda doença contagiosa é infecciosa, porém o inverso não é verdadeiro. Os esporos do *Bacillus anthracis* e do *Clostridium tetani*, ao penetrarem no homem, transformam-se em formas vegetativas que passam a multiplicar-se, produzindo poderosa exotoxina responsável pelos quadros clínicos do carbúnculo e do tétano. Não se trata de doenças contagiosas porque não se transmitem diretamente do infectado para outras pessoas, mas são doenças transmissíveis, porquanto os esporos dispersos no ambiente podem se transmitir a pessoas sadias através de ferimento ou solução de continuidade da pele ou mucosas.

Alguns microrganismos produzem doença de forma indireta por ação de substâncias tóxicas (exotoxinas) liberadas em algum meio que podem posteriormente ser ingeridas por indivíduos suscetíveis. Nesses casos, não é necessária a introdução do germe vivo no interior do organismo para que este adoeça. O *Clostridium botulinum* é um bacilo esporulado que aparece em carnes e seus derivados

38 Introdução à Epidemiologia

industrializados. Sua toxina, produzida no alimento contaminado, é diretamente responsável pela doença denominada botulismo. Tanto o botulismo como afecções provocadas pela toxina estafilocócica (produzida pelo *Staphylococcus aureus* enterotoxígeno) são considerados intoxicações alimentares. A toxina botulínica produz intoxicação em doses mínimas. A dose letal para o homem é de um centésimo de miligrama.

No modelo biomédico de doença infecciosa, as propriedades dos patógenos que mais importam são aquelas que regem sua relação com o hospedeiro e as que contribuem para o aparecimento de doença como produto dessa relação (OPS/OMS, 1992). Infectividade, patogenicidade, virulência e poder imunogênico são essas propriedades.

- **Infectividade:** é o nome que se dá ao conjunto de qualidades específicas do agente que lhe permitem vencer barreiras externas e penetrar em outro organismo vivo, aí multiplicando-se com maior ou menor facilidade. Sua definição: capacidade que certos organismos têm de penetrar e se desenvolver ou se multiplicar no novo hospedeiro, ocasionando infecção. Há agentes dotados de alta infectividade que facilmente se transmitem às pessoas suscetíveis. Tome-se como exemplo o vírus da gripe. Já os fungos em geral caracterizam-se por sua baixa infectividade; embora bastante difundidos no ambiente, dificilmente se multiplicam no organismo do homem, produzindo infecção.
- **Patogenicidade:** é a capacidade do agente infeccioso de, uma vez instalado no organismo do homem e de outros animais, produzir sintomas em maior ou menor proporção entre os hospedeiros infectados. Alguns agentes, como o vírus do sarampo, são dotados de altíssima patogenicidade. Nesse caso, quase todos os infectados desenvolvem sintomas e sinais específicos. Na situação oposta se encontra o vírus da pólio, dotado de patogenicidade muito reduzida.
- **Virulência:** é a capacidade de um bioagente produzir casos graves ou fatais. A virulência associa-se às propriedades bioquímicas do agente relacionadas com a produção de toxinas e à sua capacidade de multiplicação no organismo parasitado, o que o torna metabolicamente exigente, com prejuízo do parasitado. Alta virulência indica grande proporção de casos fatais ou graves. Isso acontece na raiva, por exemplo, em que qualquer caso é fatal. Já o vírus do sarampo, apesar de altas infectividade e patogenicidade, é de baixa virulência. São raros os casos complicados de sarampo no meio urbano. Os que ocorrem são devidos a fatores intercorrentes como, por exemplo, desnutrição do paciente.

- **Imunogenicidade:** também chamada de poder imunogênico, é a capacidade que tem um dado bioagente de induzir imunidade no hospedeiro. Há agentes, como os vírus da rubéola, sarampo, caxumba, varicela e outros, dotados de alto poder imunogênico. Uma vez infectadas por microrganismos, as pessoas ficam em geral imunes para o resto da vida. Há outros agentes etiológicos de baixo poder imunogênico; os vírus da gripe e da dengue, salmonelas e shigelas, por exemplo, apenas conferem imunidade temporária aos suscetíveis.

As doenças infecciosas podem assumir várias formas (Chin, 2000). Uma doença *manifesta* é aquela que apresenta todas as características semiológicas que lhe são típicas. Na forma *abortiva* ou frustra, nem todos os sinais clínicos da doença emergem acima do horizonte clínico. A forma *fulminante* de doença é a que ocorre de forma excepcionalmente grave, com elevado coeficiente de letalidade. As septicemias são exemplo dessa categoria. Na forma *inaparente* ou subclínica da doença o indivíduo não apresenta sinais ou sintomas clínicos manifestos. Esse tipo de infecção tem grande importância para a Epidemiologia, dado que pessoas aparentemente sadias podem transmitir o agente aos suscetíveis com a mesma intensidade encontrada na doença manifesta (OPS/OMS, 1992). Na meningite meningocócica e na poliomielite, por exemplo, a proporção de infecções inaparentes é muito superior à da doença manifesta.

Período de incubação é o intervalo de tempo que decorre entre exposição a um agente infeccioso e aparecimento de sinais ou sintomas da doença, durante o qual não existem sinais clínicos manifestos da doença e o doente ainda não constitui fonte de contágio. *Período de transmissibilidade* é o intervalo no qual o agente infeccioso pode ser transferido, direta ou indiretamente, de um indivíduo infectado a outro, ou de um animal infectado ao homem, ou de um homem infectado a um animal, inclusive artrópodes. Isso ocorre em várias doenças, como por exemplo tuberculose, sífilis, herpes simples e tifo exantemático. Vejamos o exemplo da sífilis, caracterizada por transmissibilidade de longa duração ou intermitente, podendo ser transmitida em qualquer momento que aparecerem lesões abertas e bioagentes expostos na superfície da pele. Em doenças transmitidas por artrópodes, como, por exemplo, a malária, o período de transmissibilidade é o lapso durante o qual o agente infeccioso persiste nos tecidos do vetor (correspondente ao estado infectante do anofelino).

A maioria das doenças infecciosas ou transmissíveis associa-se à pobreza e às desigualdades sociais (Barreto, 1998). Nos países subdesenvolvidos e em desenvolvimento, a etiologia das doenças infecciosas é tão fortemente vinculada à

40 Introdução à Epidemiologia

pobreza que a proposta mais radical (e certamente a única viável nesse sentido) para remover a quase totalidade daquelas seria a "erradicação" das iniqüidades sociais. A "causalidade social" das doenças infecciosas constitui aspecto da maior relevância para a Epidemiologia, dado que revela importantes limitações do modelo biomédico de doença.

Doenças Não-infecciosas

Como vimos anteriormente, doença não-infecciosa é aquela que, no estado atual do conhecimento clínico e fisiopatológico, não se relaciona à invasão do organismo por outros seres vivos parasitários. Grande parte das doenças não-infecciosas pode ser classificada como doenças crônicas, restando um pequeno grupo de problemas de saúde não-infecciosos agudos para os quais a Epidemiologia, em geral, tem dedicado pouca atenção. Nessa categoria enquadram-se acidentes, envenenamentos, mortes violentas e períodos de exacerbação aguda de doenças crônicas.

Nas doenças infecciosas é sempre possível chegar ao conhecimento de algum agente patogênico vivo associado à doença, embora possam existir situações em que o bioagente não seja ainda conhecido. Em contraposição, na maioria das doenças não-infecciosas é impossível afirmar-se inequivocamente sua associação a um agente causal. O termo risco é usado nesse sentido para indicar probabilidade de doença e não certeza de sua ocorrência em todos os casos (conforme Cap. 4).

O discurso epidemiológico sobre doenças não-infecciosas revela um sentido plural; fala-se melhor não apenas sobre um, mas sobre vários fatores ou múltiplas causas. Por esse motivo, as expressões "fatores etiológicos", "fatores de risco" e "multicausalidade" foram desenvolvidas para designar aspectos da determinação desse grupo de patologias. Para as doenças não-infecciosas, são muito importantes os fatores de risco, exógenos ou endógenos (físicos, químicos, biológicos). Porém mais importantes ainda são os fatores socioeconômico-culturais, que desempenham papel fundamental, seja isoladamente ou em interação com aqueles fatores de risco, no processo de produção das doenças.

Baixa patogenicidade constitui uma das características marcantes das doenças não-infecciosas, em comparação com doenças decorrentes de exposição a agentes infecciosos. Isso quer dizer que muitos sujeitos são expostos a fatores de risco, porém relativamente poucos apresentarão a doença. A incidência de leucemia não atingiu 100%, mesmo entre os sobreviventes expostos ao epicentro da explosão atômica de Hiroshima (OPS/OMS, 1986). Isso se deve a fatores intrín-

Modelos de Saúde-Doença   41

secos pessoais, fazendo com que os mesmos agentes etiológicos, aplicados em concentrações e períodos de tempo idênticos, produzam resultados diversos em pessoas diferentes.

Suscetibilidade aqui tem uma conotação diferente daquela assumida quando o termo é aplicado às doenças infecciosas. Naquelas, a suscetibilidade praticamente só apresenta dois valores: um sujeito é ou não suscetível. No caso das doenças não-infecciosas, suscetibilidade implica em geral uma gradação. Alguns indivíduos são altamente resistentes a certas doenças, capazes de ficar expostos ao fator de risco durante muito tempo ou sob altas concentrações. No outro extremo, encontram-se indivíduos de alta suscetibilidade, para os quais baixos graus de exposição durante pouco tempo bastam para que lhes apareçam os sintomas da doença. Entre os dois extremos há diferentes graus de suscetibilidade.

Antes que a doença não-infecciosa se manifeste por meio de sintomas, ocorrem reações em nível celular. Quando se trata de doenças cujo aparecimento depende do contato do organismo com o mundo exterior, essas reações são provocadas por agentes existentes no ambiente. Dá-se o nome de exposição ao contato entre sujeito suscetível e agentes do meio externo que agem como fatores de risco, conforme veremos adiante.

A ação necessária para produzir perturbações bioquímicas primárias em nível celular pode ser resultante de um dos seguintes tipos de exposição (Fig. 3.1a, b, c):

a. *Exposição aguda* a fatores que se apresentam em alta concentração. Inclui-se nesta categoria, como um dos raros exemplos de doença crônica que se segue a uma única exposição, a leucemia, cuja ocorrência pode se dar após um prazo mais ou menos longo de uma única exposição à radiação ionizante de alta intensidade. Relembre-se a esse respeito os casos de leucemia surgidos entre sobreviventes das explosões atômicas de Hiroshima e Nagasaki e, mais recentemente, os desastres radiativos de Chernobyl e Goiânia (ver Boxe 3.3).

b. *Exposição reiterada e intermitente* (E_1; E_2...E_n) ao fator durante algum tempo. São exemplos a exposição à fumaça de cigarros, associada a câncer de pulmão; a exposição a doses subletais de mercúrio ou de chumbo, resultando em hidrargirismo ou saturnismo crônicos, respectivamente; exposição profissional aos raios X, associada a neoplasias.

c. *Exposição múltipla* a fatores (F_1; F_2) que atuam sinergicamente. É clássica a ação sinérgica da exposição conjunta a cigarro e asbesto, associada ao câncer de pulmão, com período de latência muito inferior àquele que seria necessário ao cigarro ou ao asbesto, isoladamente, para produzir o carcinoma.

Boxe 3.3 Chernobyl e Goiânia: riscos radiativos

No dia 26 de abril de 1986, em Chernobyl, na ex-União Soviética, ocorreu uma explosão acidental, não-nuclear, em um dos reatores atômicos. Aproximadamente 300 pessoas foram atingidas de *forma aguda* por doses elevadas de radiações ionizantes. Estima-se que os casos fatais receberam mais de 600 rad, registrando-se náusea, vômito, leucopenia severa, destruição da medula óssea, lesões do tubo gastrintestinal, hemorragia e outros. Dentre os hospitalizados, 24 faleceram na primeira semana do evento. Indivíduos atingidos por mais de 500 rad receberam transplante de medula. Atualmente cerca de 100.000 pessoas consideradas sob maior risco (residentes num raio de 30 km do reator) continuam sob acompanhamento para fins de controle e determinação da incidência de leucemia e outros tipos de câncer, além de estudos genéticos.

No Brasil, irresponsabilidade e descaso dos proprietários de uma clínica de radioterapia em Goiânia provocaram um acidente radiativo de graves conseqüências. Uma bomba de césio-137, utilizada no tratamento de rotina de alguns tipos de câncer, foi desativada em local sem segurança. Ignorância, pobreza, ingenuidade e curiosidade fizeram com que a família de um sucateiro que comprara e quebrara o cabeçote de chumbo contendo a cápsula de césio-137 entrasse em contato direto com o material radiativo. Acrescente-se que o CNEN (Conselho Nacional de Energia Nuclear) não dispunha, à época, do cadastro das fontes de radioatividade existentes no Brasil. Foi nesse contexto que, em fins de setembro de 1987, em Goiânia, chegou ao conhecimento da população a ocorrência de um acidente por manipulação direta do isótopo radiativo césio-137, com posterior dispersão. Além da família anteriormente referida, juntamente com alguns parentes e conhecidos, cerca de 50 pessoas, principalmente aquelas residentes nas proximidades do depósito de ferro-velho, sofreram irradiações em níveis que exigiram hospitalização. Cerca de 40.000 foram examinadas para verificar possível contaminação. Um mês após, haviam sido registrados 4 óbitos em pacientes que estiveram submetidos a um nível de radioatividade acima de 600 rad.

Em dezembro de 2001, cerca de 1.000 pessoas foram oficialmente reconhecidas como vítimas do referido acidente radiativo. Além dos que se expuseram diretamente à radiação, foram incluídos profissionais que colaboraram com o controle e limpeza ambiental, como garis, bombeiros e funcionários da antiga COMURG (Companhia Municipal de Limpeza Urbana). Por determinação judicial, todos terão direito a reparações financeiras e assistência médica. Segundo o acordo proposto pelo Ministério Público, as vítimas lesionadas da primeira geração de expostos receberão pensão vitalícia de cerca de 4 salários mínimos.

Fonte: Geiger, 1986; Radis, 1987; *Veja*, 1987; *Folha de São Paulo*, 2001.

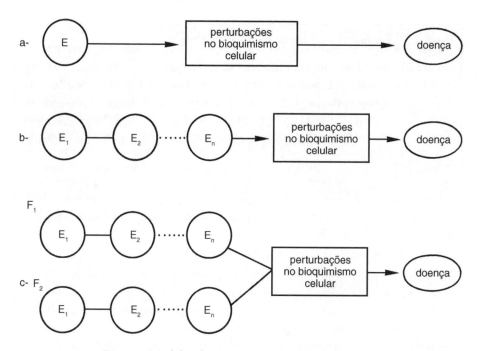

Fig. 3.1 Modelos de exposição a fatores etiológicos.

Equivalente ao tempo de incubação das doenças infecciosas, o período de *latência* para doenças não-infecciosas crônicas é em geral bastante longo. Microefeitos celulares somam-se lentamente e vão exteriorizar-se em conjunto como doença somente após atingirem certo nível crítico. Decorrem vários anos até que se percebam os primeiros sintomas. A leucemia que se segue à explosão nuclear tem latência mediana de 6,8 anos; um câncer de pulmão imputável à exposição a asbestos tem período mediano de latência de 36,5 anos. A demorada latência de muitas doenças não-infecciosas torna às vezes difícil associar efeitos clínicos constatados a prováveis fatores de risco postos sob suspeição.

Modelo Processual

A noção de prevenção tem como fundamento um modelo processual dos fenômenos patológicos denominado modelo de *História Natural da Doença* (HND). Nas palavras dos principais sistematizadores desse modelo (Leavell & Clark, 1976), denomina-se "história natural da doença o conjunto de processos interativos que criam o estímulo patológico no meio ambiente, ou em qualquer outro lugar, passando pela resposta do homem ao estímulo, até as alterações que levam a um defeito, invalidez, recuperação ou morte".

O objetivo principal desse modelo consiste em dar sentido aos diferentes métodos de prevenção e controle de doenças e problemas de saúde. Observa-se, em geral, uma expectativa de que a produção do conhecimento epidemiológico possibilitará a prevenção "mesmo quando a patogênese da doença não é ainda compreendida" (Acheson, 1979).

O modelo de HND (Fig. 3.2) abrange a determinação de doenças em dois domínios (ou meios) mutuamente exclusivos, consecutivos e complementares. Os domínios são: *meio externo*, onde interatuam determinantes e agentes, e *meio interno*, onde se desenvolve a doença.

No meio externo (ou meio ambiente) desenvolvem-se todas as etapas necessárias à determinação da doença. Dentre os elementos contribuintes ao processo

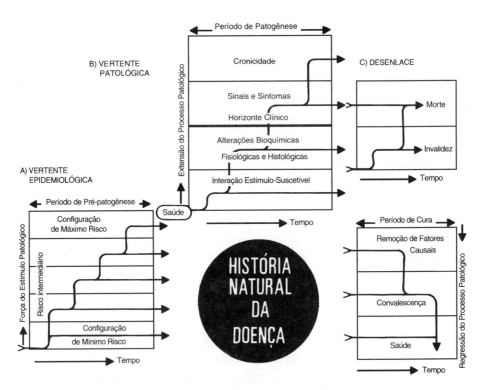

Fig. 3.2 O modelo de História Natural da Doença.

neste meio, incluem-se fatores exteriores de natureza física, biológica e socio-política-cultural.

O meio interno seria o *locus* onde se processaria, de forma progressiva, uma série de modificações bioquímicas, fisiológicas e histológicas, próprias de uma determinada enfermidade. Neste meio, atuam elementos de caráter intrínseco, fatores hereditários ou congênitos, ausência ou abatimento das defesas específicas, alterações orgânicas havidas como conseqüência de doenças anteriores, entre outros.

Neste modelo, considera-se também a evolução dos processos patológicos em dois períodos consecutivos que se articulam e se complementam. Os períodos são: pré-patogênese, quando manifestações patológicas ainda não se manifestaram, e patogênese, em que processos patológicos já se encontram ativos.

Pré-patogênese

Para Leavell & Clark (1976), o período pré-patogênico compreende a evolução das inter-relações dinâmicas entre condicionantes ecológicos e socio-econômicos-culturais e condições intrínsecas do sujeito, até o estabelecimento de uma configuração de fatores propícios à instalação da doença. Envolve interações entre elementos ou fatores que estimulam o desencadeamento da doença no organismo sadio e condições que permitam a existência desses fatores (Fig. 3.2a).

Na pré-patogênese, o conjunto resultante da estruturação sinérgica das condições e influências indiretas — proximais ou distais — constitui um ambiente gerador da doença. Fatores que produzem efeitos diretos sobre as funções vitais do ser vivo, perturbando-as e assim produzindo doença nos sujeitos, são denominados agentes patogênicos. Tais agentes levam estímulos do meio ambiente ao meio interno do homem, operando como transmissores de uma pré-patologia gerada e desenvolvida no ambiente. Por sua presença ou ausência, atuam também como iniciadores e mantenedores de uma patologia que passará a existir no ser humano. Tais agentes são de natureza física, química, biológica, nutricional ou genética.

- **Agentes físicos e químicos:** inúmeros são os agentes de natureza física ou química que têm acesso ao bioquimismo dos seres vivos e interagem diretamente com unidades do edifício celular. Tome-se como exemplo de agente físico as radiações ionizantes. Os efeitos carcinogênicos contam-se entre os riscos somáticos mais graves para indivíduos expostos a doses subletais de radiação. As radiações também causam mutações nos genes e anomalias cromossômicas; descendentes dos sujeitos expostos podem apresentar malformações fenotípicas e disfunções mentais. Um bom exemplo de agente patogênico de natureza química é o mercúrio (Hg). Dada sua natureza lipossolúvel, compostos covalentes de mercúrio atravessam facilmente membranas e se distribuem por todo o corpo, armazenando-se também no tecido nervoso, provocando graves alterações neurológicas.

- **Biopatógenos:** os bioagentes que têm ação direta sobre o meio interno do corpo humano são em grande número, difundindo-se por todo o planeta. São de natureza macromolecular, monocelular e policelular. Tome-se, por exemplo, os ancilostomídeos, nematódeos que se introduzem no organismo do homem através da pele, localizando-se nas paredes do intestino delgado. Ali o verme adulto exerce uma ação espoliativa. O parasita se alimenta de sangue do ser humano que, reiteradamente espoliado, passa a apresentar anemia ferropriva. A doença atinge com maior severidade indivíduos desnutridos das camadas sociais mais pobres.

- **Agentes nutricionais:** nesse caso, o agente patogênico configura mais carência ou excesso de um fator. A alimentação pouca e de variedade insuficiente, por si mesma, é agente de doenças chamadas carenciais como, por exemplo, a xeroftalmia. Principal causa de cegueira em crianças de regiões subdesenvolvidas, a xeroftalmia é produzida pela carência de vitamina A. Calcula-se que, nessas áreas, meio milhão de crianças anualmente percam a visão de forma definitiva por deficiência alimentar (Pettiss, 1983). Além disso, associada a outras causas, a carência nutricional é fator propício à produção de doenças. Em excesso, a alimentação produz diversas alterações fisiopatológicas e emocionais, seja diretamente, como nos quadros de obesidade mórbida, seja indiretamente, como fator de risco para enfermidades crônicas não-transmissíveis (diabetes, doenças cardiovasculares etc.) (Mondini & Monteiro, 1998).

- **Agentes genéticos:** muito já se sabe quanto à causação de doenças cujo agente é intrinsecamente genético. Aberrações cromossômicas encontramse na origem de algumas doenças metabólicas e outras que se exteriorizam por meio de alguns tipos de retardo mental, como por exemplo, as síndromes de Down (mongolismo), Klinefelter e Turner. Além disso, a resistência (ou suscetibilidade) que os indivíduos apresentam frente às doenças pode ter origem genética. Atualmente observa-se um desenvolvimento explosivo de pesquisas sobre o genoma humano, prometendo-se não somente avanços no tratamento de enfermidades mendelianas (diretamente causadas por alterações cromossômicas), mas também em todo o espectro de doenças que, supõe-se, teriam algum grau de determinação genética (Souza, 2001).

Ao se considerar as condições ideais para que uma doença tenha início num indivíduo suscetível, nesse modelo, nenhum agente será por si só suficiente para desencadear o processo patológico. A eclosão da doença depende da articulação de fatores contribuintes (ou determinantes parciais), de tal forma que se pode pensar em uma configuração de mínima probabilidade ou mínimo risco; uma configuração de máxima probabilidade ou máximo risco; e configurações intermediárias de risco variando entre os dois extremos. Quanto mais estruturados forem os fatores determinantes, com maior força atuará o estímulo patológico (Fig. 3.2).

A estruturação de fatores determinantes da doença não constitui mero resultado de justaposição ou somatório de efeitos. A associação de fatores pode ser sinérgica, isto é, fatores articulados podem aumentar o risco de doença mais do que faria a simples soma de seus efeitos isolados. O estado final desencadeador de doença resulta, portanto, da interação de uma multiplicidade de determinantes econômicos, políticos, sociais, culturais, psicológicos, genéticos, biológicos, físicos e químicos.

- **Determinantes econômicos:** verifica-se em todo o mundo a existência de uma associação inversa entre capacidade econômica e risco de adoecer ou morrer que não é meramente estatística. Os grupos sociais economicamente privilegiados estão menos sujeitos a vários tipos de doenças cuja incidência, em contrapartida, é acintosamente elevada em grupos social e economicamente desprotegidos. Não somente pobreza ou privação determina problemas de saúde mediante precárias condições de vida ou pouco acesso a serviços de saúde; desigualdades econômicas ou iniqüidades sociais constituem importante fator de risco para a maioria das doenças conhecidas (Kawachi, Subramanian & Almeida Filho, 2002).
- **Determinantes culturais:** preconceitos, hábitos alimentares, crendices e comportamentos são também contribuintes de determinação, difusão e manutenção de doenças. Faz parte, por exemplo, do comportamento das populações rurais, em regiões subdesenvolvidas da África e do Brasil, o hábito de defecar

na superfície do solo, nas proximidades de mananciais. Esse tipo de comportamento continua sendo um dos fatores relevantes para a disseminação da esquistossomose, cuja endemicidade é alimentada pela permanência de uma pobreza cronificada. Além disso, vários transtornos mentais são específicos de determinados grupos étnico-culturais, sendo por esse motivo designados como "síndromes ligadas à cultura" (Massé, 1995).

- **Determinantes ecológicos:** em situações ecológicas desfavoráveis (algumas produzidas por fatores naturais, outras produzidas artificialmente pela ação do homem, algumas permanentes, outras contingentes) atuam fatores físicos, químicos e biológicos do meio externo. Por terem acesso à organização interna de seres vivos, podem funcionar como agentes patogênicos. Um exemplo: sabe-se que um dos fatores que contribuem para a elevadíssima poluição atmosférica na região metropolitana de São Paulo é a dificuldade de dispersão dos gases produzidos pelo intenso trânsito e pelas indústrias. A região se situa em um vale cercado por montanhas, resultando daí uma baixa intensidade de correntes aéreas. Esse é um fator físico que, associado a outros fatores de diferentes naturezas, produz uma das maiores perturbações ecológicas induzidas de que se tem conhecimento.

- **Determinantes biológicos:** como elos da corrente que leva ao estabelecimento da doença no homem, fatores biológicos fazem parte do ecossistema definidor do meio externo. Conforme veremos na seção seguinte, sua presença se faz como agente etiológico, como vetor biológico ou como reservatório. Por outro lado, algumas patologias são determinadas por fatores biológicos do meio interno, de natureza genética. Fatores genéticos determinam ainda maior ou menor suscetibilidade das pessoas quanto à aquisição de doenças ou manutenção da saúde.

- **Determinantes psicossociais:** compõem este grupo fatores que atuam sobre o psiquismo humano, produzindo estímulos patogênicos tanto por sua presença quanto por sua ausência. A ação desses fatores se exerce diretamente sobre o aparelho psíquico, através de relações intersubjetivas, desencadeando alterações mentais, ou indiretamente sobre o organismo, provocando transtornos psicossomáticos (Castiel, 1994). Além disso, determinantes psicossociais, atuando como estressores, podem comprometer o sistema imunológico, aumentando a suscetibilidade a doenças orgânicas (Cassel, 1976). Assim, falta de cuidados maternos na infância, carências afetivas de modo geral, competição, agressividade, desemprego e isolamento social em grandes centros urbanos são exemplos desse tipo de determinante.

Patogênese

A história natural da doença tem seguimento com o desenvolvimento de processos patológicos no ser humano. É o período denominado patogênese. Esse estágio se inicia com as primeiras alterações que agentes patogênicos provocam no sujeito afetado. Seguem-se perturbações bioquímicas em nível celular, que continuam como distúrbios na forma e função de órgãos e sistemas, evoluindo para defeito permanente (ou seqüela), cronicidade, morte ou cura. Esse modelo considera quatro níveis de evolução da doença no período de patogênese (conforme ainda a Fig. 3.2b):

a. **Interação agente-sujeito:** nesta etapa, alguns fatores agem predispondo o organismo à ação subseqüente de outros agentes patógenos. A má nutrição, por exemplo, predispõe à ação patogênica do bacilo da tuberculose; altas concentrações de colesterol sérico contribuem para o aparecimento da doença coronariana; fatores genéticos diminuem as defesas orgânicas, abrindo a porta do organismo às infecções. Outras doenças são resultado da ação cumulativa de fatores de naturezas diversas. O câncer de pulmão, por exemplo, tem sua incidência bastante aumentada por interação do asbesto com os componentes da fumaça de cigarro.

b. **Alterações bioquímicas, histológicas e fisiológicas:** neste estágio, a doença já se implantou no organismo afetado. Embora não se percebam manifestações clínicas, já ocorrem alterações histológicas de caráter genérico em nível subclínico. Ainda nessa etapa, a doença pode ser percebida por meio de exames clínicos ou laboratoriais especificamente orientados. Denomina-se "horizonte clínico" a linha imaginária que separa esse estágio do seguinte. Abaixo dessa linha se processam manifestações bioquímicas, fisiológicas e histológicas que conduzem às manifestações clínicas da doença. Esta fase corresponde ao período de incubação ou latência no modelo anterior. Algumas doenças não ultrapassam esta etapa, devido à resposta das defesas orgânicas, regredindo do estágio patológico ao estado de saúde inicial. Dada a patogenicidade do agente ou sua ação reiterada, outras perturbações produzidas pelos agentes patogênicos poderão progredir no sentido da somação de efeitos até que o indivíduo acometido, ou alguém por ele, perceba os primeiros sintomas de que a normalidade do organismo foi de algum modo rompida.

c. **Sinais e sintomas:** superado o horizonte clínico, os sinais iniciais da doença, ainda confusos, tornam-se nítidos, transformando-se em sintomas. Trata-se

50 Introdução à Epidemiologia

do estágio clínico, que se inicia ao se acumular uma massa crítica de alterações funcionais no organismo acometido. A doença se encaminha então a um desfecho: evolui para a cronicidade, passa ao período de cura ou progride para invalidez ou morte.

d. **Cronicidade:** a evolução clínica da doença pode conduzir o doente a um estado de cronicidade ou a um dado nível de incapacidade física por tempo variável. Pode também produzir lesões que serão, no futuro, porta aberta para novas doenças. Do estado crônico, com incapacidade temporária para desempenho de alguma atividade específica, a doença pode evoluir para cura, invalidez permanente ou morte.

O modelo de HND representa um grande avanço em relação ao modelo biomédico clássico, na medida em que reconhece que saúde-doença implica um processo de múltiplas e complexas determinações. Não obstante o seu valor, uma avaliação geral revela um enfoque necessariamente arbitrário, descrição apenas aproximada da realidade, sem pretensão nem capacidade de funcionar como uma reprodução da mesma. Sob tal ponto de vista, esse modelo nada mais é que um quadro esquemático dentro do qual podem ser descritas múltiplas e diferentes enfermidades.

Em termos mais propriamente conceituais, precisamos criticá-lo em pelo menos dois aspectos fundamentais:

(a) concretamente, a determinação dos fenômenos da saúde não se restringe à causalidade das patologias (patogênese);

(b) de fato, a "história natural das doenças" de nenhuma maneira é natural.

Por um lado, para alcançar algum grau de eficácia explicativa, um modelo teórico geral da saúde-doença não pode se limitar à causalidade dos processos patológicos. Necessita, antes de tudo, ampliar-se (ou abrir-se) aos processos de promoção, proteção, manutenção e recuperação da saúde individual e coletiva.

Por outro lado, concordando com Laurell (1983), devemos pensar em um processo saúde-doença definido como modo específico pelo qual ocorre, nos grupos sociais, o processo biológico de desgaste e reprodução, "destacando como momentos particulares a presença de um funcionamento biológico diferente, com conseqüências para o desenvolvimento regular das atividades cotidianas, isto é, o surgimento da doença".

Enfim, em todas as etapas e para todos os elementos desse processo, ressalta o seu caráter histórico e social. Portanto, será certamente mais adequado se falar em "história social da saúde", ampliando o escopo do estudo dos fenômenos e processos da saúde-doença-cuidado de um âmbito biológico restrito para uma abordagem dos sistemas ecossociais.

Boxe 3.4 Patogênese e biologia evolutiva

Na perspectiva da biologia da evolução, a doença infecciosa é um acidente na competição entre duas espécies. Num período de tempo suficientemente longo, a espécie humana e os microrganismos tendem a adaptar-se mutuamente. O micróbio passa gradualmente de uma situação de parasita à de comensal. As relações agente-hospedeiro atravessam etapas que se iniciam com grandes flutuações epidêmicas, variando ciclicamente em ondas cuja intensidade vai se fazendo decrescente até transformar-se em uma endemia. A par dessas modificações quantitativas, ocorrem importantes modificações qualitativas quanto à gravidade do quadro clínico e à letalidade. No começo, a enfermidade é grave e mortal, para ir se tornando gradualmente mais benigna, à medida que a condição do germe passa de parasita à de comensal.

Também as chamadas doenças crônicas degenerativas podem ser interpretadas numa abordagem biológica evolutiva. Essas patologias podem significar o preço pago pela espécie humana em sua adaptação a novas condições ambientais (muitas vezes determinadas pela própria mudança cultural provocada pela modernização). Modificações em dieta podem ser responsabilizadas por quadros metabólicos; aumento de expectativa da vida humana em uma escala filogenética pode ter propiciado o aparecimento de processos neoplásicos degenerativos; sedentarismo e estresse de adaptação à vida urbana trazem sobrecarga fisiopatológica para o sistema circulatório; novas substâncias de alto potencial alergênico, sintetizadas pela indústria e lançadas no ambiente, podem alterar significativamente o sistema imunológico humano.

Fonte: Dubos, 1982; Berrigan, 1999; Gammelgaard, 2000.

Modelo Sistêmico

Para uma compreensão mais abrangente do processo saúde-doença, um conceito útil é o de sistema (Chaves, 1972). Roberts (1978) define sistema como "um conjunto de elementos, de tal forma relacionados, que uma mudança no estado de qualquer elemento provoca mudança no estado dos demais elementos".

Quando um sistema inclui seres vivos e seres inanimados em interação dinâmica, costuma-se designá-lo como um ecossistema.

O ecossistema que envolve o homem inclui necessariamente suas relações específicas com outros seres vivos animais e vegetais, as destes entre si e as de todos eles com o substrato inanimado formador do ambiente, no seio do qual se processa a vida e suas interações. Vejamos um exemplo: a *Escherichia coli* da flora normal e o homem formam um ecossistema concreto. A bactéria depende do homem para sua sobrevivência e metaboliza os alimentos que chegam ao trato intestinal, produzindo vitaminas do complexo B, que são absorvidas e aproveitadas pelo hospedeiro.

O equilíbrio no ecossistema pode custar a eliminação de indivíduos como resultado de interações naturais. Em compensação, permite que espécies interagentes se mantenham saudáveis, numericamente equilibradas, longe da extinção e sem buscar a erradicação umas das outras. Num ecossistema equilibrado, os elementos físico-químicos, cuja associação gera o meio ambiente propício à vida, mantêm-se a salvo da espoliação e da destruição. Porém, um ecossistema perfeitamente equilibrado só existe teoricamente.

Ao longo das épocas, o homem vem considerando a higidez e a sobrevivência de sua espécie, e a de cada um dos seus membros, como pré-requisito do equilíbrio de um ecossistema teórico que o tem no centro, como espécie privilegiada (Dubos, 1982). Esse sistema, no entanto, é apenas um ideal, um *a priori* humano.

Num ecossistema concreto, dentro do qual uma multiplicidade de espécies vive, sobrevive e interage, a lei fundamental de função pode ser assim traduzida: qualquer evento que transforme qualitativa ou quantitativamente o ecossistema, seja por aumento ou diminuição, seja por supressão, troca ou inclusão, modificará forçosamente as relações até então vigentes, tendendo a um novo equilíbrio, que poderá ser menos funcional que o anterior. Uma espécie que se desenvolve a expensas da destruição de outras espécies tende a desequilibrar o ecossistema contra si mesma. O homem, os animais, os vegetais, os micróbios, os minerais, enfim, todos os seres animados e inanimados devem estar em permanente interação para a manutenção do equilíbrio ecossistêmico.

A estrutura geral de um dado problema de saúde pode ser entendida como uma função sistêmica (Chaves, 1972). Em outras palavras, constitui funcionalmente um sistema epidemiológico em equilíbrio dinâmico. Cada vez que um dos seus componentes sofre alguma alteração, esta repercute e atinge as demais partes, num processo em que o sistema busca novo equilíbrio. Um novo equilíbrio trará consigo maior ou menor incidência de doenças e modificações na variação cíclica e no seu caráter epidêmico ou endêmico.

San Martin (1981) põe em relevo o sistema formado pelo ambiente, população, economia e cultura, designando este conjunto *sistema epidemiológico-social*. Segundo esse autor, qualidade e dinâmica do ambiente socioeconômico, modos de produção e relações de produção, tipo de desenvolvimento econômico, tipo de velocidade de industrialização, desigualdades socioeconômicas, concentração do poder, participação comunitária, responsabilidade individual e coletiva são componentes essenciais na determinação da saúde-doença.

Por *sistema epidemiológico entende-se o conjunto formado por agente patogênico, suscetível e ambiente, dotado de uma organização interna que regula as interações determinantes da produção de doença, juntamente com os fatores vinculados a cada um dos elementos do sistema*. Os componentes do sistema epidemiológico a serem considerados tanto podem pertencer univocamente ao ambiente, ao agente patogênico ou ao suscetível quanto podem resultar da interação entre esses elementos.

O estudo das diarréias propicia uma boa ilustração da estrutura interativa e sistêmica do modelo de determinação das doenças. Behar (1975) chama a atenção para o fato de que infecções entéricas constituem fatores precipitantes e agravantes da desnutrição e esta, por sua vez, influi na patogenia de processos diarréicos. Segundo esse autor, tal interação explica por que doenças diarréicas constituem a causa básica mais importante de mortalidade na infância em todo o mundo subdesenvolvido.

A Fig. 3.3 ilustra a interação sinérgica entre síndrome diarréica e desnutrição. A seta bissagitada (↔) indica que um dos fatores, além de produzir efeito por si, age ainda dando realce à contribuição causal do outro fator e vice-versa, completando o mecanismo sinérgico. Assim, dentro de um mesmo nível socioeconômico, cultural ou ambiental, os fatores são estruturados e agem sinergicamente na produção tanto da diarréia quanto da desnutrição. O mútuo reforçamento de fatores ocorre também entre os níveis socioeconômico, cultural e ambiental, que também se sinergizam na produção da doença. O entendimento do sinergismo multifatorial é importante, mas não deve esconder a causa mais profunda de manutenção da mortalidade e morbidade por diarréia e desnutrição, que reside na imensa desigualdade existente entre as classes sociais.

Agente e Suscetível

O conceito de agente na abordagem sistêmica extrapola a noção de fator etiológico do modelo biomédico clássico. Um agente pode ser um microrganismo,

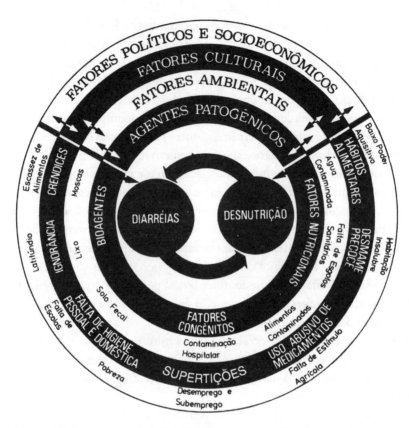

Fig. 3.3 Sinergismo multifatorial na determinação das doenças diarréicas.

um poluente químico ou um gene. O agente da hanseníase é o *Mycobacterium leprae*; o do saturnismo é o chumbo, sob a forma de sais solúveis; a predisposição ao diabetes está associada ao gene diabetogênico. E quais são os agentes causais da doença mental, do câncer, da doença coronariana? Não existem, confirmados, agentes etiológicos para essas doenças ou talvez o modelo de doença como produto de um agente causal específico não se ajuste a tais problemas de saúde.

Mesmo para doenças infecciosas, o modelo da causalidade específica apresenta limitações. Embora se considere que cada doença infecciosa tem seu agente específico, sabe-se que uma mesma entidade clínica pode ser produzida pela ação direta de agentes diversos (Chin, 2000). É exemplo a meningite meningocócica causada por *Neisseria meningitidis* e a meningite pneumocócica causada por *Strep-*

tococcus pneumoniae. O inverso também é verdadeiro; um mesmo agente pode determinar quadros clínicos diferentes; o estreptococo A beta-hemolítico é o agente da faringite, da amigdalite estreptocócica, da escarlatina, do impetigo, da endocardite bacteriana, da infecção puerperal estreptocócica, da erisipela e de perturbações tardias como febre reumática e glomerulonefrite.

A Epidemiologia, por definição, interessa-se pelos agentes que são patogênicos para o homem, isto é, aborda apenas os agentes para os quais o homem apresenta suscetibilidade. O homem, como espécie, é suscetível a grande número de agentes do meio, de natureza viva ou inorgânica, que com ele interagem, provocando-lhe disfunções. Alguns desses bioagentes são comensais, outros simbiontes e, outros, parasitas. Daí o emprego do termo "suscetível" para indicar o terceiro elemento do sistema agente-ambiente-suscetível, exatamente aquele em que a doença se desenvolverá e terá oportunidade de se manifestar clinicamente. É notável, no entanto, que alguns indivíduos de uma espécie diferenciem-se dos outros quanto ao grau de suscetibilidade. Sabe-se que não são poucos os que mantêm contato com fatores de risco (ou mesmo com agentes comprovadamente patogênicos), sem que venham a apresentar doença.

Quando a suscetibilidade é relacionada a bioagentes, o suscetível pode ser denominado *hospedeiro*. A Organização Pan-americana da Saúde (1992) apresenta a seguinte definição de hospedeiro: ser vivo (humano ou outro animal, inclusive aves e artrópodes) que oferece, em condições naturais, subsistência ou alojamento a um agente infeccioso. Alguns protozoários e helmintos passam fases sucessivas em hospedeiros alternados, de diferentes espécies. O hospedeiro em que o parasita atinge a maturidade ou passa sua fase sexuada denomina-se hospedeiro primário ou definitivo; hospedeiro secundário ou intermediário é aquele em que o parasita se encontra sob forma larvária ou assexuada.

Na perspectiva epidemiológica sistêmica, o ser humano poderá funcionar tanto como hospedeiro intermediário quanto definitivo. Se, em qualquer uma dessas funções, for observado o desenvolvimento de infecções, este cumpre o papel de suscetível no sistema ambiente-agente-suscetível. Vejamos um exemplo: um indivíduo pode sofrer infecção por forma adulta de tênia, sendo, portanto, um hospedeiro definitivo da teníase. Pode também funcionar como hospedeiro intermediário da forma larvária da tênia. A infecção, então produzida, denomina-se cisticercose. É doença grave, generalizada, que compromete os órgãos e tecidos onde ocorre o encistamento da forma larvária.

As relações do hospedeiro com o bioagente patogênico podem ser descritas pelas seguintes categorias: resistência, suscetibilidade e imunidade.

- **Resistência:** é o sistema de defesa com o qual o organismo impede a difusão ou multiplicação de agentes infecciosos que o invadiram, ou reage aos efeitos nocivos dos seus produtos tóxicos. Está associada ao estado de nutrição, capacidade de reação e adaptação aos estímulos do meio, fatores genéticos, estado atual da saúde, estresse ou imunidade específica. *Resistência natural* é a capacidade de resistir à doença independentemente de anticorpos ou de reação específica dos tecidos. Resulta de fatores intrínsecos do hospedeiro, anatômicos ou fisiológicos, podendo ser genética ou adquirida, permanente ou temporária.
- **Suscetibilidade:** considerando uma espécie como suscetível a determinadas infecções e que, dentro da mesma espécie, alguns indivíduos são resistentes, segue-se que indivíduos não-resistentes serão suscetíveis. *Indivíduo suscetível* é, portanto, aquele que não possui resistência a determinado agente patogênico e que, por essa razão, pode contrair a doença, se posto em contato com o mesmo. De uma forma geral, a espécie humana é suscetível à penetração por larvas de ancilostomídeos, porém afrodescendentes apresentam maior resistência, talvez devido à tessitura ou à cor da pele.
- **Imunidade:** é um subtipo de resistência "associado à presença de anticorpos que possuem ação específica sobre o microrganismo responsável por determinada doença infecciosa ou sobre suas toxinas" (OPS/OMS, 1992). A imunidade passiva humoral, de curta duração (de alguns dias a vários meses), pode ser obtida naturalmente, por transferência vertical de mãe a filho, ou artificialmente, pela inoculação de anticorpos protetores específicos (soro "hiperimune" de convalescente, imunoglobulina humana etc.). A imunidade ativa, que dura anos, pode ser naturalmente adquirida em conseqüência de infecções com ou sem manifestações clínicas, ou artificialmente, mediante a inoculação do próprio agente, morto ou atenuado, ou de suas variantes, além de frações ou produtos do agente infeccioso.

Além de relativizar a importância de cada agente no processo de patogênese, o modelo sistêmico contempla múltiplos determinantes dos fenômenos da saúde-doença; fatores biopsicológicos, socioeconômicos e culturais são fundamentais para a determinação dos problemas de saúde, quer nas doenças infecciosas, quer nas não-infecciosas ou nos agravos à saúde. Para aquelas patologias que não parecem ajustadas ao modelo do agente etiológico, é possível afirmar que alguns fatores presentes no ambiente, ou no próprio indivíduo afetado, são fatores de risco para essas patologias. Populações expostas a tais fatores, a um ou mais dentre eles, estarão sujeitas, com probabilidade mensurável, a adquirir determinada doença. Daí a importância fundamental da pesquisa epidemiológica para o estabelecimento dos fatores de risco e suas interações na produção de patologia.

Ambiente

Por ambiente deve ser entendido o conjunto de instâncias e processos que mantêm relações interativas com o agente etiológico e o suscetível, sem se confundir com os mesmos. Para efeito de uma análise sistêmica epidemiológica, o termo tem maior abrangência do que lhe é dado no campo da ecologia. Além de compreender o ambiente físico, que abriga e torna possível a vida autotrófica, e o ambiente biológico, que abrange todos os seres vivos, deve incluir também o ambiente social, sede de fatores e processos que podem estar associados a doenças.

Situação geográfica, solo, recursos hídricos, poluentes químicos, agentes físicos e ambientais industriais constituem componentes do ambiente físico. Temperatura, umidade e pluviosidade são variáveis climáticas que mais de perto se relacionam com doenças. Nos trópicos, tudo parece confluir no sentido de criar condições favoráveis para o desenvolvimento da maioria dos vetores, os quais, por sua vez, agem como hospedeiros intermediários das enfermidades conhecidas como "doenças tropicais". Seus bioagentes se relacionam menos com as condições climáticas do que o fazem seus vetores. Nos países de clima temperado e frio, os vetores não encontram condições tão favoráveis, dando-se assim a quebra da corrente epidemiológica.

Isso não significa que nos países onde o clima seja desfavorável ao desenvolvimento de insetos vetores não existam doenças produzidas por agentes infecciosos. A meningite e a difteria são enfermidades transmissíveis cuja incidência seria mais elevada em países frios que em países de clima quente, mantidas constantes outras condições, principalmente as de ordem socioeconômica. Por outro lado, os vetores não disseminariam doenças se as coletividades dos países de clima tropical tivessem disponibilidade de água e esgoto, educação, habitação e emprego condigno.

Do ponto de vista epidemiológico, o *ambiente biológico* é constituído por todos os seres que possam ter influência mediata ou imediata sobre o agente etiológico e o suscetível. Ecologicamente, fazem parte da biota, porém, para efeito de análise epidemiológica, são colocados em destaque e tratados como unidades

58 Introdução à Epidemiologia

interagentes do sistema ambiente-agente-suscetível. A influência mais geral que o ambiente biológico pode exercer sobre o estado de saúde-doença das populações humanas se faz sobre o seu estado nutricional. Solo, clima e recursos hídricos confluem para a riqueza de recobrimento vegetal e esta é propícia à abundância da vida animal. O homem depende tanto dos animais quanto dos vegetais para sua sobrevivência. Comunidades relativamente saudáveis são aquelas que, em princípio, dispõem de capacidade para produção de alimento em seu próprio benefício.

A eclosão de doenças infecciosas em comunidades humanas, e sua manutenção sob forma ativa, é um fenômeno cujos determinantes se relacionam de forma dinâmica (Barreto, 1998). Os fatores específicos do ambiente interagem com os fatores do agente e do hospedeiro na promoção e manutenção das doenças. Dos fatores ambientais, importam os que mantêm ativos e disponíveis os estoques de bioagentes patogênicos e os que os veiculam até o homem. A aplicação do modelo sistêmico às doenças infecciosas e parasitárias gerou no campo epidemiológico um glossário particular de conceitos interligados por referência ao ambiente biológico. Vale a pena revisá-los a seguir.

Em um dado ambiente, um indivíduo infectado poderá participar da cadeia da patogênese por meio de dois elementos estruturais epidemiológicos. Será hospedeiro quando sua função for servir de substrato para a evolução da infecção e manifestação da doença. Será tomado como fator ambiental ao participar como reservatório do bioagente.

De acordo com a OPS/OMS (1992), *reservatório* de agentes infecciosos é o ser humano ou animal, artrópode, planta, solo ou matéria inanimada (ou uma combinação desses), em que um agente infeccioso normalmente vive e se multiplica em condições de dependência primordial para a sobrevivência e no qual se reproduz, de modo a poder ser transmitido a um hospedeiro suscetível. A função de reservatório é central no ciclo biológico da estrutura de manutenção das doenças infecciosas. Nesse sentido, o ambiente biológico pode ser definido como um imenso reservatório de bioagentes. Numa abordagem mais operativa, visualizam-se situações ecológicas particulares que propiciam a existência de reservatórios ambientais de bioagentes.

São chamadas *antroponoses* as doenças nas quais o homem é o único reservatório, único hospedeiro e único suscetível. Encontram-se nesta categoria varíola, coqueluche, gripe, febre tifóide e doenças sexualmente transmissíveis, por exemplo. *Zoonoses* são infecções comuns ao homem e a outros animais. Nas *antropozoonoses*, o reservatório é composto por populações animais. Estão aí classificadas leishmaniose tegumentar, brucelose e arboviroses silvestres. São denominadas *zooantroponoses* as zoonoses nas quais as populações humanas constituem o reservatório. Porcos que consomem alimentos contaminados com fezes humanas contendo ovos de *Taenia* podem adquirir cisticercose. Nas *anfixenoses* tanto o homem como os animais podem funcionar como reservatório, dependendo de fatores circunstanciais. Nesta categoria classificam-se a doença de Chagas e a leishmaniose visceral. A blastomicose sul-americana é exemplo de *fitonose,* na qual espécies vegetais são reservatórios e o homem é o suscetível (Forattini, 1992).

São reservatórios humanos os casos clínicos e os portadores. Enquanto os casos clínicos, quer sejam moderados, graves ou fatais, são identificáveis por sintomas e sinais, os casos atípicos e abortivos são ainda mais importantes do ponto de vista epidemiológico, por constituírem uma fonte de infecção de difícil controle. Podem ser classificados em portadores ativos e passivos.

Portadores ativos são os que, embora estejam eliminando o agente, não apresentam sintomas clínicos no momento em que estão sendo examinados; porém, já os apresentaram ou os apresentarão conforme se trate de portadores convalescentes ou incubados, respectivamente. *Portadores passivos* são os que nunca apresentaram nem apresentarão quaisquer sintomas. Do ponto de vista epidemiológico, estes são os mais importantes porque, não sendo clinicamente diagnosticados, passam totalmente despercebidos e continuam difundindo o agente etiológico de modo contínuo ou intermitente.

Vetores são seres vivos que veiculam o agente desde o reservatório até o hospedeiro potencial. Os *vetores mecânicos* agem apenas como transportadores de agentes infecciosos: são insetos que caminham ou voam e que carreiam o agente pelas suas patas, probóscidas ou asas contaminadas, ou pela passagem do microrganismo através do trato gastrintestinal. Neles, os parasitos não se multiplicam nem sofrem quaisquer modificações no seu interior. Moscas e baratas transportam externamente microrganismos. Além disso, também os conduzem internamente, ingerindo-os e regurgitando-os sobre os alimentos, contaminando-os. Cistos de ameba têm sido detectados no estômago de baratas e em material regurgitado pelas mesmas. São chamados *vetores biológicos* aqueles nos quais os microrganismos desenvolvem obrigatoriamente uma fase do seu ciclo vital, antes de serem disseminados no ambiente ou inoculados em novo hospedeiro.

Veículos são fontes secundárias de infecção intermediárias entre o reservatório e o hospedeiro. São objetos ou materiais contaminados que servem de meio mecânico para o transporte e introdução de um agente infeccioso a um hospe-

60 Introdução à Epidemiologia

deiro suscetível. Classificam-se como veículos alimentos, como água ou leite, e objetos contaminados, como peças de vestuário. Denomina-se *contaminação* a presença de agente infeccioso na superfície do corpo, nas roupas de cama, em brinquedos, instrumentos ou pensos cirúrgicos, em outros objetos inanimados ou em alimentos. O termo *poluição* tem um sentido mais amplo que contaminação. Poluição implica a presença de substâncias nocivas à saúde, não necessariamente de natureza infecciosa, no ambiente.

A poluição atmosférica maciça ou progressiva produz doenças que atingem toda ou quase toda a comunidade. Como exemplo, lembramos a epidemia de bronquite, asma e outras doenças respiratórias produzidas por poluição atmosférica ocorrida em Londres em 1952. Cerca de 4.000 pessoas foram intoxicadas por vapores de anidrido sulfuroso, resultante de atividade industrial e disperso no *fog* londrino. Epidemias como a de Londres e outras relatadas na Bélgica e nos Estados Unidos (OPS/OMS, 1986) são cada vez mais raras, mas servem para alertar sobre os efeitos nocivos advindos da poluição atmosférica para a saúde.

Por outro lado, exposição prolongada a baixas concentrações de substâncias poluentes pode produzir casos crônicos e agudos de doenças não-infecciosas. Em Cubatão, São Paulo, a poluição atmosférica tem sido apontada como o principal fator para o elevado número de casos de anencefalia entre recém-nascidos (ver Boxe 3.5).

Além da poluição por gases, poeiras diversas e fumos das fábricas, deve-se salientar o papel desempenhado pelo crescente número de automóveis, ônibus e demais veículos motorizados, que, além de poluírem o ambiente, ocasionam ruídos danosos à saúde individual e coletiva. Recentemente foi sugerida uma possível associação entre concentração de monóxido de carbono e afecções cardiovasculares (OPS/OMS, 1986). Além de doenças bem-definidas, a poluição atmosférica é causa também de numerosos sintomas e sinais específicos não menos importantes, como irritação nos olhos, nariz e garganta. Outros problemas são maus odores, danos à vegetação, às residências, às áreas de lazer e à água de abastecimento.

Modernamente, o estudo da influência exercida por fatores naturais do ambiente físico na produção de doenças tornou-se menos importante do que o conhecimento da ação desenvolvida pelos agentes aí agregados pelo resultado da ação humana. O progresso e o desenvolvimento industrial criaram problemas epidemiológicos novos, resultantes da poluição ambiental. O ambiente físico que envolve o homem moderno condiciona o aparecimento de doenças cuja incidência se tornou crescente a partir da urbanização e modernização. Doenças

Modelos de Saúde-Doença 61

> **Boxe 3.5 Ecopatológico ou ecopolítico?**
>
> O caso de Cubatão exemplifica não só a relevância dos fatores físicos na formação do quadro favorável à doença, de um lado, como também a importância de fatores socioeconômicos e políticos, de outro. A resultante final desse estado de coisas são doenças do aparelho respiratório, envenenamento por metais, malformações congênitas (anencefalia, focomelia), e principalmente uma epidemia de acidentes em larga escala. Um estudo de 248 acidentes de trabalho ocorridos com 1.465 trabalhadores acompanhados no período de 1980-1981, em Cubatão, constatou que "as causas mais freqüentes dos acidentes de trabalho estão relacionadas com os aspectos organizacionais e técnicos do processo imediato de produção, que estão definidos por um conjunto de condições antieconômicas: as longas jornadas de trabalho, os ritmos intensos, a utilização de máquinas e equipamentos em más condições, inadequados ou inapropriados, a instabilidade no emprego, a exposição a inúmeros agressores físicos e químicos..."
>
> O desconhecimento (intencional?) das tecnologias de prevenção da poluição, o desprezo pelas normas legais e pelos valores humanos são fatores que também confluem para espoliar a qualidade de vida. Contribuem como cenário e como causas para a perturbação ecológica. Porém não são fatores ecológicos componentes de processos epidemiológicos. Trata-se de fato de profundas transgressões éticas que emergem de critérios políticos e econômicos.
>
> *Fonte:* Medrado-Faria *et al.*, 1983.

cardiovasculares, alterações mentais e neoplasias encontram-se estreitamente associadas a fatores do ambiente físico.

Com a industrialização crescente, há um grande número de substâncias carcinogênicas que se ingerem, inalam, absorvem por via cutânea ou que se introduzem no organismo como medicamento ou por acidente. Estudos epidemiológicos têm revelado carcinógenos ocupacionais ou iatrogênicos, tais como asbestos (mesotelioma), aminas aromáticas (câncer de bexiga), arsenicais inorgânicos (carcinoma cutâneo), aflatoxina (câncer hepático) e muitos outros (OPS/OMS, 1986). Além de produzirem doenças conhecidas como neoplasias, efluentes químicos também são responsáveis pelo aparecimento de patologias degenerativas emergentes, como a doença de Minamata (ver Boxe 3.6).

Entre os fatores agressivos presentes introduzidos no ambiente físico pela ação do homem, não devem ser esquecidos o uso, muitas vezes exagerado, de pesticidas na proteção das culturas. Os alimentos, tanto os vegetais quanto os de

62 Introdução à Epidemiologia

Boxe 3.6 A doença de Minamata

A população da baía de Minamata, no Japão, em sua maioria constituída por pesca-dores e suas famílias, desenvolvia suas tradições e cultura com base em uma fonte de subsistência: o mar e a pesca. Data de abril de 1952 o primeiro caso notificado de uma enfermidade não-identificada do sistema nervoso central, posteriormente deno-minada doença de Minamata. Estudos epidemiológicos determinaram que a enfermi-dade era causada por compostos de acetaldeído contidos nos efluentes de uma fábrica contaminante da água. O poluente encontrava-se na água em uma concentração não-detectável por análises químicas, porém era absorvido por peixes e mariscos e concentrado biologicamente. Em fevereiro de 1971, a epidemia havia contabilizado 121 casos, inclusive portadores de anomalias congênitas. A doença se apresentava em grandes consumidores de peixe, especialmente em famílias de pescadores. Nasceram 22 crianças com complicações cerebrais (paralisia e retardamento mental) de mães que haviam ingerido proteína com metilmercúrio, o que indica que se produziram danos fetais através da placenta.

Fonte: OPS/OMS, 1986.

---

origem animal, veiculam essas substâncias em concentrações mínimas. Teme-se que o acúmulo gradual no organismo humano, devido à sua relativa estabili-dade, possa trazer sérios danos para a saúde dos consumidores. Outro problema bastante sério são os aditivos alimentares sob a forma de sabores artificiais, corantes, conservantes e até hormônios sintéticos. Seus efeitos, por exposição contínua, a longo prazo, ainda são desconhecidos. Resta ainda lembrar que o ambiente físico dos locais de trabalho pode, pelos fatores de risco presentes, estar associado à produção de doenças.

O uso de medicamentos é outro elemento importante que pode compor a estrutura epidemiológica das doenças não-infecciosas. As características normais do feto poderão sofrer alterações se uma nova droga passa a ser comercializada sem provas suficientes de sua inocuidade. Este foi o caso da epidemia de foco-melia devido à talidomida que ocorreu a partir de 1959. Em vários consultó-rios pediátricos, uma síndrome de má-formação congênita extremamente rara passou a ser notificada com freqüência 30 a 70 vezes maior. Em um estudo com 46 mães chegou-se à conclusão de que 41 delas haviam feito uso de talidomida (um novo tranqüilizante introduzido na época) nos primeiros meses da gestação (Mellin & Katzenstein, 1962).

Desequilíbrio ambiental de natureza intencional ocorreu em Hiroshima em 1945, por ocasião da explosão da bomba atômica que devastou casas e vegetação, matou milhares de pessoas e animais e deixou sua marca por muitos anos ainda entre os sobreviventes, que vieram a morrer posteriormente, vitimados pela leucemia. Outro exemplo de desastre ambiental relacionado a conflito bélico foi o emprego extensivo de desfolhantes nas florestas tropicais do Vietnã, pelas tropas norte-americanas. A dioxina, substância carcinogênica componente do desfolhante sintético chamado agente laranja, tem sido responsabilizada por casos de leucemia tanto entre ex-combatentes americanos, como entre civis e militares da população local.

Sistemas Epidemiológicos

A grande maioria das doenças é resultante da conjunção de fatores extrínsecos, situados no meio ambiente, e de fatores intrínsecos próprios do ser vivo afetado. Problemas de saúde são gerados na inter-relação dos componentes bióticos e abióticos do ecossistema com organismos vivos. Para essas doenças, o modelo sistêmico discutido anteriormente tem se mostrado provisoriamente adequado para dar conta da sua estrutura de determinação (Chaves, 1972; San Martin, 1981). Algumas alterações patológicas podem ser vistas como totalmente independentes das relações estabelecidas entre o organismo e o meio. Pode-se mesmo propor validar essa hipótese apresentando como exemplo doenças de caráter hereditário, virtualmente presentes já a partir do momento da concepção, ou processos degenerativos cuja origem seja essencialmente intrínseca. Entretanto, não há traço genético ou anomalia congênita que não necessite de interação ambiental para expressar-se fenotipicamente (Jasny & Kennedy, 2001).

No ecossistema, em qualquer fase de sua evolução, independentemente da configuração dos elementos em equilíbrio, o ser humano convive com fatores cuja atuação ou simples presença ou ausência favorece o desenvolvimento de doenças. Algumas vezes só são acometidos, de forma eventual, alguns poucos indivíduos isolados, mais suscetíveis ou mais expostos. Outras vezes, e isso acontece com freqüência, a confluência de fatores do meio mostra-se bastante propícia e a doença afeta perceptivelmente grupos populacionais nos quais pode ser detectada alguma homogeneidade, seja econômica ou social. Têm-se aí doenças de caráter endêmico: subnutrição nos estratos mais pobres da população, doenças sexualmente transmissíveis entre trabalhadores sexuais, abuso de drogas entre marginalizados dos grandes centros urbanos, doença de Chagas em populações rurais.

Examinemos o exemplo da esquistossomose. Sabemos que essa enfermidade é produzida pela ação direta de um bioagente chamado *Schistosoma mansoni*. Entretanto, tal informação é útil somente para a compreensão da doença em casos clínicos individuais. A presença endêmica de esquistossomose no Nordeste brasileiro, esta sim uma questão epidemiológica, pode ser atribuída a uma confluência de vários fatores contribuintes. Em primeiro lugar, historicamente registra-se que o *Schistosoma mansoni* é um helminto que para cá veio nos tempos coloniais, infectando escravos trazidos da África. Além da pobreza crônica, culturalmente persiste na região o hábito de pessoas pertencentes às camadas menos favorecidas social e economicamente defecarem nas proximidades de coleções aquáticas: riachos, lagos, poças peridomiciliares, valas de irrigação etc. Os miracídios saídos dos ovos eliminados com as fezes encontram nos caramujos do gênero *Biomphalaria* hospedeiros intermediários convenientes e abundantes para a sobrevivência da espécie. O uso de água contaminada para banho, bebida ou lavagem de roupa permite às cercárias penetrarem no homem, no qual o helminto atinge seu desenvolvimento adulto. Pobreza e falta de educação, saneamento básico e áreas de lazer são fatores decisivos para a manutenção do ciclo vital do parasita e, dessa maneira, reforçar o caráter endêmico da patologia.

Consideremos agora o problema de doenças epidêmicas numa certa região. Supõe-se que não teriam existido casos na população até então e que estes foram importados de outro sistema epidemiológico, ou então que de longa data aí existiram como doenças endêmicas que, naquele momento, assumiram características epidêmicas. Qualquer que seja o caso, a eclosão de uma epidemia deve ser imputada a uma quebra no equilíbrio até então vigente no ecossistema. Isso implica modificações que podem ser quantitativas ou qualitativas. Modificações quantitativas se referem ao aumento ou diminuição do volume ou intensidade com que se fazem presentes os fatores determinantes no sistema epidemiológico. Alterações de ordem qualitativa constituem importações, supressões ou trocas impostas ao sistema epidemiológico.

Modelos Socioculturais

Na sua obra seminal *Causal Thinking in the Health Sciences*, Mervyn Susser (1973) definiu o termo "doença" como um processo fisiopatológico que causa um estado de disfunção fisiológica ou psicológica no indivíduo. Por outro lado, 'moléstia' é um estado individual, subjetivo, uma certa consciência psicológica e corporal da patologia, enquanto 'enfermidade' implica um estado de disfunção social do sujeito doente, correspondente ao conceito de *sick-role* de Parsons. Em paralelo, Susser definiu "comprometimento" como defeito físico ou psicológico, "incapacidade" como disfunção física ou psicológica persistente e "desvantagem" como disfunção social devida à incapacidade.

Engajado no importante esforço de construção teórica de uma Sociologia Médica, Field (1976) conceituava doença como anormalidade ou alteração patológica reconhecida por um conjunto de sinais e sintomas definidos a partir de uma concepção biomédica. Enfermidade, em contrapartida, referia-se primariamente à experiência subjetiva do estado de "*ill health*" de um indivíduo, indicada por *feelings* de dor, desconforto e mal-estar. Pagando tributo à teoria parsoniana do papel de doente, porém sem empregar o termo doença, considerava ainda Field que enfermidade não implicaria simplesmente uma condição "biologicamente alterada, mas também um estado socialmente alterado que pode ser visto tanto como desviante quanto como (normalmente) indesejável" (Field, 1976:335).

Engelhardt (1975) considera uma falácia a operação de se tomarem construtos abstratos como coisas concretas, entes diferenciados e autônomos. Dessa maneira, justifica a definição de doença como uma categoria científica destinada a explicar e predizer enfermidade, sugerindo que seria esta última, e não a doença, um referente para os processos fenomenológicos da saúde. Nas suas próprias palavras:

> A adoção do conceito de doença pressupõe que se trata de fenômenos físicos e mentais que podem ser correlacionados com eventos de dor e sofrimento, e assim os seus padrões podem ser explicados, seu curso pode ser predito e suas conseqüências podem ser influenciadas favoravelmente (Engelhardt, 1975:137).

Nessa mesma linha, Fulford considerou que nem mesmo o conceito de doença seria isento de valor, defendendo uma abordagem pragmática por meio do emprego de dois níveis distintos de análise, um nível descritivo e um nível interpretativo. Dado que o primeiro nível incorpora conceitos de doença em que predomina um alto grau de consenso, seria preciso investir mais nas análises de segundo nível. Nesse caso, os conceitos de doença poderiam ser genericamente referidos como falhas (*failures*). A doença corresponderia a uma "falha da função", enquanto a enfermidade resultaria de uma "falha da ação". Finalmente,

Fulford questiona a existência de um laço de determinação entre doença e enfermidade, conforme postulado por Boorse, indicando que a experiência concreta da enfermidade não poderá ser explicada pelos conceitos de doença, devendo ser compreendida como fenomenologicamente dada.

Recentemente, Boorse (1997) autocriticamente admitiu a necessidade de superar a sua concepção negativo-evolutiva (com base no gradiente disfunção-patologia-enfermidade) da saúde, propondo em seu lugar a noção de "graus de saúde". Isso implica uma definição extremamente restrita de saúde positiva como o grau máximo de saúde possível, em contraponto a qualquer redução da função normal ótima para a classe de referência. Normalidade, nessa concepção, teria três níveis de especificação: normal teórico, normal diagnóstico e normal terapêutico. O oposto lógico do conceito de patologia seria a normalidade teórica (ou conceitual). Para os outros níveis de normalidade, caberiam os respectivos antagonistas: anormal diagnóstico e anormal terapêutico. Finalmente, Boorse considera as situações extremas de *illness* (contraposta a *wellness*) e de morte-vida. As relações de pertinência e de oposição estruturantes desse interessante esquema encontram-se representadas na Fig. 3.4. Curiosamente, o essencial dessa formulação já se encontrava na obra de Mario Chaves, importante filósofo da saúde brasileiro, cuja obra será apresentada adiante.

Arthur Kleinman, Leon Eisenberg e Byron Good (1978), professores da Universidade de Harvard, sistematizaram um modelo que concedia especial importância teórica à noção de enfermidade, com ênfase nos aspectos sociais e culturais que paradoxalmente haviam sido desprezados pelas abordagens anteriores. Essa proposição baseava-se na distinção entre as dimensões individual e cultural da doença como fenômeno biológico, correspondendo respectivamente a duas categorias: moléstia e enfermidade. Nessa perspectiva, o funcionamento patológico de órgãos ou sistemas fisiológicos ocorreria independentemente do seu reconhecimento ou percepção pelo indivíduo ou ambiente social.

Dentro de um referencial bastante congruente com a teoria de Boorse, para Kleinman *et al.*, doença refere-se a alterações ou disfunção de processos biológicos e/ou psicológicos, definidos de acordo com a concepção biomédica. O conceito de enfermidade, por outro lado, diz respeito aos processos de significação da doença, bem como à reação social frente à doença. A categoria moléstia incorpora a experiência e a percepção individual relativa aos problemas decorrentes da patologia. Além dos significados culturais, incidiriam também os aspectos simbólicos particulares formadores da própria enfermidade no âmbito psicológico

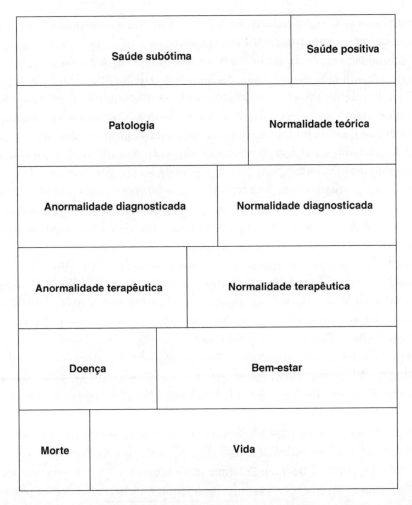

Fig. 3.4 Modelo dos graus de saúde de Boorse.

individual, tanto quanto os significados criados pelo paciente para gerenciar o processo patológico.

Posteriormente, Kleinman revisou parcialmente a sua posição objetivista original e defendeu que ambas, enfermidade e moléstia, seriam construções sociais. A moléstia refere-se à forma com que o sujeito enfermo percebe, expressa e lida com o processo de adoecimento. A doença é, portanto, anterior à enfermidade, a qual é produzida a partir da reconstrução técnica do discurso profissional no encontro com o paciente, a partir de uma comunicação em torno do idioma culturalmente compartilhado da doença.

O modelo equivalente encontra-se esquematizado na Fig. 3.5.

Byron Good e Mary-Jo Good, discípulos de Kleinman, reforçando a perspectiva do relativismo intra- e intercultural da enfermidade, postulam que as fronteiras entre normal-patológico e saúde-doença seriam estabelecidas pelas experiências de enfermidade em diferentes culturas, pelos modos com os quais elas são narradas e pelos rituais empregados para reconstruir o mundo que o sofrimento destrói. Nessa perspectiva, a doença (e, por extensão, a saúde) não é uma coisa em si, nem mesmo a representação dessa coisa, mas um objeto fruto dessa interação, capaz de sintetizar múltiplos significados. Segundo esses autores, a interpretação dos sintomas enquanto manifestação da "realidade biológica" subjacente é característica da racionalidade clínica.

Segundo o modelo biomédico da doença-saúde, a prática clínica baseia-se no conhecimento de cadeias causais que operam no nível biológico, seguindo um roteiro de decodificação das queixas dos pacientes, a fim de identificar o processo patológico somático ou psicológico subjacente. Dessa forma, pretende-se atingir um duplo objetivo: estabelecer o diagnóstico da doença e propor uma terapêutica eficaz e racional. Para Good & Good, a atribuição do "significado de sintoma" a um estado fisiológico alterado mostra-se insuficiente como fundamento para a prática clínica, uma vez que fatores psicológicos,

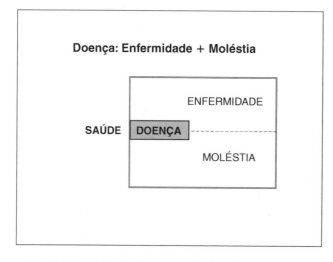

Fig. 3.5 Modelo de doença-saúde de Kleinman/Good.

sociais e culturais influenciam a experiência da doença, sua manifestação e a expressão dos sintomas.

Buscando desenvolver uma abordagem da determinação das doenças nas sociedades com base em uma análise das relações sociais de produção, Allan Young apresentou uma crítica da teoria dos modelos de doença proposta por Kleinman e Good & Good. Por um lado, postulava que o modelo Kleinman-Good considera apenas o indivíduo como objeto e arena dos eventos significativos da enfermidade, não relatando os modos pelos quais as relações sociais a formam e a distribuem. Por outro lado, reconhecendo o seu avanço em relação ao modelo biomédico, esse autor considerou que a distinção entre patologia e enfermidade mostra-se insuficiente para dar conta da dimensão social do processo de adoecimento.

Para superar essas limitações, Young (1980) defendeu a substituição do esquema de Kleinman-Good (doença = moléstia + enfermidade) por uma série tripla de categorias de nível hierárquico equivalente (doença, enfermidade e moléstia), concedendo maior relevância teórica ao componente 'enfermidade'.[1] No presente texto, propomos designar o modelo de Young como complexo EDM (enfermidade-doença-moléstia), conforme representado pela Fig. 3.6.

Para Young, as práticas médicas revelam um importante componente político e ideológico, estruturando-se com base em relações de poder, que justificam uma distribuição social desigual das enfermidades e dos tratamentos, bem como as suas conseqüências. Por esse motivo, os elementos do complexo EDM, enfermidade-doença-moléstia, não são termos neutros, mas sim compreendem um processo circular por meio do qual signos biológicos e comportamentais são significados socialmente como sintomas. Esses sintomas, por sua vez, são interpretados por uma semiologia que os associa a certas etiologias e que justifica intervenções cujos resultados terminam por legitimá-los como signos diagnósticos de certas patologias.

O autor comenta ainda que, em sistemas médicos plurais, um conjunto de signos pode designar diferentes enfermidades e práticas terapêuticas que não se superpõem. As forças sociais é que determinam quais pessoas sofrem certas enfermidades, exibem certas doenças e têm acesso a determinados tratamentos. A depender da posição socioeconômica do enfermo, uma mesma patologia implica diferentes enfermidades e doenças e diversos processos de cura.

---

[1] É nesse sentido que Young termina postulando uma *"anthropology of sickness"*.

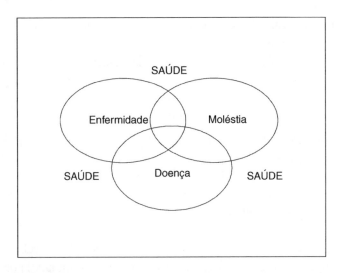

Fig. 3.6 Modelo do complexo enfermidade-doença-moléstia de Young.

Nessa perspectiva, o conceito de doença deve incorporar o processo de atribuição de significados socialmente reconhecidos a signos de comportamentos desviantes e sinais biológicos, transformando-os em sintomas e eventos socialmente significantes. Para Young, "a enfermidade é um processo de socialização da doença e da moléstia" (*"sickness is a process for socializing disease and illness"*) (Young, 1982:270).

Esse processo de socialização da patologia — ou, melhor ainda, de construção social da doença — dá-se, em parte, no interior e através dos sistemas médicos, articulados aos circuitos ideológicos mais amplos na sociedade. Para Young, essa dimensão ideológica, por meio dos saberes e práticas de saúde, reproduz visões específicas da ordem social e atua no sentido da sua manutenção. As representações sobre a doença constituem, em última instância, elementos de mistificação de sua origem social e das condições sociais de produção do conhecimento. A tradução de formas de sofrimento (enfermidades) derivadas das relações de classe em termos médicos constitui um processo de neutralização que segue os interesses das classes hegemônicas. Ou seja, mediante o processo de medicalização, a condição de enfermo queda reduzida ao nível biológico individual, desconsiderando-se a sua dimensão social, política e histórica.

De fato, o foco sobre a dimensão da enfermidade do modelo do complexo EDM de Young permite superar a ênfase nos níveis biológico (conforme a abordagem de Boorse) e individual ou microssocial (característica do enfoque de Kleinman).

Comentário Final

A Epidemiologia busca, em suma, estudar os fatores determinantes extrínsecos dos fenômenos da saúde-enfermidade. Por esse motivo, uma síntese da abordagem epidemiológica pode ser encontrada na transposição dos modelos de causalidade e risco para uma interpretação sistêmica geral da patogênese. Ademais, aceitando-se o pressuposto de que fenômenos da saúde ocorrem em múltiplas dimensões, a abordagem epidemiológica cada vez mais valoriza os aspectos ecológicos, sociais e culturais do próprio conceito de doença como complexo enfermidade-doença-moléstia.

Vimos anteriormente exemplos de como a abordagem epidemiológica é capaz de propiciar uma compreensão mais global dos processos de produção de enfermidade em populações humanas, indo além do estudo dos agentes responsáveis pela causalidade individual. Veremos nos próximos capítulos como a Epidemiologia, utilizando técnicas analíticas de pesquisa que lhe são próprias, pode identificar fatores de risco nos ambientes físico-químico, biológico, social ou cultural. Isso significa investigar eventos, processos e fenômenos que, associados de alguma maneira, favorecem agentes deterioradores de uma fisiologia normal a se instalarem ou se desenvolverem em organismos sadios, afetando assim a saúde individual e produzindo doentes em populações, resultando em impactos negativos sobre a saúde coletiva das sociedades.

Para saber mais, consulte:

1. Barreto ML. Emergência e "permanência" das doenças infecciosas: implicações para a saúde pública e para a pesquisa. *Médicos* (HC — Faculdade de Medicina da Universidade de São Paulo), 1998, ano I (3):18-25.

2. Berlinguer G. *A Doença*. São Paulo: CEBES-Hucitec, 1988.

3. Castiel LD. *O Buraco e o Avestruz – A singularidade do adoecer humano*. Campinas: Papirus, 1994.

4. Chaves, M. *Saúde e Sistemas*. Rio de Janeiro: Editora FGV, 1978.

5. Forattini OP. *Ecologia, Epidemiologia e Sociedade*. São Paulo: EDUSP, 1992.

6. Jenicek M. *Epidemiology: the logic of modern medicine*. Montreal: EPIMED International, 1995.

72 Introdução à Epidemiologia

7. Kroll-Smith S, Brown P, Gunter V. (eds.) *Illness and the Environment. A Reader in Contested Medicine*. New York: New York University Press, 2000.

8. Laurell AC. A saúde como processo social. *In*: Nunes ED (org.). *Medicina Social: Aspectos Históricos e Teóricos*. São Paulo: Global Editora, 1983.

9. Leavell H, Clark EG. *Medicina Preventiva*. São Paulo: McGraw-Hill, 1976.

10. Massé R. *Culture et Santé Publique*. Montreal: Gaëtan Morin, 1995.

11. Mondini L, Monteiro C. Relevância epidemiológica da desnutrição e da obesidade em distintas classes sociais: métodos de estudo e aplicação à realidade brasileira. *Revista Brasileira de Epidemiologia* 1998; *1*(1):28-39.

12. OPS/OMS. *El control de las enfermedades transmissibles en el hombre*. 15ª ed. Washington: Organización Panamericana de la Salud (Publicaciones Científicas # 538), 1992.

13. OPS/OMS. *Riesgos del Ambiente Humano para la Salud*. Washington: Oficina Sanitaria Panamericana (Publicaciones Científicas # 329), 1986.

14. Pérez-Tamayo R. *El Concepto de Enfermedad*. México: Fondo de Cultura Economica, 1978.

15. Sousa MV (org.). *Gestão da Vida: Genoma e Pós-genoma*. Brasília: Editora UnB, 2001.

16. Stallones R. *Environment, Ecology and Epidemiology*. Washington, D.C.: PAHO, Scient. Publ. 231, 1971.

Na Internet, consulte:

1. Appropriate Modeling of Infectious Diseases. **DOI:** 10.1371/journal.pmed.0020239. **Published:** July 26, 2005: <http://medicine.plosjournals.org/perlserv/?request=get-document&doi=10.1371/journal.pmed.0020239>

2. Gay JM. *Epidemiology Concepts for Disease in Animal Groups*. Washington State University, 2001. URL: http://www.vetmed.wsu.edu/courses-jmgay/EpiMod2.htm

3. Schoenbach V. *Understanding the Fundamentals of Epidemiology: The Phenomenon of Disease* (PDF file). University of North Carolina, 2000. URL: http://www.epidemiolog.net/evolving/PhenomenonofDisease.pdf

4. The Biocomplexity Program. Princeton's Department of Ecology and Evolutionary Biology, University of Princeton, 2005: <http://www.eeb.princeton.edu/PEW/Program.html>

Capítulo 4

Lógica Epidemiológica e Conceitos Básicos

A lógica de base da moderna Epidemiologia estrutura-se em torno de um conceito fundamental — *risco* — e de um conceito correlato — *fator de risco*. Neste capítulo, vamos discutir o essencial das noções de risco e fator de risco, cruciais para o desenvolvimento de uma epidemiologia das doenças não-infecciosas, em que os modelos baseados na teoria do contágio não eram facilmente aplicáveis. Atualmente, com a emergência de novas doenças infecciosas e reemergência de enfermidades que se supunha erradicadas, também a estas se aplicam tais conceitos básicos.

Conceito de Risco

De modo simplificado, podemos dizer que o objeto da Epidemiologia é "o Risco e seus determinantes".

Mas o que é Risco? No senso comum, risco é definido como um perigo potencial. Na Epidemiologia, o conceito de Risco tem um sentido um pouco diferente. Nós, epidemiologistas, não consideramos somente o elemento negativo de perigo ou dano. Valorizamos mais o aspecto operativo de probabilidade de ocorrência de algum evento. O conceito epidemiológico de Risco pode, portanto, se referir a algo positivo como, por exemplo, chances de cura ou recuperação.

Risco é o correspondente epidemiológico do conceito matemático de probabilidade. Neste caso, a probabilidade se refere a modelos abstratos de distribuição populacional, não redutível às chances de um indivíduo particular frente a um diagnóstico ou prognóstico.

74 Introdução à Epidemiologia

Boxe 4.1 Curiosidades etimológicas III

O termo "risco" origina-se do latim *resecum*, "o que corta", derivado do verbo *resecare*, "ato de dividir, cortar separando". Designava o estilete empregado pelos romanos para marcar as tabuletas de cera que eram usadas para escrever antes da adoção do papiro. Mais tarde, na época medieval, em linguagem náutica, *riscum* veio a significar "penhasco", "perigo no mar", "perigo oculto", o que poderá explicar o significado finalmente estabelecido na teoria epidemiológica.

Fonte: Rey, 1993.

Operacionalmente, podemos definir Risco como a *probabilidade de ocorrência de uma doença, agravo, óbito ou condição relacionada à saúde (incluindo cura, recuperação ou melhora), em uma população ou grupo, durante um período de tempo determinado*.

Na Epidemiologia, o Risco é estimado sob a forma de uma proporção. Matematicamente, uma proporção se define como a razão entre duas grandezas, na qual o numerador se encontra necessariamente contido no denominador.

Uma porcentagem, por exemplo, é uma proporção desse tipo. Quando dizemos 45% fazemos referência a 45 unidades destacadas de um conjunto formado por 100 unidades. Esta mesma lógica se aplica a proporções em outras escalas, como, por exemplo, 1:1.000, 1:10.000 ou 1:100.000, geralmente usadas para o cálculo de risco de doenças menos freqüentes ou raras, como o câncer, a AIDS, a esclerose múltipla ou a esquizofrenia.

Em estudos epidemiológicos, o indicador de Risco pode ser precariamente definido em termos de número de pessoas acometidas por uma determinada doença ou falecidas em decorrência desta. Observações colhidas de fontes de informação, ou geradas diretamente através de investigações específicas, constituem dados brutos, não-trabalhados, expressos sob a forma de valores numéricos ou freqüências absolutas. Sua utilidade na investigação e descrição epidemiológica é muito limitada, pois se restringe a eventos localizados no tempo e espaço, não ensejando, portanto, possibilidade de comparações temporais ou geográficas.

Considerando tais limitações, o uso de freqüências numéricas não é adequado para comparação entre comunidades diversas em uma mesma época ou entre épocas diferentes para uma mesma comunidade. Para cumprirem a função de indicadores epidemiológicos, será necessário referir tais medidas a tipos de doença e grupos de população. Os indicadores de Risco, portanto, devem ser adjetivados para especificação da causa de doença ou morte e para definição de grupo etário, sexo, localidade e outras variáveis. Além disso, será imprescindível transformá-los em medidas expressas por valores relativos, considerando os denominadores populacionais pertinentes.

Vejamos um exemplo para esclarecer este ponto.

Na Tabela 4.1 são apresentadas as freqüências absolutas de óbitos por lesões autoprovocadas ocorridos no ano de 2002 nas capitais do Brasil. De acordo com

Tabela 4.1 Número de Óbitos por Lesões Autoprovocadas Voluntariamente (Suicídios), em Capitais do Brasil no Ano de 2002

Capitais	Óbitos
São Paulo	338
Rio de Janeiro	200
Fortaleza	141
Belo Horizonte	106
Brasília	90
Porto Alegre	88
Goiânia	86
Curitiba	76
Manaus	49
Belém	49
Recife	46
Teresina	41
São Luís	39
Campo Grande	33
Macapá	26
Florianópolis	22
Aracaju	21
Salvador	20
João Pessoa	20
Rio Branco	18
Maceió	14
Cuiabá	14
Vitória	13
Boa Vista	13
Porto Velho	12
Palmas	10
Natal	10
Total	1.595

Fonte: Ministério da Saúde (www.datasus.gov.br).

dados provenientes do Ministério da Saúde (Sistema de Informação em Mortalidade — SIM), São Paulo, Rio de Janeiro, Fortaleza e Belo Horizonte, todas com mais de 100 óbitos/ano, aparentemente seriam as capitais brasileiras campeãs de suicídio. Por outro lado, aparentemente não restaria dúvidas de que Palmas, Boa Vista, Rio Branco e Macapá, todas com menos de 30 óbitos/ano, estariam em boa situação, e que Maceió, Cuiabá, Vitória, Boa Vista, Porto Velho, Palmas e Natal, com menos de 15 óbitos/ano, seriam as capitais em melhor situação no que se refere à epidemiologia do suicídio.

Por mais simples e óbvia que pareça, esta análise está completamente equivocada. Os valores absolutos apresentados não possibilitam a comparação do mesmo fenômeno (no caso mortalidade por suicídio) ocorrido em três capitais distintas. É possível que os 10 óbitos registrados em Palmas ou mesmo os 26 óbitos por suicídio em Macapá sejam epidemiologicamente mais significativos do que os 338 assinalados em São Paulo. Não há como decidir somente com os números apresentados nessa tabela.

Para a análise epidemiológica da questão dos suicídios, será necessário transformar dados brutos em valores relativos, ou seja, tomar o número de casos como numeradores de frações com denominadores populacionais fidedignos e comparáveis. Nesse sentido, vejamos o Gráfico 4.1, elaborado a partir dos dados da Tabela 4.2, para as mesmas capitais, agora apresentados sob a forma de taxas de mortalidade por suicídios.

Cotejando-se essas informações com os dados brutos da Tabela 4.1, verificamos que o perfil de distribuição desse importante problema social de saúde modifica-se completamente. Maceió, Natal e Salvador apresentam os menores índices de suicídio, com taxas abaixo de 2,0/100.000 habitantes. Macapá, com apenas 26 óbitos, mas que significam uma taxa de 8,5 por 100.000 habitantes, é a capital com maior risco de morte por lesões autoprovocadas, enquanto em São Paulo, com taxa de 3,2/100.000, o risco corresponde a cerca de um terço daquele calculado para Macapá. De fato, os 10 suicídios ocorridos em Palmas são epidemiologicamente relevantes, visto que correspondem a uma elevada taxa de 6,2/100.000 habitantes.

Os casos de Macapá, Palmas e São Paulo são eloqüentes exemplos de como o uso de valores absolutos não possibilitam uma análise comparativa. Expressando os mesmos dados sob forma proporcional, verifica-se que o problema do suicídio em Macapá e em Palmas está a merecer uma avaliação mais acurada, pois pode ser um artefato do sistema de informação, talvez devido a erros de codificação, ou um dado empírico preocupante, associado a processos psicossociais ou a outros fatores a serem pesquisados.

Tabela 4.2 Taxas de Mortalidade por Lesões Autoprovocadas Voluntariamente (Suicídios), em Capitais do Brasil no Ano de 2002

Capitais	Óbitos	População	Taxa
Macapá	26	306.580	8,5
Goiânia	86	1.129.274	7,6
Rio Branco	18	267.741	6,7
Porto Alegre	88	1.383.454	6,4
Fortaleza	141	2.219.836	6,4
Palmas	10	161.138	6,2
Florianópolis	22	360.603	6,1
Boa Vista	13	214.541	6,1
Teresina	41	740.016	5,5
Campo Grande	33	692.546	4,8
Curitiba	76	1.644.599	4,6
Belo Horizonte	106	2.284.469	4,6
Aracaju	21	473.990	4,4
Vitória	13	299.358	4,3
São Luís	39	906.567	4,3
Brasília	90	2.145.838	4,2
Belém	49	1.322.682	3,7
Rio de Janeiro	200	5.937.251	3,4
Porto Velho	12	347.843	3,4
Manaus	49	1.488.805	3,3
São Paulo	338	10.600.059	3,2
João Pessoa	20	619.051	3,2
Recife	46	1.449.136	3,2
Cuiabá	14	500.290	2,8
Maceió	14	833.260	1,7
Natal	10	734.503	1,4
Salvador	20	2.520.505	0,8
Total	1.595	**41.583.935**	3,8

Fonte: Ministério da Saúde (www.datasus.gov.br).
Taxas por 100.000 habitantes.

Este exemplo ilustra por que os epidemiologistas formam uma tribo de adoradores de freqüências relativas. Essa idolatria pelos denominadores deve ser levada muito a sério na medida em que o caráter coletivo do objeto epidemiológico é a base para a sua expressão quantificada em uma população.

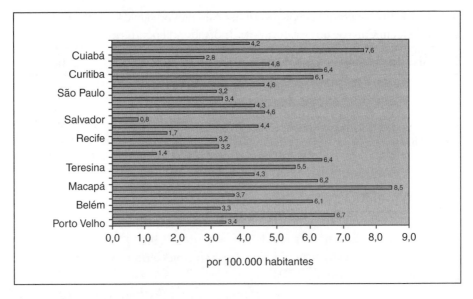

Gráfico 4.1 Taxas de mortalidade por suicídio em capitais do Brasil, 2002.

Entretanto, não é qualquer proporção que pode indicar uma estimativa de risco. É preciso observar a presença de três elementos, que sempre compõem a definição epidemiológica do Risco:

1) ocorrência de casos de óbito-doença-saúde (numerador);
2) base de referência populacional (denominador);
3) base de referência temporal (período).

Tecnicamente, o que é uma população? É um conjunto ou uma série homogênea de elementos formado por membros de uma mesma classe. No caso da Epidemiologia, tais elementos são seres humanos capazes de adoecer ou sofrer algum problema de saúde. Uma população pode ser representada na linguagem da teoria dos conjuntos, dessa maneira:

$$\{1, 2, 3, 4, 5, 6, 7...n\} = P$$

Dentro desse conjunto P ou população de referência, é preciso criar uma função de diferenciação, já que se trata da referência essencial que preserva a especificidade do objeto. Nesse aspecto, a atribuição dessa "diferença crucial" tem sido aceita na pesquisa epidemiológica como dada pela Clínica, resultando no estabelecimento de um subconjunto "portador da ocorrência (dano, doença, óbito, cura etc.)" do tipo:

$$\{1, 2, 3, 4\} = D$$

contido no conjunto população:

$$\{\{1, 2, 3, 4\} 5, 6, 7...n\} = D \subset P$$

Graficamente, podemos traduzir tal expressão de acordo com a Fig. 4.1. Esse esquema deve ser entendido como uma representação do objeto epidemiológico "primitivo" (aqui no sentido de fundamental). Encontra-se aí evidenciado o postulado básico da lógica epidemiológica: **o objeto da Epidemiologia é de natureza probabilística**.

Obtemos então dois conjuntos formados por indivíduos membros de uma dada população P, representada pelo conjunto maior. Alguns dos elementos desse conjunto se distinguem como portadores ou acometidos por uma doença-agravo-problema D, formando um subconjunto contido no conjunto maior P. A razão subconjunto/conjunto D/P expressa a probabilidade de que membros

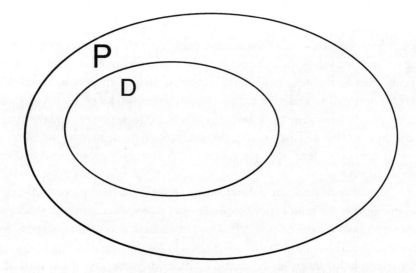

Fig. 4.1 Objeto epidemiológico "primitivo".

de P sejam também elementos do subconjunto D. Em outras palavras, indicará a probabilidade de ocorrência do atributo **d** (doença ou fenômeno correlato), referida a modelos de distribuição demográfica de eventos de saúde em conjuntos de indivíduos.

Não se pode aplicar esse modelo para estabelecer o diagnóstico ou prognóstico de um indivíduo em particular, porque o conceito de risco refere-se exclusivamente ao grupo como um todo.

Agora temos acesso aos elementos mínimos necessários para compreender a lógica dos indicadores epidemiológicos. Às vezes, por dificuldades na definição precisa do denominador, é necessário usar aproximações ou sucedâneos da medida do Risco que, a rigor, não assumem a forma de uma proporção (ou seja, o numerador não é parte do denominador). De qualquer modo, dentro dos seus limites, todo indicador epidemiológico aspira assumir a forma geral $D/P \mid _{Tempo}$, no sentido de uma medida "prototípica" do Risco.

Em todos os casos, a dimensão temporal deve sempre ser indicada, não importa o tipo ou nível da medida epidemiológica. Conforme veremos nos Caps. 7 a 9, o conhecimento aprofundado das características de tais indicadores é imprescindível para a análise dos padrões de distribuição de doenças. Dessa maneira, através do uso consciente dos chamados indicadores de saúde, a Epidemiologia reafirma como objeto privilegiado o conceito de Risco.

Fator de Risco

A Epidemiologia não lida diretamente com "doença", noção essencialmente clínica. Como vimos, nossa ciência na verdade tem como objeto a relação entre o subconjunto de doentes e o conjunto população ao qual ele pertence, incluindo os determinantes dessa relação. Para o estudo das causas dos problemas de saúde e a subseqüente adoção de medidas preventivas, pode-se gerar correlatos operacionais do conceito de Risco como, por exemplo, *fator de risco* e *grupo de risco*. São esses conceitos derivados que na prática permitem estabelecer o determinante do Risco.

Um *fator de risco* pode ser definido como o atributo de um grupo da população que apresenta maior incidência de uma doença ou agravo à saúde, em comparação com outros grupos definidos pela ausência ou menor exposição a tal característica.

Por outro lado, interessa bastante à Epidemiologia identificar atributos, propriedades ou fatores que permitam reconhecer grupos menos vulneráveis

Boxe 4.2 Fatores, marcadores e grupos de risco

Uma crítica conceitual pode ser feita ao uso do termo "fator", que implicaria necessariamente uma relação causal, de produção de alterações, dada a etimologia latina de 'factor' como "aquilo que faz, o que produz". Essa definição é evidentemente dotada de uma precisão impossível de ser verificada na maioria dos fatores de exposição estudados pela Epidemiologia moderna. Porém, trata-se de uma terminologia já bastante incorporada ao jargão epidemiológico atual, de difícil remoção.

Por outro lado, uma distinção entre fatores de risco (cujo efeito pode ser prevenido) e marcadores de risco (atributos inevitáveis, já dados, cujo efeito se encontra, portanto, fora da possibilidade de controle), parece ter grande utilidade prática. O fator de exposição cujo efeito é prevenível é denominado fator de risco propriamente dito. Sejam exógenos ou endógenos, trata-se daqueles fatores que podem ser controlados, pelo menos teoricamente, por intervenção clínica ou epidemiológica. Sedentarismo, obesidade, fumo, hipertensão arterial, colesterol sérico, contraceptivos orais, que atuam associadamente, são alguns fatores de risco para doença coronariana. No câncer de pulmão, são fatores de risco, que agem independentemente, hidrocarbonetos policíclicos encontrados nos alcatrões (do cigarro, por exemplo) e a poeira de minério de urânio em suspensão na atmosfera. Quando se trata de atributos inevitáveis, já dados, cujos efeitos sobre a saúde, portanto, se encontram além de qualquer ação preventiva, pode-se usar o nome de *marcador de risco*. Sexo e grupo étnico são marcadores de risco para doença coronariana, enquanto idade e ascendência familiar o são para câncer de pulmão.

Enfim, *grupo de risco* pode ser definido como um grupo populacional exposto a um dado fator de risco ou identificado por um marcador de risco.

Fonte: Grundy, 1973; Miettinen, 1985.

(ou mais protegidos) em relação a um certo problema de saúde na medida em que tal conhecimento é diretamente útil para a implementação de medidas de prevenção do risco e promoção da saúde. *Fator de proteção* é o atributo de um grupo com menor incidência de um determinado distúrbio em relação a outros grupos, definidos pela ausência ou baixa dosagem de tal fator.

Além disso, no que se refere a aplicações da Epidemiologia na Clínica, também é de grande valor a identificação de variáveis (preditivas) relacionadas ao curso clínico de certas patologias. Tais atributos são chamados de *fatores de prognóstico*.

Isto posto, podemos agora verificar como se operacionaliza a abordagem científica do determinante epidemiológico. Veremos ainda no Cap. 6 que o método científico, tal como aplicado na investigação epidemiológica, é fundamentalmente observacional e comparativo.

Consideremos o objeto primitivo da Epidemiologia, o Risco, representado pela Fig. 4.1. A aplicação do método comparativo da abordagem científica baseia-se em uma partição de segundo nível desse objeto, conforme apresentado na Fig. 4.2. E aí, o que temos? Temos agora o conjunto-mestre população **P** desdobrado em duas classes de uma segunda heterogeneidade, resultando em dois conjuntos de referência.

Nos termos da Fig. 4.2, tomemos **E** = exposição para representar o determinante epidemiológico potencial. O conjunto **P**, dada a exposição **E**, desdobra-se em dois conjuntos não-inclusivos (**P**$_E$ e **P**$_{\underline{E}}$), compostos por séries de membros homogêneos (comparáveis), que se distinguem pela exposição ao determinante. A série de conjuntos **P**$_{E,\underline{E}}$ contém os respectivos subconjuntos **D**$_E$ e **D**$_{\underline{E}}$ estabelecidos pelo estado de saúde/doença dos seus membros.

Isso implica introduzir no objeto epidemiológico uma dobra, através da diferenciação produzida pelo fator de risco em potencial. Evidentemente aqui referimos a maneira mais sintética de expressar o objeto determinado Risco, usando o menor número possível de classes do fator de risco (no caso, duas classes —

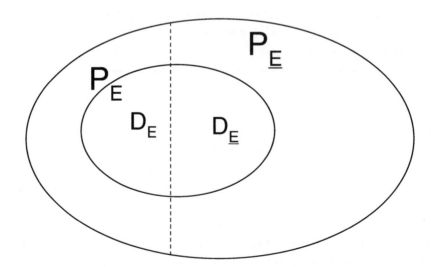

Fig. 4.2 Objeto epidemiológico "desdobrado".

expostos e não-expostos — mas que poderiam ser ...n classes). Não obstante, considerando o caráter dicotômico convencional da maioria dos quadros clínicos, essa representação esquemática tem sido adequada para recobrir o objeto mais geral da Epidemiologia.

De todo modo, agora dispomos dos elementos essenciais para o estabelecimento do determinante epidemiológico, ou seja, operar com a lógica epidemiológica propriamente dita.

Vimos anteriormente que o Fator de Risco, ou seja, o determinante epidemiológico, pode ser identificado por meio de uma abordagem comparativa. Mas comparação de quê? Comparação de riscos, evidentemente. Mas que riscos? Riscos observados nos diferentes grupos de exposição: P_E, $P_{\bar{E}}$. Como já aprendemos com a Fig. 4.1, a fórmula geral do Risco é (R = D/P). Aplicando-a aos grupos de exposição da Fig. 4.2, temos:

$$R_E = D_E/P_E \text{ (risco nos expostos)}$$
$$R_{\bar{E}} = D_{\bar{E}}/P_{\bar{E}} \text{ (risco nos não-expostos)}$$

E a comparação entre essas duas grandezas, como fazê-la? De duas maneiras:

Primeiro, pelo cálculo da razão ou relação entre os dois riscos, estimando quantas vezes $\mathbf{R_E}$ é maior do que $\mathbf{R_{\bar{E}}}$. Esta é a principal medida de associação da Epidemiologia: o Risco Relativo ou Razão de Riscos. Em qualquer caso, conhecido pela sigla RR.

Segundo, através do cálculo da diferença entre os dois riscos, verificando enfim em quanto $\mathbf{R_E}$ é maior do que $\mathbf{R_{\bar{E}}}$. Temos aqui uma diferença de riscos ou Risco Atribuível (ou RA).

Nos termos lógicos dos conjuntos da Fig. 4.2, temos então:

$$RR = R_E/R_{\bar{E}}$$
$$RA = R_E - R_{\bar{E}}$$

em que R_E é medido pela Incidência nos Expostos e $R_{\bar{E}}$ pela Incidência nos Não-expostos. Portanto,

$$RR = I_E/I_{\bar{E}}$$
$$RA = I_E - I_{\bar{E}}$$

Podemos agora, com facilidade, definir operacionalmente o determinante epidemiológico. Dizemos que uma variável de exposição pode ser considerada

84 Introdução à Epidemiologia

um Fator de Risco quando o Risco Relativo referente ao grupo de exposição é maior que a unidade. Ou seja:

$$\text{Dado que } I_E > I_{\bar{E}}$$

por conseguinte:

$$RR > 1,0, \, RA > 0$$

Os modelos de risco empregados na análise epidemiológica são idealmente baseados em medidas de incidência. Entretanto, quando se dispõe apenas de dados de prevalência, pode-se calcular também uma Razão de Prevalências (RP) e uma Diferença de Prevalências (DP), respectivamente sucedâneos do RR e do RA.

Comentário Final

Teoricamente, comparações de riscos entre diferentes grupos de exposição avaliam a força ou magnitude de uma associação entre variáveis epidemiológicas. No primeiro caso, trata-se de uma medida de associação tipo proporcionalidade; no segundo caso, temos uma medida tipo diferença. A aplicação prática dessa lógica para planejamento e análise dos desenhos de pesquisa epidemiológica constitui, respectivamente, tema dos Caps. 8 e 9.

A rigor qualquer pesquisa para avaliação de fatores de risco terá que estabelecer a seqüência temporal da associação entre o suposto fator e a doença. Em outras palavras, para se considerar qualquer indicador de exposição como um fator de risco, este deverá necessariamente *preceder* a eclosão da doença ou agravo à saúde. Mesmo assim, um fator de risco não necessariamente significa um fator etiológico ou causal. Para isso é preciso preencher uma série de critérios, que serão abordados no Cap. 9.

Apesar de não implicar necessariamente uma explicação causal, a identificação de fatores de risco é etapa preliminar imprescindível para a chamada prevenção primária (ou seja, aquela que se exerce antes do aparecimento da patologia). Por outro lado, mesmo sem indicar atributos passíveis de remoção, o reconhecimento de marcadores de risco pode ser extremamente útil na identificação de grupos sob alto risco, potencialmente alvos para a prevenção secundária (aquela possível quando a doença já se instalou, buscando facilitar a cura através dos meios de detecção precoce e tratamento rápido porventura disponíveis).

Para saber mais, consulte:

1. Almeida Filho N. *Epidemiologia Sem Números — Introdução Crítica à Ciência Epidemiológica*. Rio de Janeiro: Campus, 1989.

2. Almeida Filho N, Barreto ML, Veras R, Barata RB (orgs.). *Teoria Epidemiológica Hoje: Fundamentos, Interfaces e Tendências*. Série Epidemiológica, Vol. 2. Rio de Janeiro: Editora Fiocruz, 1998.

3. Ayres JR. *Sobre o Risco — Para Compreender a Epidemiologia*. São Paulo: Hucitec, 1997.

4. Castiel LD. *O Buraco e o Avestruz — A Singularidade do Adoecer Humano*. Campinas: Papirus, 1994.

5. Czeresnia D (org.). *Epidemiologia: Teoria e Objeto*. São Paulo: Editora Hucitec/Abrasco, 1994.

6. Miettinen O. *Theoretical Epidemiology*. New York: John Wiley & Sons, 1985.

7. Rothman K, Greenland S. *Modern Epidemiology*. 2nd ed. Philadelphia: Lippincott & Raven, 1998.

8. Rouquayrol MZ *et al*. Fatores de risco de natimortalidade. *Jornal de Pediatria 72*(6, nov-dez): 374-378, 1996.

9. Rouquayrol MZ, Almeida Filho N. *Epidemiologia & Saúde*. Rio de Janeiro: Medsi, 1999.

Na Internet, procure:

1. Castiel LD. *Esterisco Home Site*. ENSP/FIOCRUZ, 2001: http://www.ensp.fiocruz.br/projetos/esterisco/index.htm

2. *Supercourse: Epidemiology, the Internet and Global Health* (on-line epidemiology lectures). University of Pittsburgh, 2001: <http://www.pitt.edu/~super1

3. UCSF. *The Wide-World Web Virtual Library: Epidemiology*. Department of Epidemiology and Biostatistics/University of California at San Francisco, 2000: http://www.epibiostat.ucsf.edu/epidem/epidem.html

4. *Understanding the Fundamentals of Epidemiology: An Evolving Text* (18 chapters as PDF files). University of North Carolina, 2000: http://www.epidemiolog.net/evolving

Capítulo **5**

Diagnóstico em Epidemiologia

Neste capítulo, vamos aprofundar um aspecto fundamental para a pesquisa epidemiológica. Trata-se da validade do diagnóstico ou, em outras palavras, da questão da identificação de caso na Epidemiologia. Para entender este ponto, precisamos inicialmente retomar a Fig. 4.1.

Recordem que, no Cap. 4, falávamos de uma "diferença crucial" que preserva a especificidade do objeto epidemiológico por meio da definição do subconjunto D por referência ao contradomínio não-D. Essa distinção é de extrema importância. Por exemplo, todos sabemos que, além da ciência epidemiológica, ciências sociais como Demografia e Sociologia também lidam com populações humanas e suas heterogeneidades. A diferença entre o objeto epidemiológico e os objetos das ciências sociais de base quantitativa situa-se justamente na natureza dos elementos que compõem o subconjunto D, definidor do objeto epidemiológico.

Como se constitui esse subconjunto D? Por meio da agregação de elementos da população P que compartilham uma dada condição.

No caso da Epidemiologia, os elementos componentes do subconjunto D são, por definição, portadores de alguma doença ou agravo à saúde. Por conseguinte, trata-se de sujeitos reconhecidos mediante aplicação de tecnologia diagnóstica de base clínica.

No caso da Demografia, este subconjunto poderia ser formado por migrantes ou idosos; em uma pesquisa sociológica, poderiam ser habitantes de subúrbios ou bóias-frias. De qualquer modo, é de suma importância a redução do erro de classificação dos sujeitos. Para a sua heterogeneidade em particular, a Epidemiologia desenvolveu uma verdadeira "teoria do erro", tema deste capítulo.

Em primeiro lugar, começaremos por introduzir alguns elementos conceituais da teoria da medida que informa a construção do diagnóstico na pesquisa epidemiológica.

Em segundo lugar, definiremos em termos teóricos o problema da *validade* dos instrumentos, desdobrando-o em seus componentes operacionais mais importantes.

Na seqüência, abordaremos a questão da *confiabilidade*, delimitando-a em termos tanto conceituais como metodológicos, concluindo com uma exposição das técnicas de avaliação dos subtipos principais.

Finalmente, discutiremos alguns aspectos relativos às diferenças e complementaridades entre a Clínica e a Epidemiologia no que se refere à questão do diagnóstico.

Teoria da Medida

Na sua evolução enquanto disciplina científica autônoma, a Epidemiologia tem avançado enormemente no que se refere ao desenvolvimento e avaliação do desempenho de instrumentos de medida. Isso reflete uma constante preocupação com a construção das variáveis epidemiológicas e com o problema da variação das medidas na pesquisa sobre os fenômenos da saúde-doença-cuidado (tema do próximo capítulo). Tais desenvolvimentos têm fundamentado — e simultaneamente se originam de — uma certa "teoria da medida", com suas bases conceituais estabelecidas no contexto do notável crescimento contemporâneo da bioestatística.

A variação das medidas envolve dois componentes principais: erro e *"bias"*. O conceito de erro implica uma modalidade de variação randômica, aleatória, indeterminada, resultado da dispersão inerente a qualquer medida, resíduo das repetições ou circunstâncias diversas (e em tese imponderáveis) de realização da medida. O oposto do erro (e portanto indicativo de uma certa qualidade a ser perseguida no processo de medida) é a *precisão*.

O conceito de *bias* tem um caráter de variação sistemática, com grau conhecido de determinação, resultado do desvio ou distorção da própria operação de medida, do seu instrumento ou do seu aplicador. De modo equivalente, o oposto do *bias* é a *validade*. Portanto, podemos legitimamente considerar "precisão" e "validade" como propriedades essenciais dos instrumentos diagnósticos.

Em termos empíricos, particularmente em relação aos instrumentos epidemiológicos, a precisão é avaliada pelos chamados indicadores de "confiabilidade", enquanto "sensibilidade, especificidade e valor preditivo" expressam diferentes aspectos da validade. Mais adiante, neste mesmo capítulo, tais conceitos serão discutidos em maior detalhe.

Vejamos uma analogia entre o processo de medida e o conhecido jogo de tiro ao alvo, destinada a representar grosseiramente as diferenças entre os conceitos de erro e *bias*. Trata-se de uma interessante metáfora proposta por Moore (1985), a fim de indicar propriedades das estimativas de parâmetros populacionais a partir de amostras aleatórias, que poderá ilustrar com certa eficácia a presente questão.

Na Fig. 5.1, os tiros ao alvo A dispersam-se por toda a superfície do alvo (baixa precisão) porém guardam certa proximidade em relação à "mosca", eventualmente atingindo-a (algum grau de validade). Os tiros ao alvo B dispersam-se (baixa precisão) para fora do alvo (baixa validade). Os tiros da arma C são extremamente precisos, porém pouco válidos na medida em que erram o alvo. Final-

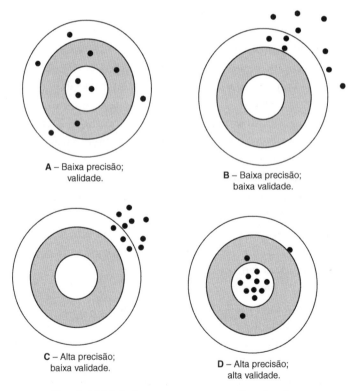

Fig. 5.1 Validade e precisão: a metáfora do alvo.

mente, os tiros da arma D consistentemente acertam a "mosca" (alta precisão e validade).

A riqueza da metáfora do tiro ao alvo manifesta-se também na possibilidade de implicar o atirador pelo grau de precisão do tiro (e o aplicador pela sua medida) e a díade atirador-arma (ou aplicador-instrumento) pelo grau de validade.

Especificamente em relação ao diagnóstico, de que forma podemos empregar de modo útil tal analogia?

Em primeiro lugar, esse modelo destaca de modo satisfatório a importância da avaliação diferencial da validade de processos diagnósticos na Clínica, apesar das conhecidas dificuldades conceituais e metodológicas. Justamente é na Epidemiologia em que mais se tem desenvolvido a exploração metodológica do instrumental diagnóstico, resultando em marcantes avanços, como a análise de concordância nominal e o conceito de validade preditiva, como veremos adiante. Isso ocorre porque, na área da saúde coletiva, lida-se em geral com um alvo móvel e mutante, mais dinâmico em muitos aspectos do que os alvos diagnósticos predominantes nas áreas de pesquisa básica e clínica, obrigando os epidemiologistas a uma constante e talvez obsessiva preocupação metodológica.

Em segundo lugar, deve ficar clara a ênfase no desenho do próprio alvo, que deverá ter os seus contornos definidos com a maior precisão possível, a fim de que o atirador tenha certeza de ter atingido a "mosca". Em outras palavras, se os limites estão borrados, não se poderá ter certeza da localização do centro do alvo.

Nesse modelo, o desenho do alvo corresponde aos sistemas de classificação diagnóstica disponíveis, que, por seus defeitos e qualidades, determinarão a ocorrência de variação no reconhecimento de patologia e, ao mesmo tempo, poderão tornar menos viável (e até impossível) a identificação e verificação da magnitude de erro e *bias* nas operações diagnósticas derivadas de tal sistema classificatório.

Além de problemas no sistema classificatório, podemos identificar alguns elementos envolvidos no processo de obtenção de informações que podem funcionar como fonte de erro: o entrevistado ou informante, o entrevistador e o instrumento de coleta de dados.

Para avaliar a qualidade das evidências produzidas em estudos epidemiológicos, é preciso assegurar, em primeiro lugar, a "credibilidade" dos entrevistados. Isso significa verificar se o informante teria ou não razões para mentir, se teria ou não testemunhado o fato em questão, se estaria baseando o seu depoimento em informações de outros, ou mesmo em suposições etc. Trata-se de uma questão

90 Introdução à Epidemiologia

da maior relevância particularmente no contexto de investigações sobre temas de forte componente subjetivo, como fatores de risco psicossociais ou patologias estigmatizantes, por exemplo.

Os problemas relativos ao entrevistador dizem mais respeito à "confiabilidade", que pode ter seus índices melhorados com a padronização da aplicação dos instrumentos de registro das respostas. Em se tratando de entrevistas estruturadas, com respostas pré-codificadas, tais questões geralmente são resolvidas com um treinamento prévio dos entrevistadores. As técnicas de avaliação da confiabilidade dos instrumentos serão apresentadas adiante.

Nas seções seguintes, vamos nos concentrar mais nas questões referentes ao terceiro elemento do processo da coleta de dados em estudos epidemiológicos: o instrumento de investigação. Ao contrário das outras fontes de erro mencionadas, o instrumento de pesquisa constitui o elemento mais controlável pelo investigador, sendo possível até mesmo o seu uso como fator de correção de *biases* associados tanto ao informante como ao entrevistador.

Validade

Pode-se abordar a questão da validade de um instrumento por um lado, pela análise do seu componente conceitual, e por outro lado, pelo seu componente pragmático ou operacional (Abramson, 1974). Na medida em que se tenta abordar empiricamente uma entidade abstrata, um objeto de conhecimento (como o conceito de doença, por exemplo), é necessário pressupor que os seus indicadores possuem validade e que, ao se medirem tais indicadores, avalia-se indiretamente presença, gravidade e mesmo diagnóstico da condição mórbida.

A validade de conceito é teórica, resultante de um modelo clínico-experimental, no caso da variável doença, ou de um tipo de teoria social, no caso das variáveis "independentes" da pesquisa, sendo de impossível avaliação por meio de testes comuns de validação.

A esse respeito, em primeiro lugar devemos considerar o papel da determinação histórica na delimitação de qualquer objeto científico a ser conhecido pelo teste. Tomemos um exemplo da clínica. Não há um só clínico hoje em dia que estabeleça o diagnóstico de diabetes mellitus sem pedir uma curva glicêmica ou um teste de tolerância à glicose. Na verdade, historicamente houve uma inversão nesse processo diagnóstico. O procedimento que antes era chamado de "exame complementar" passa a ser definidor do reconhecimento daquela categoria. E todos esquecem que os instrumentos foram desenvolvidos a partir de um "árbitro clínico", sujeito à determinação histórica da descrição nosológica do seu objeto de intervenção (Foucault, 1978).

Só depois de delimitar clinicamente o que se queria enxergar, seria possível reconhecer indivíduos "portadores" da condição clínica procurada. Por outro lado, em um segundo momento, foi necessário sistematizar o conhecimento sobre o objeto, a fim de estabelecer a natureza do teste. Se não houvesse uma teoria metabólica para a determinação do diabetes, que implicava a idéia de excesso de glicose no sangue, não se chegaria ao propósito de desenvolver testes para glicemia.

Vejamos um outro exemplo. No caso da epilepsia, também havia uma teoria que propunha que crises epilépticas são o resultado de alterações elétricas no sistema nervoso central. Isso alimentou a possibilidade de criação de instrumentos capazes de medir microdescargas elétricas cerebrais, identificando padrões de atividade neuronal especiais naquele grupo de indivíduos clinicamente homogeneizados como "portadores de epilepsia". Daí se inventou o chamado diagnóstico eletroencefalográfico da epilepsia. A situação se inverteu de tal forma que atualmente se emprega o EEG como instrumento diagnóstico para lesões cerebrais.

Em ambos os exemplos, fica claro que a natureza do teste havia sido determinada pelo tipo de teoria fisiopatológica utilizada pela clínica para organizar o seu conhecimento sobre a doença em questão. Alterações elétricas ou excesso de açúcar no sangue não constituem a essência das respectivas patologias. De fato, são fenômenos que se integram a processos biológicos relacionados à doença por um conhecimento fisiopatológico em particular. A relação entre o que os instrumentos concretamente apreendem (ondas T, teor glicêmico etc.) e o que eles se propõem a abordar (epilepsia, diabetes etc.) estabelece-se "fora" do âmbito do próprio teste. É nesse sentido que podemos falar de validade teórica, mesmo tratando-se de procedimentos de exame ditos "imparciais" e objetivos.

Os desenhos de pesquisa mais tipicamente epidemiológicos, por outro lado, permitem mensuração da *validade operacional* dos seus instrumentos, deixando como área de supostos apenas a definição dos padrões de referência. Insistimos que, nesse tipo de investigação, de algum modo, sempre há um componente arbitrário na definição dos padrões.

A validade operacional, ou pragmática, deve, por definição, estar ao alcance de uma avaliação sistemática, contanto que se disponha de um padrão contra o qual seja possível realizar estudos comparativos do desempenho do teste. A metodologia epidemiológica moderna tem valorizado mais os seguintes componentes da validade operacional: *sensibilidade* e *especificidade*.

92 Introdução à Epidemiologia

Sensibilidade é a capacidade de um instrumento reconhecer verdadeiros positivos, enquanto *especificidade* é o seu poder de distinguir verdadeiros negativos (Cooper & Morgan, 1973). Um instrumento terá validade perfeita se for capaz de selecionar todos os doentes na população (100% sensível) e se não incluir algum sujeito sadio entre os casos suspeitos (100% específico).

Porém, esses elementos não são independentes. Se o teste, por exemplo, utilizar critérios de detecção muito elásticos (isto é, revelar-se pouco específico), ao incluir um grande número de sadios no grupo doente, estará, provavelmente, melhorando sua sensibilidade, porque irá perder um menor número de verdadeiros doentes. Essa questão será mais bem esclarecida com a ajuda de um exemplo:

Vamos supor que fomos encarregados de testar um instrumento **Y** para diagnóstico da condição **X**.

O primeiro passo será separar dois grupos: um constituído seguramente por doentes da condição **X** diagnosticados mediante procedimentos clínicos e, se for o caso, laboratoriais; e outro formado por sujeitos sadios, reconhecidos pelos mesmos critérios. Digamos que o instrumento **Y** que testamos produz um escore para todos os indivíduos, sadios e doentes, o que possibilitará classificá-los como "suspeitos" ou "não-suspeitos". Os não-suspeitos pelo teste e também negativos pelo exame clínico ou laboratorial são os verdadeiros negativos.

Em paralelo, os suspeitos no teste **Y** que são clinicamente doentes formam o grupo dos verdadeiros positivos. Entretanto, entre os casos realmente positivos encontram-se não-suspeitos no teste que de fato eram casos. Trata-se de falsos negativos, ou seja, indivíduos que o instrumento dizia que eram negativos, mas que clinicamente eram definidos como casos. Finalmente, os suspeitos no teste que se revelaram sadios pelo critério clínico são falsos positivos.

A proporção de acertos de um instrumento em reconhecer os verdadeiros positivos frente ao total de doentes é a *sensibilidade*. Matematicamente, a sensibilidade será igual ao número de verdadeiros positivos dividido pelo total de casos (multiplicado por 100 se expresso em percentual), conforme a fórmula seguinte:

$$Sens = \frac{N^{\circ} \ de \ verdadeiros \ positivos}{Total \ de \ casos} \times 100$$

Analogamente, especificidade será a proporção de acertos do instrumento em relação ao reconhecimento dos indivíduos sadios. O raciocínio algébrico tem a mesma base: especificidade é igual à divisão dos verdadeiros negativos pelo total de negativos, cujo resultado deve ser multiplicado por 100, se expresso em percentual.

$$Esp = \frac{N^{\underline{o}} \ de \ verdadeiros \ negativos}{Total \ de \ sadios} \times 100$$

Uma outra medida sumariza essas duas, é a chamada *acurácia* (Acr), que se refere ao número de sujeitos corretamente classificados pelo instrumento numa dada população. Para o seu cálculo, os verdadeiros negativos somam-se aos verdadeiros positivos, divididos pelo total de examinados. Para um exemplo de aplicação dessas medidas, ver Boxe 5.1.

Quando os instrumentos produzem indicadores contínuos, como é o caso de um escore, geralmente se encontra um ponto na distribuição dos casos que traduzirá os melhores valores de sensibilidade e especificidade. Trata-se do escore de corte, ou seja, ponto acima ou abaixo do qual pode-se considerar reconhecimento de suspeição. Isso permite uma classificação dicotômica que suporta o tipo de avaliação de sensibilidade e especificidade comumente utilizado na Epidemiologia.

Boxe 5.1 Exemplo de análise de validação

Um exemplo mostrará melhor a avaliação de desempenho do instrumento. Consideremos a Tabela 5.1.

a) Grupos de casos: 330 crianças diagnosticadas clinicamente como portadoras da doença **X**.

b) Grupo de comparação: 350 crianças do mesmo sexo e diferença de idade menor que 1 ano (mais ou menos)

c) Verdadeiros positivos: 300

d) Verdadeiros negativos: 305

e) Falsos negativos: 30 (casos da doença classificados equivocadamente como sadios)

f) Falsos positivos: 45 (sadios considerados como casos)

Donde, aplicando as fórmulas apresentadas, temos:

$$Sen = \frac{300}{330} \times 100 - 90,9\% \quad Esp = \frac{305}{350} \times 100 - 87,1\% \quad Acr = \frac{300 + 305}{680} \times 100 = 89\%$$

Consideremos uma distribuição dos escores produzidos pelo instrumento **Y** para avaliar o diagnóstico da condição **X**, conforme a Fig. 5.2. Temos na vertical o número de examinados e na horizontal o escore de pontos (este exemplo serve para qualquer instrumento que produza medidas para variáveis discretas). Um número bastante grande de sujeitos teve escores concentrados em valores baixos: tratava-se de membros do grupo de negativos (normais). Se o instrumento é válido, apenas alguns dos sujeitos do grupo de casos terão escores baixos.

Definido como ponto de corte o escore p, estaremos incluindo como não-suspeitos um número de indivíduos representados pela área B, que na verdade são casos, portanto falsos negativos. Por outro lado, incluiremos entre os positivos alguns que são falsos positivos porque não pertencem ao grupo dos casos que formarão a área **C**. Finalmente, os verdadeiros positivos formarão a área **D**.

Dada essa distribuição, é possível calibrar o instrumento tanto no sentido de maior sensibilidade em detrimento da especificidade, ou vice-versa. Como modificar os indicadores de modo a conseguir maior sensibilidade, mesmo perdendo especificidade? Deve-se simplesmente deslocar para a esquerda o escore de corte, o que reduz a área **B** dos falsos negativos, aumentando assim a sensibilidade do instrumento. Deslocando-se o ponto de corte para a direita, reduz-se a área **C**, aumentando então a especificidade.

Apesar de seguir uma lógica correta, esse teste de validação é artificial. Na pesquisa populacional (e na prática clínica) existe um elemento da realidade que modificará os indicadores de desempenho do instrumento. Esse elemento é a proporção de casos na população, ou seja, a própria prevalência.

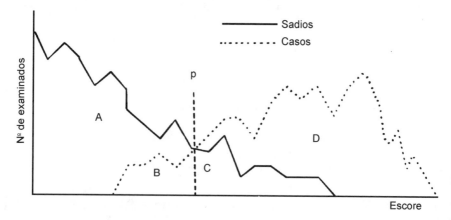

Fig. 5.2 Histograma de freqüência dos escores no instrumento **Y**.

Para estimar a validade do instrumento em condições reais de pesquisa, devemos calcular, para cada faixa de prevalência, o que se chama de *valor preditivo*. Valor preditivo positivo ou negativo é a probabilidade de que cada positivo ou negativo pelo teste seja respectivamente um caso ou um sadio. Matematicamente, o valor preditivo positivo (VP^+) será igual ao número de verdadeiros positivos em relação ao total de positivos no teste, conforme a fórmula:

$$VP^+ = \frac{N^{\underline{o}}\ de\ verdadeiros\ positivos}{Total\ de\ positivos\ no\ teste} \times 100$$

De modo análogo, o valor preditivo negativo (VP^-) será equivalente ao número de verdadeiros negativos dividido pelo total de negativos reconhecidos pelo teste, de acordo com a fórmula seguinte:

$$VP^- = \frac{N^{\underline{o}}\ de\ verdadeiros\ negativos}{Total\ de\ negativos\ no\ teste} \times 100$$

No Boxe 5.2, encontra-se uma ilustração do cálculo de valores preditivos positivos e negativos. Entretanto, para se ter uma idéia aproximada do desempenho do instrumento **Y**, em termos de validade preditiva da condição **X**, diante de uma situação real de pesquisa, será preciso ajustar o valor preditivo positivo aos parâmetros de prevalência efetivamente verificados na população em estudo. Isso se justifica porque raramente a prevalência da condição pesquisada na população coincide com a proporção de casos encontrada entre os participantes de um ensaio de validação. Tal ajuste é possível com a aplicação da fórmula do Valor Preditivo Corrigido Positivo (VPC^+), de acordo com o teorema de Bayes, como segue:

$$VPC^+ = \frac{Prevalência \times Sensibilidade}{Prev \times Sens + (1 - Prev) \times (1 - Esp)}$$

Boxe 5.2 Calculando valores preditivos

Com os dados da Tabela 5.1, é possível estimar o valor preditivo do teste **Y**, dada a proporção ("prevalência") de 330 casos em 680 sujeitos examinados naquele estudo de validação. Aplicando-se as fórmulas correspondentes aos dados da tabela, temos:

$$VPP = \frac{300}{345} \times 100 = 86,9\% \quad VPN = \frac{305}{335} \times 100 = 91,0\%$$

Tabela 5.1 Desempenho do Instrumento **Y** em Relação ao Diagnóstico da Doença **X** (Dados Hipotéticos)

Classificação do instrumento Y	Classificação de referência Doentes	Sadios	TOTAIS
Suspeitos	300	45	345
Não-suspeitos	30	305	335
TOTAIS	330	350	680

Na prática, conhecendo-se as medidas de sensibilidade e especificidade, é mais prático calcular valores preditivos corrigidos para cada prevalência possível, elaborando-se uma "curva de desempenho do instrumento". Por exemplo, com os dados da Tabela 5.1, os cálculos produzem a "curva de desempenho" do Teste **Y** apresentada na Fig. 5.3.

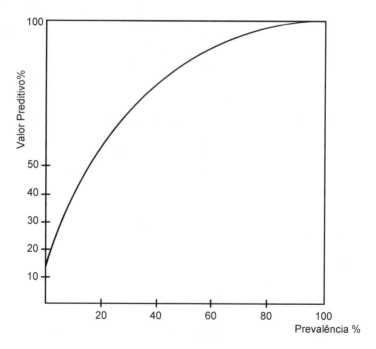

Fig. 5.3 Valor preditivo corrigido pela prevalência.

Fica claro, portanto, que para qualquer instrumento, em cada prevalência possível, haverá uma certa probabilidade de qualquer suspeito ser um verdadeiro positivo. Notar que na prevalência zero o valor preditivo positivo é igual a zero e na prevalência 100, o valor preditivo é 100. Haverá uma faixa de prevalência em que o desempenho preditivo do instrumento será "ótimo", bem como haverá uma faixa de prevalência "real" na população em que o instrumento será aplicado e necessariamente terá o seu desempenho avaliado em condições reais de pesquisa.

Matematicamente, é recomendável expressar os indicadores de validade em termos de probabilidade, conforme segue:

- $Sens = P\ (T^+\ |\ D^+)$
- $Esp = P\ (T^-\ |\ D^-)$
- $VP^+ = P\ (D^+\ |\ T^+)$
- $VP^- = P\ (D^-\ |\ T^-)$

onde T^+ e T^- significam, respectivamente, positividade e negatividade no teste, e D^+ e D^- expressam os atributos do padrão de comparação, respectivamente, presença e ausência de patologia. Em conseqüência, a fórmula do VPC, valor preditivo corrigido positivo, revela a sua origem no teorema de Bayes (Goldberg, 1972).

Não existem, portanto, instrumentos com erro absoluto ou acerto completo. Os testes de validação dão uma idéia quantificada da validade do instrumento, do seu poder de reconhecer a presença de determinadas características nos sujeitos sob exame. Então, o que temos, na verdade, são instrumentos que conseguem uma sensibilidade maior à custa da especificidade, ou vice-versa.

Não há critérios nem limites arbitrários de sensibilidade, especificidade ou valor preditivo para indicar que um instrumento é melhor para ser aplicado em uma situação ou em outra. Digamos que o diagnóstico objetiva identificar casos para um tratamento clínico que pode ser nocivo. Nesse caso vai-se precisar de um instrumento com maior especificidade, uma vez que não vamos querer tratar pessoas que não tenham a doença. Mas se dispomos de um tratamento que é inócuo ou se não há a intenção de intervir clinicamente, pode-se escolher um instrumento de maior sensibilidade.

Em Epidemiologia geralmente optamos por maior sensibilidade. Será melhor ainda se o desenho de pesquisa incluir um mecanismo destinado a, mais tarde, fazer uma triagem daqueles indivíduos considerados suspeitos e que podem ser

98 Introdução à Epidemiologia

falsos positivos. Vejamos um exemplo: temos uma população de 1.000 crianças; aplicamos a todas elas o instrumento **Y** e selecionamos 254 crianças como sendo suspeitas. Acontece que o instrumento tem uma especificidade de 87%: 109 desses suspeitos são falsos positivos. Mas, por outro lado, o instrumento **Y** tem uma sensibilidade de 91%, o que significa que na comunidade existem 160 casos dos quais o instrumento só reconheceu 145 (perdendo-se 15).

Para obter maior precisão, é melhor incluir no exame de confirmação uma subamostra de não-suspeitos, para verificar a proporção de falsos negativos, uma vez que nunca teremos condição de "capturá-los" outra vez. Por isso, em estudos de dois estágios (identificação de suspeitos e confirmação de casos) com população ampliada, é melhor obter maior sensibilidade do que maior especificidade, já que, no caso, os falsos negativos poderão ser detectados no segundo exame (ver Cap. 7).

Confiabilidade

Confiabilidade não constitui atributo do desenho da investigação como um todo, e sim uma qualidade exclusiva dos instrumentos de coleta de dados. Nesse sentido técnico restrito, confiabilidade nada tem a ver com confiança. Quando se diz: "esses dados têm uma confiabilidade muito boa", refere-se à correspondência dos resultados de um mesmo instrumento na mão de diferentes aplicadores, de diferentes avaliadores, ou em momentos distintos.

Confiabilidade, enfim, marca a variação da medida, mede a estabilidade ou consistência da mensuração. Conforme discutimos anteriormente, é preciso ter cuidado para não confundi-la com credibilidade, que aí sim, tem o dado da confiança na veracidade da informação.

Na terminologia mais empregada atualmente na Epidemiologia, a definição de confiabilidade, portanto, implica a capacidade de um instrumento não variar em seus resultados, sendo utilizado por diferentes operadores ou em distintos momentos no tempo.

Chamamos *confiabilidade re-teste* a estabilidade de testes e instrumentos numa dimensão temporal.

A equivalência dos resultados de uma mesma aplicação do instrumento por diferentes entrevistadores é chamada *confiabilidade da aplicação*.

A equivalência do julgamento do mesmo instrumento por dois ou mais avaliadores tem o nome de *confiabilidade da avaliação*.

Um sério problema relacionado à questão da confiabilidade, e que afeta diretamente a confiabilidade re-teste, consiste no pressuposto de imutabilidade do objeto da pesquisa. Não há, de fato, objeto científico estático, o que significa que a confiabilidade re-teste é conceitualmente inviável, pois haverá sempre algum tipo de variação no objeto. Mas é preciso quantificar pelo menos parte da variação. Devemos admitir que a responsabilidade pela variação pertence primordialmente ao instrumento, pois é melhor ter cautela e criticar o instrumento do que atribuir ao objeto o resultado da variação da medida.

Com relação à confiabilidade de aplicação, os instrumentos são tanto mais confiáveis quanto mais estruturados forem em termos de aplicação. Por exemplo: a entrevista clínica possui uma confiabilidade de aplicação baixíssima, porque cada clínico desenvolve de maneira particular o seu raciocínio diagnóstico. No outro extremo, dispõe-se do inventário de sintomas, cuja confiabilidade de aplicação é muito maior, uma vez que as perguntas devem ser reproduzidas fielmente por todos os aplicadores. Fatores como gestos, ênfases, entonação da voz etc. podem ser responsáveis por possíveis variações de menor monta. Quando se aplica o mesmo instrumento ao mesmo objeto, assume-se operacionalmente que aquele objeto não varia, uma vez que está sendo alvo simultâneo de mais de uma investigação.

A confiabilidade de avaliação apresenta problemas de maior monta porque supõe que os distintos avaliadores teriam acesso aos mesmos dados, critérios e parâmetros para realizar as respectivas avaliações. A conclusão de que a variação encontrada entre os julgamentos será devida ao instrumento somente terá justificativa se o desenho de pesquisa puder incorporar estratégias de padronização de critérios e procedimentos de avaliação.

A testagem da confiabilidade de qualquer instrumento de investigação baseia-se em comparações entre diferentes aplicações desse instrumento, ou diferentes julgamentos dele resultantes. A Fig. 5.4 apresenta diagramas que ilustram as estratégias mais comumente usadas para avaliação de confiabilidade. Aí vemos que o exame da confiabilidade re-teste consiste em aplicar o mesmo instrumento duas ou mais vezes, ao mesmo informante, avaliando-se a equivalência dos resultados dessas aplicações.

De modo similar, a confiabilidade de aplicação (e a de avaliação) de um dado instrumento pode ser testada mediante a comparação dos resultados de diferentes aplicadores (ou avaliadores) de um mesmo tipo de exame sobre um mesmo indivíduo. É imprescindível que as aplicações ou avaliações sejam realizadas de modo absolutamente independente, evitando-se contaminação das informações no desenho do estudo.

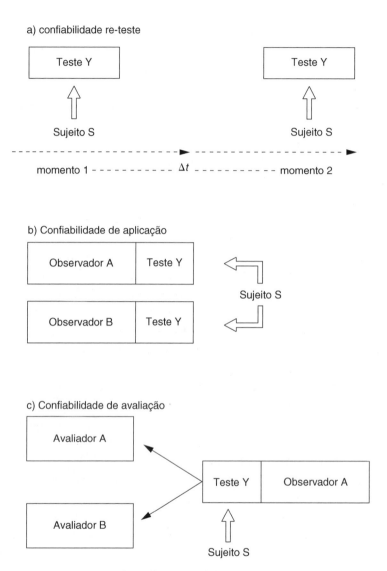

Fig. 5.4 Estratégias de avaliação de diversos tipos de confiabilidade.

Na análise dos resultados de estudos de confiabilidade, a primeira questão a considerar refere-se aos tipos de medida produzidos pelo instrumento sob teste, que podem ser nominais (como um diagnóstico), contínuas (como um escore global), cardinais (como uma escala de n pontos) ou ordinais (como um *ranking* de posições relativas). A medida de confiabilidade mais empregada quando se trata de variáveis contínuas ou cardinais é o coeficiente de correlação de Pearson, baseado em modelos simples de regressão linear com duas variáveis. A sua fórmula e propriedades matemáticas podem ser encontradas em qualquer manual de estatística aplicada em saúde.

Se do instrumento em teste resulta uma variável nominal, como o exame clínico, que produz um diagnóstico qualitativo, a forma mais simples de análise é sem dúvida a computação de percentuais de concordância. Nesse caso, será necessário saber qual a proporção de acordos em um total possível de pares de resultados.

Entretanto, existe uma probabilidade estatística de concordâncias meramente casuais. Por exemplo, em um diagnóstico dicotômico qualquer (por exemplo, doente × sadio), se ambos os examinadores resolvem sortear (digamos, jogando cara ou coroa) a categoria diagnóstica que vão assinalar para cada paciente, as probabilidades de coincidir na atribuição de doença e no reconhecimento de sanidade serão igualmente de 0,25. A concordância geral será, portanto, de 0,50, sem que isso implique uma equivalência real entre os examinadores.

Por esse motivo, recomenda-se utilizar uma medida especial de concordância, chamada índice kappa, que corrige a medida de confiabilidade para a distribuição aleatória de eventos, propiciando ao mesmo tempo uma testagem da significância estatística da concordância (ver Cap. 9). A fórmula geral dessa medida é a seguinte:

$$\kappa = \sum \frac{Po - Pc}{1 - Pc}$$

onde Po é a proporção de concordâncias observadas e Pc é a proporção de concordâncias estatisticamente esperada. O índice kappa medirá então o desvio dos valores casuais esperados, aproximando-se de 1,0 quanto mais forte for a confiabilidade do instrumento sob teste.

Um exemplo de análise de confiabilidade encontra-se na Tabela 5.2, com dados reais de um estudo realizado por Santana (1982), resumido no Boxe 5.3.

Para escalas ordinais com razoável amplitude de variação, pode-se empregar o coeficiente de correlação de Spearman, também baseado em modelos de regressão linear. As mesmas observações feitas anteriormente para análises de correlação simples valem para esse caso.

Entretanto, para escalas ordinais com poucos níveis de variação, recomenda-se um tratamento estatístico especial para o estudo da confiabilidade, empregando-se a medida do kappa ponderado (Sptizer et al., 1967). Essa medida, além de

102 Introdução à Epidemiologia

Tabela 5.2 Avaliação da Confiabilidade da Entrevista Psiquiátrica

Combinações de diagnósticos entre psiquiatras	N.º de acordos	N.º de desacordos	Concordância global (%)
A–B	26	4	80,0
B–C	25	5	83,0
C–A	27	3	90,0
TOTAL	78	12	86,7

$$Taxa\ de\ concordância\ global = \frac{N^{\underline{o}}\ total\ de\ acordos}{Total\ de\ pares\ de\ diagnósticos} = \frac{78}{90} = 0{,}867$$

$$(*)\ Índice\ Kappa = \sum \frac{Po - Pi}{1 - Pi} = 0{,}73\ p < 0{,}01$$

Fonte: Santana, 1982.

Boxe 5.3 Exemplo de estudo de confiabilidade

A confiabilidade de avaliação de uma entrevista psiquiátrica semi-estruturada foi examinada por Santana (1982), com os 30 primeiros diagnosticados no estudo piloto de um inquérito de morbidade psiquiátrica de adultos. Cada um de três psiquiatras entrevistou 10 pacientes, que tiveram as respectivas observações clínicas lidas e avaliadas pelos outros. Após a leitura anotavam-se as conclusões diagnósticas, sem o conhecimento dos demais. Os diagnósticos foram combinados dois a dois, realizando-se uma comparação dos resultados para cada par. Os dados encontram-se na Tabela 5.2. Na análise de 90 pares de avaliação diagnóstica entre três examinadores, foram encontrados 12 desacordos e 78 concordâncias, o que resulta em um percentual global de concordância de 86,7 por cento. A aplicação da fórmula do kappa, no caso, produz um índice de $\kappa = 0{,}73$, significante em nível de 1,0%.

Uma ilustração atual e mais detalhada de análise de confiabilidade pode ser encontrada em Santana, Almeida Filho & Rocha (1997).

---

ajustada para as probabilidades de distribuição aleatória de eventos, possui propriedades de correção para concordância parcial. Tem a seguinte fórmula geral.

$$\kappa w = 1 - \sum [(Wi.Poi)/(Wi.Pci)]$$

Diagnóstico em Epidemiologia 103

onde Wi é o peso assinalado para a diferença entre cada par discordante, Poi é a concordância observada e Pci é a concordância estatisticamente esperada.

Base Clínica do Diagnóstico em Epidemiologia

A Clínica e a Epidemiologia têm histórica e conceitualmente se desenvolvido em um contexto de evidentes complementaridades.

Por um lado, como vimos no Cap. 2, a Clínica representa um dos pilares do "tripé" de constituição histórica da Epidemiologia, junto com a Estatística e a Medicina Social, subsidiando a investigação epidemiológica com o estabelecimento da heterogeneidade fundamental que propicia a formulação do problema epidemiológico: *o diagnóstico*.

Por outro lado, em um processo de consolidação mais recente, a Epidemiologia recompensa a Clínica com uma valiosa "teoria da medida". Além disso, disponibiliza técnicas de desenvolvimento e avaliação dos protocolos de identificação de caso, cada vez mais úteis para a evolução dos procedimentos diagnósticos individuais.

A colaboração entre a Epidemiologia e a Clínica na atualidade encontra-se principalmente na definição de padrões de comparação para o desenvolvimento e avaliação dos instrumentos de medida na investigação epidemiológica. Além disso, destaca-se evidentemente o fato de que a Clínica constitui-se na principal fonte geradora de hipóteses para a investigação epidemiológica. Nesse campo específico, desenvolvem-se e validam-se desde versões simplificadas das chamadas avaliações biomédicas (clínicas e laboratoriais) até entrevistas padronizadas sob a forma de escalas, desde aparelhos portáteis de diagnóstico instrumental a versões resumidas de testes psicométricos ou perceptivos.

A fonte privilegiada de validade conceitual das medidas da variável dependente na Epidemiologia é sem dúvida nenhuma a Clínica. Podemos dizer, sem medo de errar, que não há instrumento de medida na investigação epidemiológica que não tenha, mesmo como referência histórica indireta ou remota, algum tipo de definição diagnóstica clínica como "padrão-ouro".

Uma oposição metodológica fundamental entre Clínica e Epidemiologia, na área do diagnóstico, refere-se às fontes de matéria-prima para o processo de produção do conhecimento diagnóstico. Na Clínica realiza-se o diagnóstico de casos individuais, considerados em sua singularidade, integrados em seguida a uma "casuística", definida como grupo limitado de casos capazes de fundamentar uma "experiência clínica". A seleção desses casos obedece, em geral, a uma

104 Introdução à Epidemiologia

busca de homogeneidade (manifesta sob a forma de uma entidade mórbida, a doença) em meio à infinita diversidade de atributos particulares de cada caso (Clavreul, 1982). Sobre o tema da significância clínica do diagnóstico, note-se advertência no Boxe 5.4.

A formação de tal casuística resulta, quase sempre, da aplicação de critérios de "conveniência seletiva". O termo conveniência justifica-se nesse contexto no sentido de propiciar uma melhor visualização de quadros mórbidos "puros", resultante da identificação de sintomatologia mais florida (metáfora aliás muito assídua no discurso semiológico da Clínica) e perfil clínico conseqüentemente mais realçado.

Na Epidemiologia, em oposição, tende-se ao estudo de populações integrais, ou amostras representativas de tais populações, como uma estratégia de potencialização da abordagem indutiva com base na aplicação da chamada "lei dos grandes números".

Outra diferença essencial na construção do conhecimento diagnóstico nessas duas disciplinas manifesta-se nos respectivos critérios de aproximação ao objeto concreto. Na Clínica, a necessidade de integralização do conhecimento sobre cada caso determina maior profundidade e detalhamento, que resulta em critérios singulares, internos e subjetivos (Ledermann, 1986) para o processo diagnóstico,

---

Boxe 5.4 Advertência

Cada vez mais se valoriza na área da pesquisa clínica a avaliação da precisão diagnóstica por meio de estudos de confiabilidade em detrimento de investigações da validade do diagnóstico. Tal tendência poderá resultar em tecnologias diagnósticas extremamente estandardizadas, de alta precisão, aparentemente com maior grau de cientificidade, porém, de fato carentes de validade teórica e operacional; em síntese, vazias da referência clínica fundamental. Como não há prática científica sem um impulso verdadeiro de apreensão do real-concreto, corre-se o risco de construir uma clínica cientificista (e não científica) resultante da adoção ingênua e acrítica da contribuição epidemiológica, particularmente em relação à questão crucial do diagnóstico. Esse é um problema sério, que justifica uma crítica geral à aplicação indiscriminada da chamada "medicina baseada em evidências" no campo do diagnóstico de problemas individuais de saúde.

Uma discussão mais aprofundada dessa questão pode ser encontrada em *A Clínica e a Epidemiologia* (Almeida Filho, 1997).

com menor grau de reprodutibilidade. Na investigação epidemiológica, a identificação de doença tem natureza externa, ditada pela comparabilidade potencial do subgrupo de casos, e uma tendência à padronização, a fim de garantir o mínimo possível de influência do instrumento sobre o objeto investigado.

Tais propriedades definem o diagnóstico clínico como caracteristicamente complexo e exaustivo, buscando saber "muito sobre poucos", em oposição à investigação epidemiológica, baseada em técnicas de coleta padronizadas e simplificadas, com o objetivo de saber "pouco sobre muitos". Por esse motivo, as coletas de dados clínicos são de natureza "intensiva", realizam-se repetidas vezes, sempre produzindo muitos dados por cada caso, enquanto as coletas epidemiológicas sobre um dado tema são replicadas poucas vezes, podendo ser descritas como coletas "extensivas", freqüentemente produzindo um volume reduzido de dados por caso.

Finalmente, considerando que o processo de produção do conhecimento determina a natureza do dado produzido, deve-se levar em conta que os dados clínicos toleram atribuições simbólicas de variada ordem, desde alterações de significado a ambigüidades e inconsistências. O dado epidemiológico, pelo contrário, sofre um processo de redução e estabilização necessário para a atribuição de computabilidade (que termina por se constituir em sua principal propriedade) e, conseqüentemente, para a possibilidade de análises matemáticas de diversos níveis de hierarquização.

A transformação da singularidade do caso clínico na generalidade do conhecimento epidemiológico depende do sucesso do pesquisador na construção e utilização de dispositivos e estratégias metodológicas aplicadas à pesquisa epidemiológica, tema do próximo capítulo.

Para saber mais, consulte:

1. Almeida Filho N. *A Clínica e a Epidemiologia*. Rio de Janeiro: Abrasco, 1997 (2ª ed.).

2. Clavreul J. *A Ordem Médica*. São Paulo: Brasiliense, 1983.

3. Foucault M. *O Nascimento da Clínica*. São Paulo: Forense Universitária, 1979.

4. Kleinbaum D, Kupper L, Morgenstern H. *Epidemiologic Research: Principles and Quantitative Methods*. California: Wardsworth, 1982.

5. Meeker W, Escobar L. *Statistical Methods for Reliability Data* (Wiley Series in Probability and Statistics. Applied Probability and Statistics Section). New York: John Wiley & Sons, 1998.

106 Introdução à Epidemiologia

6. Prabhakar-Murthy DN, Blischke W. *Reliability: Modeling, Prediction, and Optimization*. New York: Wiley-Interscience, 2000.

7. Reichenheim M, Moraes C. Alguns pilares para a apreciação da validade de estudos epidemiológicos. *Revista Brasileira de Epidemiologia* 1998; *1*(2):131-48.

8. Sackett D, Haynes B, Tugwell P. *Clinical Epidemiology*. Boston: Little, Brown & Co, 1985.

9. Santana V, Almeida Filho N, Rocha A. Confiabilidade e viés do informante secundário na pesquisa epidemiológica: análise de questionário para triagem de transtornos mentais. *Revista de Saúde Pública* 1997; *31*(6):556-65.

10. Schmidt MI, Duncan BB. Epidemiologia clínica e a medicina embasada em evidências. *In*: Rouquayrol MZ & Almeida Filho N. *Epidemiologia & Saúde*. 5ª ed. Rio de Janeiro: Medsi, 1999. Cap. 8, p. 183.

11. Souza CM. Epidemiologia em medicina clínica. *Educación Médica y Salud* 1983; *17*(1):7-20.

Na Internet, procure:

1. Hopkins, Will G. A New View of Statistics. Sportscience, 2005: <http://www.sportsci.org/resource/stats/index.html>

2. Overview: Reliability and Validity. CSU Writing Guide, 2005: http://writing.colostate.edu/references/research/relval/index.cfm

3. Polson, David. Tutorial Psychology 404 (Experimental Psychology). Athabasca University, 2005: <http://psych.athabascau.ca/html/Validity/index.shtml>

4. Research Methods for Health Sciences. School of Community, Health Sciences and Social Care, University of Salford, 2005: http://www.chssc.salford.ac.uk/healthSci/resmeth2000/resmeth/index.htm

5. Trochim's Research Methods Knowledge Base. Cornell University, 2005: http://www.socialresearchmethods.net/kb/

Capítulo **6**

Bases do Método Epidemiológico

Apesar do que dizem os manuais de Epidemiologia (e o título deste capítulo), não existe método epidemiológico. Emprega-se nesse campo de pesquisa uma variante da metodologia científica especialmente desenvolvida para a investigação de processos saúde-doença-cuidado em populações humanas.

Não obstante, podemos admitir que o método científico, para cumprir a sua função social e histórica, deve assumir as peculiaridades dos respectivos objetos de conhecimento em cada campo disciplinar da ciência. Portanto, podemos aceitar com reservas a denominação "metodologia epidemiológica" como referência às estratégias, técnicas e procedimentos estruturados de pesquisa no campo da Epidemiologia.

Neste capítulo, antes de avançarmos, discutiremos preliminarmente o conceito geral de Metodologia, no sentido pleno de uma teoria do método na pesquisa científica.

Em segundo lugar, analisaremos o processo de construção do problema científico no campo epidemiológico, com ênfase em suas peculiaridades e particularmente sua contribuição para a metodologia científica em geral.

Em seguida, vamos expor o conceito metodológico de variável, base das metodologias quantitativas na ciência contemporânea, apresentando algumas tipologias úteis para sua operacionalização na pesquisa em saúde.

Finalmente, discutiremos a estratégia de formulação de hipóteses, destacando sua utilidade como instrumento fundamental para o contexto específico da investigação epidemiológica.

108 Introdução à Epidemiologia

Conceito de Metodologia

O modo de produção de saber característico da ciência ocidental baseia-se no domínio do homem sobre a natureza, mediante contínua anexação de novos territórios de conhecimento. Esses territórios, ou campos de ciência, são demarcados por meio da formulação de questões e solução de problemas. Questões e problemas são construídos por sujeitos sociais que vivem em relação íntima e participativa com os fenômenos e processos concretos que os suscitam. Presença participante nos cenários de ocorrências dos fatos, sensibilidade perceptiva, abertura a novas idéias, entusiasmo na resolução de problemas são qualidades dos pesquisadores que os capacitam como produtores de conhecimento.

Na maioria das ciências, principalmente naquelas que exibem alto grau de sistematização e cujas teorias atingiram níveis elevados de generalização, a pesquisa de "ponta", ou seja, a descoberta de fatos novos, relevantes e significativos, depende da capacidade de formulação de problemas igualmente relevantes. Para cumprir seu papel, o pesquisador deve mergulhar profundamente nos esquemas teóricos ou modelos de realidade para levantar problemas que, pela natureza complexa do estado atual do conhecimento científico, permanecem mais ou menos obscuros. O resultado da pesquisa dependerá muitas vezes do sucesso com que se formule um "bom" problema, na fronteira ou no interior de um campo estruturado de conhecimentos.

A concepção da ciência como prática de construção e tratamento de problemas foi bastante desenvolvida por Mário Bunge (1980), físico e filósofo argentino radicado no Canadá. Esse autor propõe que uma investigação terá atingido seus objetivos científicos ao cumprir as seguintes etapas, cujo conjunto constitui uma metodologia, sem necessariamente restringir-se a elas, ou esgotá-las, ou mesmo obedecer à ordem em que estão propostas:

a. *Descobrimento do problema* ou lacuna num conjunto de conhecimentos. Se o problema não estiver enunciado com clareza, deve-se passar à etapa seguinte; se o estiver, passa-se à subseqüente.
b. *Colocação do problema* com precisão, se possível, em termos matemáticos, mesmo que não necessariamente quantitativos. Ou, ainda, recolocação de um velho problema à luz de novos conhecimentos (empíricos ou teóricos, substantivos ou metodológicos).

Bases do Método Epidemiológico 109

c. *Procura de conhecimentos* ou instrumentos relevantes para a solução do problema (por exemplo, dados empíricos, teóricos, aparelhos de medição, técnicas de cálculo ou de medição). Ou seja, exame do conhecimento para tentar resolver o problema.

d. *Solução* do problema com auxílio dos meios identificados. Se a tentativa resultar inútil, passa-se para a etapa seguinte; caso contrário, à subseqüente.

e. *Invento de novas idéias* (hipóteses, teorias ou técnicas) ou produto de novos dados empíricos que prometam resolver o problema.

f. *Obtenção de uma solução* (exata ou aproximada) do problema, com auxílio do instrumental conceitual ou empírico disponível.

g. *Investigação das conseqüências* da solução obtida. No caso de uma teoria, identificação de predições e prognósticos. Em se tratando de novos dados, exame das suas conseqüências para teorias relevantes.

h. *Prova da solução:* confronto da solução com as teorias e informação empírica pertinente. Se o resultado for satisfatório, a pesquisa é dada por concluída. Caso contrário, passa-se à etapa seguinte.

i. *Correção* das hipóteses, teoria, procedimentos ou dados empregados na obtenção da solução incorreta. Trata-se, naturalmente, do começo de um novo ciclo de investigação.

Na concepção de Samaja (1994), eminente epistemólogo argentino contemporâneo, a ciência não constitui uma entidade em si mesma, mas de fato se estrutura como modo de produção realizado por seres concretos e singulares, a quem denominamos "cientistas". O produto desse processo produtivo peculiar é uma modalidade de saber sistemático e integrador chamada "conhecimento científico", composta de elementos teóricos e componentes empíricos. É nesse sentido que se pode entender a afirmação de Samaja (1994) de que a ciência produz duas coisas: fatos e teorias. Esse autor analisa também "duas modalidades contrapostas na noção de método da ciência":

(i) conjunto de ações destinadas à revelação ou aquisição de novas informações (que Samaja denomina "modo de descobrimento");

(ii) seqüência de passos para a verificação da cientificidade do conhecimento (que ele chama de "modo de validação").

O processo de produção do conhecimento humano, dentro do padrão sistemático de aplicação racional considerado científico (ou baseado em evidências, para usar uma expressão da moda), tem várias fases, articuladas na noção de "cadeia do conhecimento". Eminentes autores do novo campo conhecido como ciências da informação defendem distintas abordagens que correspondem a diferentes denominações para cada uma dessas etapas e seus produtos intermediários (Goldmann, 1988; Bhaskar, 1978; Chalmers, 1982; Samaja, 1994).

Consideremos o processo de produção científico-tecnológico como uma cadeia produtiva, composta por etapas de transformação do objeto científico e seus respectivos produtos intermediários (Fig. 6.1).

Esse processo produtivo peculiar se inicia pela observação. Tomadas como "matéria-prima", as *observações* serão transformadas em *dados* que, processados para produzir *informação*, no final do processo produtivo, emergem como *conhecimento* científico e tecnológico.

Na linguagem corrente da metodologia científica, o termo *observação* designa o processo de identificação, seleção, coleção e registro sistemático de signos referentes a propriedades ou atributos relevantes de objetos naturais, culturais ou sociais. Uma célula, um corpo humano, uma doença, uma população, uma sociedade, uma situação de saúde, são exemplos de objetos; permeabilidade de membrana, massa corporal, patogenicidade, fertilidade, desigualdade, iniqüidade, são exemplos de propriedades desses objetos. Por metonímia, o produto desse primeiro elo na cadeia produtiva do conhecimento é também chamado de "observação".

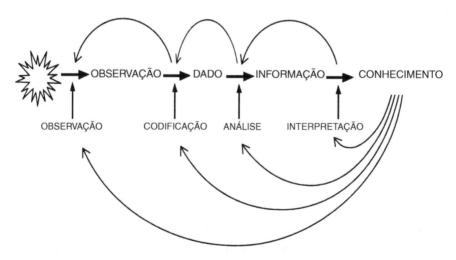

Fig. 6.1 Cadeia produtiva do conhecimento.

Uma observação pode ser produzida diretamente por meio do nosso aparato sensorial (principalmente mediante o sentido da visão) articulado à rede neural cognitiva ou indiretamente via algum tipo de instrumento, dispositivo ou aparelho destinado a ampliar ou substituir a percepção humana. A observação produzida pode ser gravada mecânica ou eletronicamente, ou representada em qualquer das línguas naturais como uma descrição escrita, ou ainda registrada usando-se alguma notação matemática. Atributos dimensionais normalmente são mensuráveis e atributos discretos são computáveis, enquanto situações, traços, processos, opiniões, narrativas e eventos, ou observações de natureza similar, não são mensuráveis nem computáveis, mas sim descritíveis. No primeiro caso, a observação assume a forma de medida, enquanto no segundo caso esta se expressa como descrição ou registro.

As observações são feitas por referência a casos ou situações singulares, e não se comprometem com outras esferas de generalização. Para que uma generalização (ou inferência) ocorra, é necessário que uma observação seja submetida a um processo complexo de transformação em outras categorias cognitivas hierarquicamente superiores.

A primeira transformação da cadeia produtiva do conhecimento científico e tecnológico opera da observação para o dado. Um *dado* é um signo. Mais especificamente, trata-se de um signo construído a partir de um atributo observado em um objeto qualquer, que recebe um significado. Portanto, os dados podem ser definidos como observações com significado. Abordagens lingüísticas e filosóficas dessa ordem poderiam subsidiar avaliações da pertinência (ou impertinência) teórica do uso geral dos conceitos de dado, informação, conhecimento e tecnologia, que extrapolam o escopo deste texto. Voltemos, portanto, ao tema da cadeia do conhecimento.

Os dados podem ser classificados, de acordo com o seu nível de "estruturação", como estruturados, semi-estruturados e não-estruturados. Dados estruturados são aqueles para os quais um sistema de codificação fixa já se encontra predeterminado. Dados semi-estruturados não seguem um padrão de código prévio, porém da própria produção de observações deverá resultar um sistema de codificação. Dados estruturados e semi-estruturados *grosso modo* correspondem a abordagens de pesquisa quantitativa ou numérica. Nesse caso, os dados constituem o produto do trabalho de traduzir observações para a linguagem codificada de uma dada pesquisa. Dados não-estruturados são o produto de estratégias de pesquisa que não se baseiam em qualquer tipo de codificação.

Em termos estritos da sistematização científica, os dados são expressos como indicadores no sentido de que indicam parâmetros ou propriedades. Um parâmetro compreende um valor ideal de uma dada dimensão (ou propriedade quantificável) do objeto concreto sob investigação. No processo de transformação da medida em indicador, estimativas e parâmetros merecem atenção especial porque funcionam como produtos de etapas intermediárias.

A partir de um conjunto de medidas, produzem-se estimativas expandindo-se o âmbito de generalização por meio de técnicas de extrapolação que se justificam, na maior parte das vezes, por regras inferenciais. Quando se faz uso de amostragem probabilística, a validade da conexão entre uma estimativa e um parâmetro é justificada estatisticamente. A validade de um indicador em relação a um parâmetro somente pode ser estabelecida no contexto de uma teoria científica.

Entretanto, os dados não fazem sentido sozinhos. Para que tenham algum valor científico e possibilitem apoiar processos de tomada de decisão sobre a validade de alguma proposição sobre o mundo (em nosso caso, sobre a saúde), os dados precisam ser transformados em *informação*.

A passagem do dado para informação é determinada por processos de transformação analítica. Informação se produz a partir de dados analisados de modo adequado, no sentido de que estes devem ser processados com o objetivo de resolver um problema, responder uma questão ou testar uma hipótese. Nesse sentido, análise implica um processo de organização, indexação, classificação, condensação e interpretação de dados, com o objetivo de identificar comunalidades de dimensões, atributos, predicados e propriedades entre casos individuais.

Dessa maneira, buscam-se em cada caso os elementos indicativos de universalidade, por isso o potencial de generalização torna-se aí o foco do processo de produção de conhecimento. Nesse nível, distinções, singularidades e idiossincrasias dos casos individuais não são importantes. O atributo ou propriedade individual (por exemplo, o peso de um feto em particular, ou a estatura de uma certa criança desnutrida, ou a contagem de células de uma dada amostra de sangue), essencial para se estabelecer a validade operacional concreta dos dados, deixa de ser relevante depois da transformação do dado em informação, sendo substituída pela categoria "variável" enquanto "definidor-chave" no âmbito metodológico.

Informação, portanto, refere-se sempre a variáveis (resultantes do processamento de dados produzidos com as observações dos atributos ou propriedades de um dado objeto, que variam para cada caso).

Bases do Método Epidemiológico 113

Boxe 6.1 Curiosidades etimológicas IV

Será instrutivo rever a história etimológica do termo "informação".

O vocábulo origina-se diretamente do latim *informatio*, que significava justificativa ou explicação de uma palavra, concepção ou idéia. Objeto da ação do verbo *informare*, composição resultante do prefixo *in-* (dentro, sob etc.) e da raiz *formare* (dar forma), informar originalmente equivalia a "imaginar" ou "dar uma forma (imagem) na mente". O termo *enformation* foi primeiro incorporado no francês medieval com uma conotação jurídica equivalente a "inquérito criminal". Posteriormente, em meados do século XV, o termo passou a ser empregado no plural, designando o conjunto de conhecimentos de alguém, no caso um "informante".

Na segunda metade do século XIX, a forma moderna *information* já era empregada especificamente no sentido de "ação de obtenção de dados ou relatos" e "relatório, documento de registro de dados", conotação com que se difunde para outros idiomas, inclusive o Português. Vale registrar o termo derivado *informática*, tradução direta do francês *informatique*, vocábulo criado por Philippe Dreyfus a partir do modelo "mathématique" especialmente para designar a ciência e a prática de organização e tratamento da informação.

Fonte: Rey, 1993.

A informação tem valor limitado além do escopo de um certo problema prático ou tecnológico. A fim de transcender a mera generalização e assim alcançar um grau útil de universalidade, a informação deve ascender ao nível do *conhecimento*. A informação torna-se conhecimento científico e tecnológico somente após articulada em algum marco de referência conceitual hierarquizado. Isso implica que informações científicas devem necessariamente ser elaboradas para subsidiar a construção de um objeto conceitual ou de um objeto de inter-venção, ou seja, para formular uma teoria científica ou enquadrar um modelo de aplicação tecnológica. Dessa forma, não é válido falar de "informação cientí-fica" no mesmo sentido em que se diz "conhecimento científico e tecnológico". Em suma, a tecnologia resulta do conhecimento (mas não apenas deste) e não diretamente da informação científica (ou da "evidência").

A transformação de informação em conhecimento científico e tecnológico é regulada por processos sintéticos. Nesse sentido, a síntese constitui um proce-dimento especial de interpretação de informações, destinado a colocar a infor-mação em um nível supracontextual. Conhecimento, portanto, implica informação posta fora do seu próprio contexto e situada em um contexto mais geral, pronta para auxiliar pesquisadores, profissionais técnicos e tomadores de decisão a compreender outros contextos ou novas situações. Em comparação com aplicações baseadas em informação, abordagens baseadas no conhecimento são mais versáteis e flexíveis e, por conseguinte, mais úteis para lidar com novos problemas tanto no campo da ciência quanto no âmbito da técnica.

O "definidor-chave" nessa etapa do processo de produção de conhecimento é a categoria de "conceito". Unidade elementar do modelo teórico, base do conhecimento científico e tecnológico, o "conceito" situa-se também como produto final de uma cadeia própria de produção cognitiva. Especificamente em relação aos dados estruturados e semi-estruturados típicos da pesquisa epidemiológica, podemos identificar uma cadeia metodológica paralela à cadeia produtiva do conhecimento: medida-estimativa-parâmetro-indicador-variável-conceito. No que se refere a dados não-estruturados (típicos da pesquisa antropológica, por exemplo), essa cadeia paralela terá somente dois elos: indicador-conceito.

Para processos de tomada de decisão nos níveis científico, tecnológico e pragmático, o conhecimento é hierarquicamente superior às informações e aos dados. O uso de dispositivos cognitivos como conceitos, modelos, teorias e protocolos, característicos da esfera do conhecimento, mostra-se mais eficiente para lidar com a complexidade e a emergência dos novos objetos científicos e tecnológicos, porque as sínteses do conhecimento não são limitadas pelos laços estreitos que fazem a informação depender de contextos, populações, aplicações ou situações de referência.

A prática da ciência resulta, enfim, de uma dialética fundamental entre o conhecimento assentado e os problemas gerados pela interação com o real. Estratégias de problematização efetivamente propiciam o crescimento da capacidade do homem de conhecer e dominar as realidades factuais do mundo circunstante, transcendendo a sua alienação, essencial na construção histórica de sua emancipação (Bhaskar, 1989). Enfim, criar problemas; é disso que se trata na pesquisa científica.

Vejamos agora como a idéia de problematização se aplica à ciência epidemiológica.

Problematização na Pesquisa Epidemiológica

Na Epidemiologia, o problema científico aparece quando doenças (ou agravos à saúde, de qualquer natureza) acometem grupos humanos. A necessidade social de reconhecer, controlar e remover fatores ambientais, culturais, biológicos ou físico-químicos nocivos à saúde, implicando a criação de condições que a promovam, determina a problemática própria da Epidemiologia. A situação enigmática e intrigante com que se defronta o epidemiologista-pesquisador é geralmente de natureza diversa daquela posta perante o investigador de outros ramos do saber. A solução do problema epidemiológico muitas vezes representa a diferença entre vida e morte para muitos membros de uma dada comunidade.

Muitas vezes, um problema epidemiológico é demasiado evidente, saltando aos olhos, por assim dizer, como, por exemplo, uma grave epidemia. A dramaticidade de um problema científico dessa natureza pode ser constatada no próprio evento considerado como fundador da Epidemiologia, ocorrido na Londres de 1854 com a publicação do relatório de pesquisa do Dr. John Snow *"Sobre a maneira de transmissão do cólera"* (Snow, 1994 [1854]). Como vimos no Cap. 2, trata-se de um marco histórico porque, pela primeira vez, se procedia de forma sistemática a uma investigação epidemiológica, buscando-se determinar a causa de um surto epidêmico.

Outras vezes, ocorrem problemas epidemiológicos latentes, posto que não se apresentavam abertamente como tal. Vejamos um exemplo. Durante anos, sem maiores preocupações além do atendimento clínico curativo ou paliativo, a medicina conviveu com surdez, catarata, retardo mental e anormalidades cardíacas, afetando recém-nascidos e crianças. No início da década de 1940 um oftalmologista australiano, chamado Norman Gregg, teve sua atenção despertada por uma cliente, mãe de uma criança com catarata, para o fato de que outra mãe, na sala de espera, trazia para consulta um filho também com catarata e que ambas tinham sido acometidas de rubéola durante a gravidez. Com a informação que espontaneamente lhe era dada, o Dr. Gregg foi capaz de intuir e depois formular um problema científico. Da pesquisa daí originada, e que não se restringiu apenas à catarata em recém-nascidos, resultou o conhecimento atual sobre os efeitos da rubéola em filhos de gestantes expostas nos primeiros meses da gravidez (Gregg, 1941).

Fatos encobertos às vezes emergem pela utilização de estratégias de investigação mais ou menos elaboradas, resultado da intermediação da sensibilidade e percepção do investigador, juntamente com algum lampejo de intuição ou por alguma circunstância fortuita, como foi o caso das pesquisas empreendidas por Gregg. Somente dessa forma passam a constituir problemas científicos genuínos.

116 Introdução à Epidemiologia

Boxe 6.2 Estilbestrol e câncer de vagina

Herbst e Usfelder, cancerologistas, e Poskanzer, epidemiologista, relataram a descoberta de uma associação causal entre adenocarcinoma de vagina em jovens e terapia
por dietilestilbestrol nas mães durante a gestação. Em uma primeira publicação, seus
autores relataram 68 casos de câncer vaginal primário tratados em dois hospitais,
em um período de 36 anos, de 1927 a 1963. Na totalidade dos casos, a doença apre-
sentou-se em mulheres com mais de 20 anos de idade: 62 casos (91%) nos grupos
etários cuja idade era igual ou superior a 40 anos. Em um segundo relatório, apresentaram uma casuística de oito mulheres jovens (idade abaixo de 25 anos) com adenocarcinoma vaginal diagnosticado nos últimos quatro anos. Cancerologistas clínicos
haviam levantado um problema: pela concentração de casos, tipos de tumor e idade
das mulheres, tratava-se de um evento de alguma maneira inusitado. Foi proposto um
estudo epidemiológico para a sua solução. O grupo de pesquisadores partiu da hipótese
de que os oito casos tinham uma causa comum, desconhecida. Utilizou-se o desenho
de caso-controle (ver Cap. 8). Procederam à varredura de um amplo espectro de
fatores, para a detecção daqueles que, pela reiterada aparição nas histórias dos casos,
pudessem ser isolados como possíveis fatores causais. Para cada caso foram selecionados quatro controles dentre as nascidas no mesmo hospital que a paciente.

Houve a precaução de escolher, para controles, jovens nascidas com diferença de
apenas cinco dias, no máximo, de cada caso, no mesmo tipo de serviço (enfermaria ou
apartamento). Ficou evidenciado que nenhuma das oito pacientes havia feito uso de
irritante intravaginal, duchas ou tampão. A relação a seguir mostra fatores adicionais
cujas diferenças de ocorrência nas pacientes e nos controles não foram significativas:
peso ao nascer; idade da menarca; complicações durante a vida intra-uterina; medicamentos usados pela mãe durante a gravidez, à exceção de estrógenos; doenças da
infância; história de amigdalectomia; tipo de alimentação durante a infância; presença
de animais domésticos; uso de cosméticos; hábito de fumar; consumo de álcool, bem
como ocupação e nível de instrução dos pais. Dentre os fatores maternos cobertos pelo
inquérito, os seguintes não apresentaram diferenças significantes entre os grupos: idade
da mãe; hábito de fumar da mãe; aleitamento no seio e exposição a raios X. Somente
uma dentre as pacientes deixou de ser exposta ao dietilestilbestrol durante a vida fetal,
enquanto nenhuma do grupo-controle havia sido exposta. A droga fora ministrada às
mães devido à perda fetal em gestações anteriores ou por perda de sangue na atual.
Estudos posteriores confirmaram a associação entre adenocarcinoma de vagina e o
uso de certos estrógenos durante a gravidez. A partir da divulgação desses resultados,
o dietilestilbestrol passou a ser medicação proibida para gestantes.

Fonte: Herbst, Usfelder & Poskanzer, 1971.

Outras vezes, para a configuração de um problema epidemiológico original, é preciso mais que intuição, sorte, criatividade ou oportunidade, tornando-se necessário um investimento logístico e institucional de alta monta, como no exemplo recente da Síndrome de Imunodeficiência Adquirida (AIDS) (ver Boxe 6.3).

Entretanto, o desafio maior para a metodologia científica em geral, e para a ciência epidemiológica em particular, consiste na correta produção de hipóteses e no rigoroso processo de validação destas na busca de solução para os problemas identificados. Trata-se da própria essência do processo de produção do conhe-

---

Boxe 6.3 AIDS: uma doença emergente

Durante os meses de junho e julho de 1981, o CDC (Centers for Disease Control) dos EUA encontrou uma correlação incomum de sarcoma de Kaposi e pneumonia por *Pneumocystis carinii* entre homossexuais aparentemente sadios. Dentro de cerca de 18 meses, outros 1.000 casos com quadro clínico similar, caracterizado ainda por malignidade, além de infecções oportunistas, foram notificados. A partir daí, as notificações foram aumentando numa média de três casos por dia. O único denominador comum encontrado em todos os pacientes portadores daquela patologia desconhecida foi um profundo estado de imunodepressão. Concluiu-se que se tratava de uma doença emergente, então batizada com o nome de AIDS (Síndrome de Imunodeficiência Adquirida). Muitos dos microrganismos detectados entre esses pacientes são os mesmos encontrados, na maioria das vezes, em pessoas tratadas com agentes depressores do sistema imunológico (radiação, quimioterápicos, corticosteróides), inclusive o sarcoma de Kaposi. Ocorre que, entre os atingidos pela AIDS, nenhum havia feito uso de imunossupressores. Posteriormente, cientistas franceses isolaram e identificaram, a partir de pacientes com AIDS, o agente etiológico da nova patologia, um tipo de retrovírus, responsável, pelo menos em parte, pelo estado de imunodeficiência. O vírus da AIDS, atualmente designado HIV, tem a propriedade de invadir seletivamente determinados linfócitos T, destruindo-os.

Desde então, essa patologia tornou-se uma pandemia mundial, sendo que o seu perfil epidemiológico modificou-se consideravelmente. No momento, apesar da elevada letalidade, o prognóstico para pacientes acometidos de SIDA/AIDS é bem menos sombrio, devido aos avanços nos tratamentos de controle da viremia. Todavia, o problema científico da AIDS permanece vivo, persistindo ainda várias questões clínicas e epidemiológicas, suscitando novas pesquisas.

Fonte: Montagnier, 1985; Broder & Gallo, 1987.

118 Introdução à Epidemiologia

cimento científico, na medida em que criar problemas pode não ser tão difícil quanto resolvê-los. Uma instrutiva ilustração desse processo encontra-se em outro evento precursor da história da Epidemiologia, narrado a seguir.

Em 1854, o médico húngaro Ignaz Semmelweis foi nomeado assistente do Primeiro Serviço do Hospital Geral de Viena. Nessa época, a medicina convivia com elevada mortalidade materna, principalmente por infecção puerperal, aceitando-a como parte do dia-a-dia, talvez resultante de uma lei natural. Descrito por seu biógrafo Drigalski (1955) como dotado de temperamento fogoso, muito sensível, capaz de compartilhar intensamente o sofrimento de seus doentes, Semmelweis decerto mantinha uma opinião sobre a infecção puerperal compatível com a medicina da sua época. No entanto, um fato, que até então passara despercebido a outros, despertou seu interesse intelectual, tornando-se para ele um problema científico: a mortalidade puerperal no Primeiro Serviço mostrava-se quatro vezes superior à mortalidade puerperal ocorrida no Segundo Serviço, situado no mesmo pavilhão (Hempel, 1970).

Semmelweis propôs-se a resolver o enigma. A partir desse momento o problema passou a ter existência como questão científica. Podemos supor que ele teria optado por iniciar o processo de elucidação pelo aclaramento das circunstâncias que cercavam o fato. Como ponto de partida, buscou formalizar um enunciado para o problema cujo conteúdo intuíra. Sua técnica: responder às perguntas postas como balizamento destinado a orientar o método de obtenção de respostas.

Primeira pergunta: Qual é o ponto focal do problema?

A ocorrência de febre puerperal entre parturientes internadas na maternidade é demasiado elevada: praticamente cada caso corresponde a um óbito; surpreende — teria pensado Semmelweis — que um fato tão natural como o parto torne-se evento biológico de tanto risco.

Segunda pergunta: Que fatos podem ser relacionados com o ponto focal da questão?

A febre puerperal ocorre entre parturientes hospitalizadas. Dentre os partos ocorridos em residência, quer na cidade de Viena, quer nos seus arredores, praticamente não se registram casos daquela patologia. Além disso, o percentual de mortes por febre puerperal entre as mães que deram à luz nas ruas e que a seguir foram internadas é sensivelmente menor do que entre as mães aí partejadas.

Terceira pergunta: O fenômeno apresenta diferenças quantitativas ou qualitativas segundo a circunstância ou lugar onde é observado?

A mortalidade por febre puerperal das mães hospitalizadas no Primeiro Serviço é maior do que a ocorrida entre as mães internadas no Segundo Serviço. Os dados de óbitos apresentam diferenças notáveis em três anos de observação. A percentagem média de óbitos no Primeiro Serviço é de quase 9%, enquanto no Segundo Serviço situa-se em torno de apenas 2%.

Pelo encaminhamento que Semmelweis deu à sua investigação, podemos imaginar que teria formalizado o seu problema, como uma questão científica, sob o seguinte enunciado:

"Quais os fatores responsáveis pelas diferenças nos percentuais de mortalidade materna por febre puerperal ocorrida na maternidade do Hospital Geral de Viena?"

As hipóteses (no sentido de respostas plausíveis a uma dada questão científica) geradas pelo rico processo lógico e metodológico desenvolvido por Semmelweis desafiavam o poder médico da época. Foi preciso muita coragem para prosseguir no teste de hipóteses que indiciavam justamente a ação dos ilustres obstetras vienenses (ignorantes do princípio da assepsia) como fatores de contaminação da infecção puerperal. Após cuidadosa investigação, Semmelweis comprovou que os próprios médicos contaminavam as parturientes ao realizar toques vaginais após terem realizado necropsia de vítimas de febre puerperal. Infelizmente, Semmelweis terminou seus dias perseguido pela corporação médica austríaca, discriminado e paranóico, autocontaminando-se com o micróbio da febre puerperal para demonstrar, sacrificando-se, que cumprira seu dever de cientista.

Atualmente parece não haver mais necessidade de heroísmos extremos. A atividade acadêmica, o sistema de vigilância epidemiológica e o exercício da clínica têm-se revelado complementares no processo de levantamento de problemas epidemiológicos.

A atividade acadêmica articula docência, pesquisa e, no campo específico das ciências da saúde, assistência a pacientes. A capacidade inquisitiva dessas atividades varia com o seu nível de desenvolvimento científico e de integração. Atividades acadêmicas que geram conhecimento de interesse epidemiológico não se restringem ao campo específico da Epidemiologia. Disciplinas laboratoriais conexas, disciplinas clínicas e as próprias disciplinas aplicadas da Saúde Coletiva têm oportunidade de criar problemas cuja solução subsidia a Epidemiologia, enquanto discurso e ação.

A vigilância epidemiológica constitui, por sua natureza, importante fonte geradora de questões epidemiológicas na medida em que significa um observatório privilegiado para a detecção precoce de problemas emergentes. Dois são os tipos de problemas detectáveis pela ação da vigilância. Em primeiro lugar, apresentam-se problemas de ordem mais tecnológica do que propriamente científica. As ações de profilaxia e controle necessárias são conhecidas, porém, apesar da correta aplicação do conhecimento existente, o problema persiste. Muitas vezes, trata-se não apenas de anomalias ou deficiências de aplicação tecnológica, e sim indícios de esgotamento de um modelo ou mesmo da importância de uma nova faceta ou manifestação de um problema considerado como resolvido. Em segundo lugar, quando não se dispõe de conhecimento suficiente, ou sendo este lacunar, torna-se evidente a necessidade de se pesquisar para esclarecer o problema detectado. Aqui o termo *problema* teria o significado de falha no conhecimento sobre o assunto.

O atendimento individualizado a pacientes concede a médicos, dentistas, enfermeiros e outros profissionais de saúde condições de observação de fenômenos de ordem clínica que interessam diretamente ao diagnóstico e à terapêutica. Parece menos óbvio, sem, no entanto, ser menos verdadeiro ou menos importante, que o clínico continua a dispor de uma posição vantajosa, dada a possibilidade de fazer observações sobre regularidades ou discrepâncias detectáveis no grupo homogêneo formado por seus doentes. Principalmente nos países em desenvolvimento, que contam com sistemas pouco desenvolvidos de informação em saúde, a medicina clínica sem dúvida constitui um posto privilegiado para a observação do comportamento das doenças crônico-degenerativas em grupos humanos. Deve ser enfatizado, entretanto, que essa potencialidade, enquanto fonte de produção de questões epidemiológicas, é ainda pouco explorada pelo clínico (Souza, 1984).

O desdobramento do problema científico em enunciados tipo questão implica sem dúvida uma etapa inicial de análise do problema. Semmelweis, Snow, Gregg, as equipes do CDC e tantos outros pesquisadores que ajudaram a construir a Epidemiologia não se notabilizaram apenas como criadores de problemas. Na verdade, o valor histórico e social das suas contribuições repousa sobre estratégias lógicas e práticas que foram por eles concebidas a fim de completar o ciclo de produção do conhecimento científico. Trata-se aqui justamente do que se denomina, senso estrito, de metodologia científica.

Quando se trata de um problema complexo, pode-se partir de um enunciado bastante geral e, na medida em que o problema vai sendo analisado, este será decomposto em problemas mais simples, solucionados por meio de hipóteses claras, concisas e refutáveis. Tais hipóteses, ferramenta fundamental do raciocínio científico, são constituídas por elementos de tradução dos conceitos epidemiológicos sob a forma de variáveis. A seção seguinte discute, em maior profundidade, a natureza das variáveis epidemiológicas e o seu relacionamento com o processo de formulação de hipóteses neste campo específico da ciência contemporânea.

Variáveis Epidemiológicas

Retornemos por um momento à cadeia produtiva do conhecimento (Fig. 6.1), mais especificamente na passagem da observação ao dado. Considerando-se um conjunto qualquer de processos, fatos ou fenômenos observados, duas categorias de propriedades estarão ali presentes. Em primeiro plano, ressaltam as propriedades constantes, denominadas simplesmente *constantes*. Estas são exibidas por todos os elementos do conjunto de igual forma e, por isso, podem ser tomadas como critério para delimitar conjuntos homogêneos a partir de elementos esparsos. Exemplificando: tomando-se como critério o "país de nascimento" para se proceder à inclusão de pessoas num conjunto homogêneo, pode-se definir uma população de "brasileiros". Esse conjunto é complemento de outros conjuntos diferentes, porém homogêneos quanto ao mesmo critério: "americanos", "africanos", "argentinos".

Em nível mais profundo de análise, são discerníveis propriedades variáveis ou simplesmente *variáveis*. Estas determinam a maneira pela qual os elementos de qualquer conjunto são diferentes entre si. Tomando como exemplo o conjunto dos brasileiros, pode-se dizer que as pessoas aí incluídas serão diferenciadas entre si por atributos, tais como sexo, religião, peso ou estatura, que são as variáveis. As variáveis, quanto a sua natureza, podem ser categorizadas como *qualitatitivas e quantitativas*.

Variáveis qualitativas são as que implicam diferenças radicais ou essenciais. A variável sexo, por exemplo, inclui as categorias masculino e feminino, as quais mantêm entre si diferenças não apenas de nível, volume, ou quantidades, mas sim de natureza. Exemplos de outras variáveis qualitativas que eventualmente podem despertar interesse epidemiológico são: local de residência, local de trabalho, ocupação, procedência, situação conjugal etc.

Variáveis quantitativas, por sua vez, envolvem distinções não-substanciais, no sentido de diferenças traduzíveis em desigualdades de grau, freqüência, intensidade, volume. Referem-se a propriedades que mantêm a mesma natureza em toda a sua extensão ou dimensão, que se mostram com maior ou menor expressão, podendo ser manifestadas em termos numéricos; temperatura, pressão sangüínea, peso e estatura são bons exemplos.

As variáveis quantitativas são *descontínuas ou discretas* quando, entre dois valores consecutivos expressos por números inteiros, não é possível a inclusão de valores fracionários: número de casos de uma doença ou freqüência de batimentos cardíacos, por exemplo. As variáveis podem ser também *contínuas*, quando admitem valores fracionários entre quaisquer valores consecutivos (pressão barométrica ou temperatura corporal, por exemplo).

Em estudos epidemiológicos, as doenças específicas são consideradas ora como variáveis, ora como constantes. Quando tomadas como variáveis, seus valores normalmente podem ser ausência e presença. Assim, ao analisar-se a distribuição de dada doença em um grupo populacional homogêneo quanto ao critério "local de moradia", este será dividido em dois subgrupos: portadores e não-portadores da doença.

A fim de possibilitar a codificação, análise e compreensão de conjuntos de fatos, processos e fenômenos, as diferenças entre seus elementos — ou variáveis — devem estar formalmente explicitadas. Isto pode ser realizado mediante operações de classificação, contagem ou mensuração da propriedade ou variável considerada. Se tratarmos da variável "sexo", as pessoas serão classificadas em uma das duas categorias: masculino ou feminino; se "peso" ou "altura", serão medidas em quilogramas ou em centímetros, respectivamente: se "número de pessoas acometidas", será feita a contagem daqueles que possam ser aí classificados.

Na prática epidemiológica, quando se acompanha descritivamente a evolução de fatos de interesse científico, ou quando se procede à investigação de fenômenos inusitados relacionados à saúde ou à doença, analisando e enunciando problemas ou propondo hipóteses explicativas, busca-se no fim das contas identificar relações entre variáveis. Ao se estabelecerem tais relações, opera-se, na maioria dos casos, com valores atribuídos às variáveis por classificação, mensuração ou contagem. Em termos metodológicos, a mais importante e útil relação entre variáveis é a que as categoriza como *independentes* e *dependentes*.

Os termos "variável independente" e "variável dependente" foram emprestados da matemática. As variáveis representadas no eixo dos x, das abscissas, são as variáveis independentes, e aquelas representadas no eixo dos y, eixo das ordenadas, são as dependentes. Esta é talvez a forma mais simples de se pensarem os dois tipos de variáveis colocadas em relação, por não implicar o uso de termos discutíveis, tais como "causa" e "efeito". Porém, quando se trabalha em um referencial de causalidade, a variável independente será o fator causal, ou seja, a causa presumida da variável dependente, sendo esta o efeito resultante da primeira. De todo modo, sempre se define variável independente como antecedente e variável dependente como conseqüente.

Em estudos experimentais, a variável independente é aquela que tem seus valores escolhidos e determinados pelo pesquisador. Quando, por exemplo, se testa um novo planorbicida, as concentrações da droga a que serão expostos os caramujos são determinadas pelo experimentador — esta é a variável independente da pesquisa. Nesse exemplo, o número de caramujos mortos será a variável dependente — aquela que, em estudos experimentais, escapa ao controle do investigador e cuja variação se pretende mensurar.

Na pesquisa não-experimental, que corresponde à maioria das investigações epidemiológicas, não é possível a manipulação de variáveis. Geralmente, a escolha de qual será a variável dependente e de qual será a independente é determinada pela suposição de que certa condição variável produz uma mudança no estado de saúde ou de doença; essa condição variável será tomada como variável independente, e o efeito, doença ou não-doença, como variável dependente. É comum encontrar relações nas quais a variável independente foi escolhida pelo fato de que os eventos a ela associados apresentam-se anteriormente aos eventos que a partir daí são tomados como dependentes.

A variável dependente, ou efeito presumido, deve variar concomitantemente com as mudanças ocorridas na variável independente. Seus valores dependem dos valores assumidos pela variável independente. A variável dependente é normalmente a condição cuja explicação está sendo tentada. Assim, para se explicar doença ou não-doença como variáveis dependentes, pode-se pensar em uma multiplicidade de fatores co-responsáveis por sua causação, ou seja, as variáveis independentes. Não existem restrições teóricas quanto ao número de variáveis dependentes ou independentes.

As técnicas utilizadas para a atribuição de valores numéricos ao grau com que variáveis se associam ou correlacionam são eminentemente estatísticas; isto será abordado no Cap. 9. No campo da Epidemiologia, porém, a estatística não fala por si. Cabe ao epidemiologista analisar os resultados obtidos à luz do conhecimento epidemiológico acumulado, dentro do contexto de que o fenômeno faz parte e considerando as características singulares assumidas pelo fenômeno na sua especificidade de tempo e espaço.

Na análise epidemiológica, variáveis independentes são consideradas fatores de risco somente quando associadas a doenças, contanto que essas associações

124 Introdução à Epidemiologia

sejam julgadas válidas à luz dos critérios epidemiológicos. Quando, após reiteradas validações da associação entre o fator de exposição e a doença, não subsistirem mais dúvidas quanto à sua contribuição na causação, o dito fator poderá ser reconhecido como fator de risco.

Nesse sentido, a pesquisa epidemiológica busca sempre o teste de um tipo formal de hipótese: a de que uma dada variável de exposição constitui ou não um fator de risco para uma certa patologia. Chamemos essa forma geral de "hipótese epidemiológica".

Mas, afinal, o que é e para que serve uma hipótese?

Hipóteses Epidemiológicas

Hipóteses são conjecturas com as quais se procura explicar, por tentativa, fenômenos ocorridos ou ocorrentes. São respostas possíveis dadas a problemas postos pela ciência ou pelo senso comum. Tais respostas serão consideradas como científicas na medida em que responderem a problemas colocados pela prática social da pesquisa e mais:

(i) se afirmarem relações entre variáveis;
(ii) se forem abertas à validação (ou refutação).

Além da função que as define, que é a de adiantar respostas tentativas a problemas novos ou revisitados, e como decorrência dessa mesma função, as hipóteses, de algum modo, orientam e determinam a natureza dos dados a serem coletados e, portanto, a metodologia da pesquisa. Dados são produzidos ou colhidos para satisfazer um objetivo, qual seja, avaliar a validade da hipótese, buscando refutá-la.

A validação de hipóteses se dá mediante refutação das predições ou conseqüências que delas são derivadas por dedução. Tais predições constituem enunciados menos gerais que, mesmo antes da sua explicitação, preexistiam virtualmente no enunciado da hipótese. Uma vez corroborada em alguma de suas conseqüências, a hipótese fica beneficiada por uma validação parcial. Nem mesmo a confirmação de muitas conseqüências fará da hipótese um conhecimento totalmente certo. A rejeição de uma só de suas predições pode invalidar a hipótese por completo. De acordo com o eminente filósofo da ciência *Sir* Karl Popper (1969), o conhecimento científico avança quando uma hipótese mais abrangente substitui uma hipótese anterior, rejeitada pela investigação experimental ou observacional de suas conseqüências lógicas.

Ocorrem generalizações de pequeno alcance que, como decorrência, produzem um número bastante restrito de predições. Podemos considerá-las como hipóteses pobres. Outras hipóteses, cientificamente mais férteis, trazem implícito em seu enunciado um número grande de conseqüências direta ou indiretamente verificáveis. No extremo da generalização de curto alcance, encontram-se hipóteses cuja única verificação possível é definida pelos seus próprios termos.

No outro extremo, encontram-se hipóteses com *status* de teoria. Seu maior mérito é o de propiciar a produção de uma multiplicidade de predições refutáveis, não só no campo do conhecimento em que foram pronunciadas, como também em disciplinas correlatas. São as conseqüências das hipóteses que fazem progredir o conhecimento, por sua capacidade de ajustar as teorias e orientar a prática. Estas constituem origem e finalidade dos experimentos e observações orientadas, que buscam validar ou refutar enunciados hipotéticos.

A formulação de hipóteses é etapa indispensável em qualquer pesquisa que se pretenda científica dentro dos paradigmas dominantes na ciência contemporânea. Por um lado, freqüentemente encontramos "pesquisas" cujos dados foram coletados sem um objetivo-diretor do processo de produção de dados, isto é, sem hipóteses. Por outro lado, existem hipóteses engenhosas que passam por conhecimento estabelecido, faltando-lhes, no entanto, validação, seja de natureza experimental ou de ordem observacional. Em ambos os casos, o ciclo produtivo do conhecimento científico não foi devidamente completado.

As hipóteses podem ser originais, substitutivas ou dedutivas (Buck, 1975). Ao se buscar explicação para um fenômeno novo, inusitado, uma hipótese formulada e a seguir testada é original no sentido de ser a primeira a tentar esclarecer o problema. Além disso, a partir de teorias ou de hipóteses abrangentes, deduzem-se hipóteses menos gerais que são suas conseqüências. A medida do valor de uma hipótese são a qualidade e o número de conseqüências preditivas que dela podem ser deduzidas.

Quando o poder explicativo de uma hipótese já não é suficiente para esclarecer fenômenos novos, aparece a necessidade de se encontrarem hipóteses substitutivas. Uma hipótese substitutiva deve satisfazer um dos seguintes critérios: (a) deve permitir predições mais precisas; (b) explicar maior volume de observações anteriores; (c) explicar com mais detalhes observações feitas previamente; (d) ser aplicável às situações em que a hipótese anterior falhou; (e) indicar novas predições não sugeridas pela hipótese original; (f) relacionar ou unificar fenômenos que antes não estavam conectados.

126 Introdução à Epidemiologia

Uma hipótese epidemiológica compreende um enunciado que propõe uma explicação para algum fenômeno relativo à distribuição ou determinação do surgimento de doentes em populações, por meio do relacionamento de variáveis que representam risco e fatores de risco. Ao ser formulada, a hipótese epidemiológica deve levar em consideração os aspectos da doença na população e as variações perceptíveis nos componentes ambientais (físicos, químicos, biológicos, sociais etc.) associados à exposição aos fatores de risco.

A hipótese epidemiológica, dependendo de seu alcance e generalidade, pode fazer emergir transformações em outras disciplinas, nos campos biológico, social e de outras ciências da saúde. Os estudos epidemiológicos referentes à distribuição das doenças são fundamentais na elucidação de mecanismos causais. As hipóteses, geradas com base nesses estudos, têm como meta última a explicação dos padrões de distribuição e, para isso, devem ter como objetivo imediato desvelar fatores de risco. Esse é o contexto da exploração (ou modo de descobrimento, na terminologia samajiana).

Na análise epidemiológica, as hipóteses causais são primeiramente introduzidas para avaliar informações descritivas já recolhidas. Se, nessa etapa, a hipótese for considerada coerente com conhecimentos acumulados *a priori*, deverá então ser validada por meio de estudos planejados especialmente para essa finalidade. Todavia, a grande maioria dos estudos em Epidemiologia é observacional por motivos éticos (lidamos com pessoas humanas), lógicos (essas pessoas vivem em um contexto concreto) e operacionais (estudamos, em geral, grandes amostras e pequenos efeitos). Dificilmente são encontrados estudos de campo em Epidemiologia realizados com inclusão e controle do fator suspeito em um grupo experimental. Alguns estudos podem ser executados com base na remoção do fator suspeito. Dessa forma, podemos dizer que o critério de verdade (ou de prova, como preferem os epistemólogos) em Epidemiologia é, em última análise, a eficácia e a efetividade em prevenção e controle. Este é o contexto da verificação ou o modo de validação, conforme Samaja (1994).

Enfim, para o teste das hipóteses epidemiológicas, deve-se necessariamente destacar os elementos empíricos do problema epidemiológico, fundamentados nos seus respectivos componentes teóricos. Por essa razão, o trabalho científico na Epidemiologia depende de modelos conceituais de saúde-doença capazes de orientar o processo de problematização na disciplina. Além disso, já na vertente propriamente metodológica da disciplina, pretendemos ressaltar a questão do diagnóstico (conforme vimos no Cap. 5) como forma de identificação de exemplares ou casos das variáveis dependentes e o tema da forma empírica dos indicadores epidemiológicos (como veremos no Cap. 7). Dessa maneira, o método passa a ter existência concreta como prática de investigação, operacionalizada por meio de conjuntos complexos de planos, procedimentos, etapas, instrumentos e técnicas de produção e análise de dados, genericamente designados como "estratégias de pesquisa" (o que será objeto dos Caps. 8 e 9).

Para saber mais, consulte:

1. Almeida Filho, N. *La Ciencia Tímida — Ensayos de Deconstrucción de la Epidemiología*. Buenos Aires: Lugar Editorial, 2000.

2. Bhaskar R. *Scientific Realism & Human Emancipation*. London: Verso, 1989.

3. Bunge M. *Epistemologia: Curso de Atualização*. São Paulo: TAQ/EDUSP, 1980.

4. Chalmers I. *O que é Ciência Afinal?* São Paulo: Brasiliense, 1984.

5. Granger GG. *A Ciência e as Ciências*. São Paulo: Editora UNESP, 1994.

6. Rouquayrol MZ, Silva ML. A epidemiologia na organização dos serviços de saúde. *Sitientibus — Revista da UEFS* 19(jul-dez): 55-67, 1998.

7. Samaja J. *Epistemologia y Metodologia*. Buenos Aires: Eudeba, 1994.

8. Testa M. *Pensar em Saúde*. Porto Alegre: Artes Médicas, 1995.

Na Internet, procure:

1. Mesher D. *Mission Critical* (on-line tutorial in critical thinking and reasoning). San Jose State University, 2000. URL <http://arachne.sjsu.edu/depts/itl/index.html>

2. Research Methods for Health Sciences. School of Community, Health Sciences and Social Care, University of Salford, 2005: http://www.chssc.salford.ac.uk/healthSci/resmeth2000/resmeth/index.htm

3. Richards Jr. WD. *The Zen of Empirical Research*. Empirical Press, 2005. URL: <http://www.sfu.ca/~richards/Zen/show4/ch4.html>

4. Trochim's Research Methods Knowledge Base. Cornell University, 2005: http://www.socialresearchmethods.net/kb/

Capítulo 7

Indicadores Epidemiológicos

Neste capítulo, apresentamos os principais indicadores epidemiológicos, discutindo preliminarmente a lógica subjacente às medidas de ocorrência de doenças, agravos ou eventos de saúde.

Em primeiro lugar, vamos demonstrar a estrutura e aplicações dos indicadores de morbidade, focalizando os conceitos de prevalência e incidência.

Em segundo lugar, apresentamos os indicadores de mortalidade, desdobrados em taxas de mortalidade geral e de mortalidade específica, com especial destaque para os coeficientes de mortalidade infantil e materna.

Ao final, introduzimos o conceito de indicadores compostos de saúde, especialmente aqueles de base econométrica, enfatizando suas aplicações e limitações como verdadeiros indicadores de saúde.

Lógica Geral dos Indicadores

Numa perspectiva mais geral, indicadores epidemiológicos expressam a relação entre o subconjunto de doentes (ou óbitos por uma dada doença, ou sujeitos portadores de uma condição relacionada à saúde), e o conjunto de membros da população. Conforme vimos no Cap. 4, tal relação equivale ao cálculo da probabilidade de adoecer, ou seja, constitui a expressão mais geral e simplificada do *risco*.

Para compreender a lógica básica dos indicadores epidemiológicos, precisamos retomar a Fig. 4.1, enriquecendo-a com delimitações alternativas de denominadores. Dela podemos derivar a Fig. 7.1, onde a base populacional do risco continua sendo representada por meio do conjunto-mestre P.

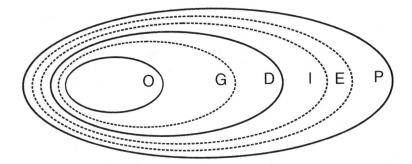

Fig. 7.1 Os subconjuntos da morbi-mortalidade.

Observem que agora outros subconjuntos além de **D** são definidos por referência à condição de saúde em questão. O mais importante destes é o subconjunto **O**, que representa os óbitos resultantes da doença **d**. Por isso **O** está contido em **D** (conjunto de doentes ou portadores da enfermidade **d**) que, por sua vez, é um subconjunto de **P**.

Por outro lado, nem todos os membros de **D** encontram-se sob o mesmo risco de morrer, porque a doença **d** produz casos com distintos níveis de gravidade. Chamemos **G** a este subconjunto de casos graves de **D**. Portanto, **O** está contido em **G**, que está contido em **D**, que por sua vez é um subconjunto de **P**.

Como nem todos os membros de **P** são suscetíveis ao efeito do agente de **d** e, além disso, nem todos os infectados tornam-se doentes, podemos incorporar o subconjunto **I**, de infectados (ou vulneráveis, no caso de doenças não-infecciosas). Agora, **O** está contido em **G**, que está contido em **D**, que está contido em **I**, que por sua vez é um subconjunto de **P**.

Enfim, considerando que nem todos os membros da população **P** encontram-se expostos aos agentes ou fatores de risco de **d** e que destes, nem todos tornam-se doentes, resta indicar o subconjunto **E**, de exposição. Então **O** está contido em **G**, que está contido em **D**, que está contido em **I**, que está contido em **E**, que enfim é um subconjunto de **P**.

Conforme podemos verificar de modo intuitivo, relações entre subconjuntos e grupos populacionais definidos por referência à condição patológica em questão propiciam o cálculo de indicadores epidemiológicos diversos.

Na perspectiva da série de conjuntos hierárquicos da Fig. 7.1, podemos classificar os indicadores epidemiológicos, de acordo com o nível de referência, como:

130 Introdução à Epidemiologia

a) macroindicadores – aqueles cujos denominadores se referem à base populacional plena **P**;

b) microindicadores – aqueles que tomam como denominador qualquer dos subconjuntos indicados, hierarquicamente inferiores a **P**.

Nos textos de epidemiologia escritos em português, essas modalidades especiais de razão ou proporção têm sido chamadas às vezes de taxa, às vezes de coeficiente. Ora, se respeitarmos a terminologia emprestada da Matemática e da Física, não se trata nem de uma coisa nem de outra.

Rigorosamente, uma taxa (equivalente ao termo inglês *rate*) denota uma medida de variação, como por exemplo a velocidade em física cinética e as taxas de crescimento ou de inflação na econometria. O termo coeficiente, por sua vez, designa funções derivadas do cálculo, como, por exemplo, o coeficiente de resistência estrutural na física de materiais ou o coeficiente de penetração na aerodinâmica. A propósito, o termo *coefficient* praticamente não é usado no jargão epidemiológico em inglês, idioma de origem da Epidemiologia.

Não obstante, considerando a necessidade de padronização terminológica, porém respeitando um padrão de uso já predominante no campo da Saúde Coletiva, propomos, por mera convenção, adotar os termos 'taxa' para os macroindicadores e 'coeficiente' para os microindicadores epidemiológicos.

Assim, tomando os subconjuntos inclusivos da Fig. 7.1, teremos:

- Taxas de mortalidade = O/P
- Taxas de incidência (e prevalência) de doença = D/P
- Taxas de incidência (e prevalência) de infecção = I/P
- Coeficientes de patogenicidade = D/I
- Coeficientes de virulência = G/D
- Coeficientes de letalidade = O/D

Os indicadores epidemiológicos típicos abordados neste capítulo, como por exemplo as taxas de prevalência, incidência e mortalidade, têm como denominador o conjunto mais abrangente, referido à população **P**. Indicadores especiais de morbidade, tais como os coeficientes de patogenicidade, virulência e letalidade, têm como denominadores subconjuntos de **P** que incluem infectados **I** (ou predispostos, em se tratando de doenças não-infecciosas) e doentes **D**.

Indicadores Epidemiológicos   131

Boxe 7.1 Taxas e coeficientes

Denominam-se coeficientes ou taxas as relações entre o número de eventos reais e os que poderiam acontecer. Suponhamos que um determinado coeficiente seja 0,00035. Isso significa que o coeficiente é igual a 35 por 100.000 (35/100.000), ou seja, que havia a possibilidade de acontecerem 100.000 eventos, mas que, destes, só aconteceram 35. Se os eventos realmente ocorridos (numerador) estão categorizados como "óbitos por tuberculose na capital x no ano y" e os eventos que poderiam ter ocorrido (denominador) estão categorizados como "habitantes domiciliados na referida capital naquele ano", o coeficiente será traduzido como 35 óbitos de tuberculose por 100.000 habitantes na capital x no ano t.

Coeficientes ou taxas constituem valores fracionados menores do que a unidade, devido ao fato de que as freqüências dos eventos registradas no numerador são uma parcela daquelas componentes do denominador. Para se transformarem números decimais em números inteiros multiplica-se o coeficiente por potência de 10, que seria a base referencial da população exposta, transformando-o em número inteiro. Assim o coeficiente 0,00035 será multiplicado por 100.000, o que o transformaria no coeficiente 35 por 100.000 habitantes (35/100.000).

Em estudos de epidemiologia comparativa deve-se tomar cuidado para que as taxas ou coeficientes comparados tenham a mesma base populacional, tomada como expressão do número de pessoas expostas ao risco. Na estimativa de taxas ou coeficientes, deve-se ter o cuidado de excluir do denominador as pessoas não expostas ao risco, como, por exemplo, excluir mulheres do denominador no cálculo da incidência por câncer de próstata.

Os indicadores epidemiológicos podem também ser classificados descritivamente, de acordo com o tipo de evento referido, como medidas de morbidade e medidas de mortalidade. Referem-se respectivamente aos subconjuntos da população formados por indivíduos que adquiriram doenças ou faleceram num dado intervalo de tempo. Por razões óbvias – o óbito é um evento pontual e absoluto –, só é possível estimar taxas de mortalidade do tipo incidência.

Morbidade e mortalidade constituem os principais indicadores empregados na Epidemiologia para abordar o estado de saúde das comunidades. Por esse motivo, merecem um tratamento mais aprofundado neste capítulo, convergindo para uma apresentação sumária de indicadores compostos de morbi-mortalidade e qualidade de vida.

Morbidade

Na Epidemiologia, morbidade sempre se refere a uma população predefinida **P**. Ao se identificar a população **P**, devem ficar claros os seguintes elementos: localização espacial, intervalo de tempo e abrangência do estudo. Assim, para estudar a morbidade por silicose, por exemplo, deve-se entender por **P** o conjunto de sujeitos expostos (capazes de contrair a doença), em espaço e tempo determinados; no caso, por exemplo:

$$P = \text{trabalhadores em britagem na indústria } x \text{ no ano } y$$

A expressão quantitativa da morbidade é dada por diferentes tipos de indicadores. Para fins operacionais, esses indicadores são definidos como quocientes entre número de casos de uma doença e a população de onde provêm os doentes, de acordo com a seguinte fórmula geral:

$$Indicador \ de \ morbidade = \frac{n^{\underline{o}} \ de \ casos \ de \ uma \ doença}{população \ \mathbf{P}} \times 10^n$$

A abrangência das informações veiculadas pelos diferentes indicadores de morbidade varia desde uma categoria muito geral, segundo causas, num extremo, até outra, muito particular, de população exposta conforme a fixação de valores para as variáveis sexo, idade, local de residência, classe social, entre outras. Assim, as modalidades de medidas de morbidade que podem ser definidas são bastante diversificadas, pois sua proposição depende dos interesses do pesquisador. Eis um exemplo de indicador de grande generalidade: prevalência de doenças infecciosas, na região Nordeste, na década de 2010. Por outro lado, um exemplo de indicador de morbidade muito particular será incidência de malária entre trabalhadores de campo de uma determinada empreiteira de estradas, concessionária de um trecho de construção rodoviária no Pará, no ano de 2006.

Assim, a definição de um indicador de morbidade, para planejamento de pesquisa ou levantamento de dados em serviços de saúde, é condicionada basicamente pelos objetivos que se pretende atingir. Logicamente, tais objetivos precedem e determinam os indicadores, embora não seja incomum encontrar em relatórios de pesquisa coeficientes ou taxas de morbidade definidos em função da natureza e qualidade dos dados disponíveis.

De forma ideal, quando já estabelecido o indicador de morbidade a ser calculado, todos os indivíduos membros da população exposta definida devem ter iguais chances de serem examinados. Como veremos no próximo capítulo, essa precondição é geralmente satisfeita em inquéritos domiciliares, que têm caráter episódico. Entretanto, a massa de informações sistemáticas de casos de doenças ou agravos chega aos serviços de epidemiologia por meio de registros de atendimento a doentes (ambulatórios e hospitais), vigilância epidemiológica e registros policiais.

Os dados quantitativos relacionados a doenças e outros problemas de saúde não controlados pelo sistema de vigilância epidemiológica podem ser levantados a partir de registros mantidos por hospitais, maternidades, ambulatórios, laboratórios e clínicas particulares. Nem sempre constituem boa informação sobre morbidade porque freqüentemente não são representativos da população geral. Alguns serviços de vigilância epidemiológica recorrem a tais fontes para complementar seus informes, especialmente aqueles referentes a doenças infecto-contagiosas. Os registros de câncer recorrem principalmente a esses tipos de dados, colhidos em hospitais especializados e laboratórios de patologia. Por outro lado, registros de mortes violentas (suicídios, acidentes de trânsito e homicídios) poderão ser encontrados nos serviços de medicina legal vinculados às Secretarias de Segurança Pública dos Estados.

Em Saúde Pública, os indicadores utilizados com mais freqüência para avaliar o risco de um dado problema de saúde ou para descrever a situação de morbidade em uma comunidade são as medidas de *prevalência* e de *incidência*.

Prevalência

Na linguagem comum, o verbo prevalecer conota a idéia de destaque comparativo ou domínio de uma opinião, propriedade, evento ou série de eventos sobre opiniões, fatos ou acontecimentos circundantes. Como conceito usado pela ciência epidemiológica, prevalência é termo descritivo da força com que subsistem as doenças nas coletividades, um indicador de morbidade, portanto.

A medida mais simples de prevalência é a freqüência absoluta dos casos de doenças. Porém, como vimos anteriormente, a freqüência de casos mostra-se pouco robusta como indicador de morbidade. Superior a esta, por seu poder descritivo e potencial comparativo, a taxa de prevalência constitui uma medida que permite estimar e comparar, no tempo e no espaço, a ocorrência de uma dada doença em relação a variáveis referentes à população: idade ou grupo etário, sexo, ocupação, etnia, entre outras.

134 Introdução à Epidemiologia

Operacionalmente, a taxa de prevalência pode ser definida como a relação entre o número de casos conhecidos de uma dada doença e a população, multiplicando-se o resultado pela base referencial da população, expressa usualmente como potência de 10 (ou 10^n), ou seja: 1.000 (%o), 10.000 (%oo) ou 100.000 (%ooo).

$$Taxa\ de\ prevalência = \frac{n^{\underline{o}}\ de\ casos\ conhecidos\ de\ uma\ dada\ doença}{população\ \mathbf{P}} \times 10^n$$

A expressão "n⁰ de casos conhecidos de uma dada doença" compreende os casos que subsistem, bem como inclui a soma de todos os "casos novos" diagnosticados desde a data da computação anterior. Suponhamos que até 31 de julho de um certo ano eram conhecidos 30 casos de determinada doença transmissível. Ao correr do mês de agosto, esse contingente, por motivos diversos, sofreu baixa em cinco dos casos antigos e acréscimo de 10 casos novos diagnosticados. A prevalência, no caso da doença transmissível usada nesse exemplo hipotético, será de 35 casos no último dia do mês, referenciado a todo o mês de agosto.

Pelo exemplo anterior fica claro que a variação na freqüência de doentes depende, por um lado, do número de excluídos do contingente e, por outro lado, do quantitativo daqueles que foram incorporados. Dentre os que são incluídos no contingente dos doentes, numa dada comunidade, contam-se os casos novos que aparecem na população e os imigrantes já doentes que aí chegam. As baixas são devidas a cura, óbito ou emigração.

A taxa de *prevalência instantânea* ou pontual mede a proporção de uma população que em um determinado instante apresenta a doença, e a taxa de *prevalência periódica* mede a proporção da população que apresentou a doença num lapso definido de tempo.

A prevalência instantânea é medida pela freqüência relativa à população $\mathbf{P}$ de ocorrência em um ponto definido no tempo, seja dia, semana, mês ou ano. Na verdade, a medida mais bem ajustada à definição teórica de prevalência instantânea é a que informa a freqüência de determinada doença $\mathbf{d}$ no intervalo de um dia. Em situações nas quais esse procedimento não é possível, a freqüência de casos ocorridos por unidades de tempo mais amplas (semana, mês, ano) pode ser centrada no ponto médio do intervalo ou no último dia deste.

Vejamos um exemplo: "Em 31 de dezembro de 2000 havia em Fortaleza 786 casos registrados de hanseníase." Note-se que a freqüência dada para 31 de dezembro, menos 239 altas, 7 óbitos e 4 transferências para outras cidades, representam a prevalência pontual para todo o ano de 2000, quando a capital do Ceará abrigava uma população estimada em 2.141.402 habitantes. Nesse exemplo, o cálculo da taxa de prevalência pontual é o seguinte:

$$(786 - 250) : 2.141.402 \ (100.000) = 25,0\%ooo \ habitantes$$

A prevalência que abrange um período de tempo mais ou menos longo e que não concentra a informação em um dado ponto desse intervalo é denominada *prevalência periódica*. É uma medida do número total de casos de uma doença, que se sabe ter existido durante um lapso de tempo unitário, semana, mês ou ano. Consiste na soma da prevalência pontual (no começo de um período especificado ou ao final do período anterior), com todos os casos novos que ocorreram durante esse período. Contrariamente à prevalência instantânea calculada ao fim do período, a prevalência periódica, para tal intervalo de tempo, não leva em conta as baixas ocorridas durante o mesmo. A prevalência periódica, no exemplo citado em Fortaleza no ano de 2000, foi igual a:

$$786 \times 100.000 : 2.141.402 = 36,7\%ooo \ habitantes$$

Como vimos no Cap. 3, as doenças podem ser classificadas quanto a sua duração, desde os pródromos até a morte ou cura, em dois grandes grupos: doenças de longo decurso, ou crônicas, e doenças de curta duração, ou agudas. Uma extensa gama de valores intermediários existe entre os extremos. A magnitude do coeficiente de prevalência é diretamente proporcional ao tempo de duração da doença. Supondo o surgimento periódico de números iguais de casos novos, tanto de doenças agudas quanto de doenças crônicas, a tendência é para o acúmulo de casos de doenças crônicas, aumentando a sua prevalência, e para uma estabilização do número de casos de doenças agudas, fazendo constante a sua prevalência.

Os progressos da terapêutica podem fazer variar os indicadores de prevalência. Drogas que aumentam a sobrevida sem contudo evitar completamente a morte, como atualmente no caso do HIV/AIDS, fazem variar os coeficientes de prevalência para mais, enquanto tratamentos que diminuem a duração da doença fazem com que os coeficientes de prevalência assumam valores cada vez menores.

Os indicadores de prevalência são valiosos para o planejamento do setor de saúde em função das necessidades de saúde da população, indicadas minima-

136 Introdução à Epidemiologia

mente pelo número de doentes existentes na comunidade. Para propósitos de realização de estudos etiológicos, visando à identificação de fatores de risco de doenças, as medidas de prevalência são em geral um auxílio menos efetivo do que as medidas de incidência.

Incidência

A incidência de doenças em uma população **P** significa a ocorrência de casos novos relacionados à unidade de intervalo de tempo, dia, semana, mês ou ano. Assim, as expressões "três casos novos por dia" ou "300 por ano" são relações que expressam incidência, ou seja, a intensidade com que estão surgindo novos doentes, seja por dia, seja por ano, em uma determinada comunidade.

Para efeito de estudo comparativo da incidência de doenças numa mesma população em épocas diferentes, ou em populações diversas numa mesma época, usa-se a taxa de incidência. Operacionalmente, *a taxa de incidência é definida como a razão entre o número de casos novos de uma doença que ocorre em um intervalo de tempo determinado, numa população delimitada exposta ao risco de adquirir a referida doença no mesmo período*. Assim como para a prevalência, multiplica-se o resultado por uma potência de 10, tomada como base referencial da população. Calcula-se da seguinte maneira:

$$\text{Taxa de incidência} = \frac{\begin{array}{c}\text{n}^{\underline{o}}\text{ de casos novos de uma}\\\text{doença em determinada comunidade}\\\text{em certo período de tempo}\end{array}}{\begin{array}{c}\text{n}^{\underline{o}}\text{ de pessoas expostas ao}\\\text{risco de adquirir a doença}\\\text{no referido período}\end{array}} \times 10^{n}$$

Vejamos uma ilustração dessa fórmula geral. No ano de 1991, foram confirmados 2.103 casos de cólera no Brasil, numa população de 146.825.475 milhões de habitantes. Suponha-se que se queira apresentar a incidência da doença fazendo referência a duas unidades de intervalo de tempo diferentes. Assim, tem-se que a incidência de cólera no Brasil em 1991 foi de 1,43 por 100.000 habitantes por ano, ou de 0,11 por 100.000 habitantes por mês, válido para cada um dos 12 meses de 1991. Nos anos seguintes, com o bom desempenho do sistema de vigilância epidemiológica e as campanhas maciças de controle da cólera, foi possível reduzir a incidência a níveis mínimos, tendo sido registrados 733 casos no ano de 2000, o que significou uma incidência anual de 0,44, ou seja, uma incidência mensal de apenas 0,04 por 100.000 habitantes.

Na prática, a taxa de incidência pode ser calculada tomando-se como numerador duas entidades distintas:

a) número de pessoas doentes;
b) freqüência de eventos relacionados à doença.

Por "eventos relacionados à doença" entendam-se admissões hospitalares, casos diagnosticados e outros. Exemplificando: ao se calcular a taxa de incidência de malária em um determinado intervalo de tempo, os eventos relacionados com a doença podem ser casos diagnosticados por meio de lâminas positivadas.

Suponhamos, agora, que fomos encarregados de fazer uma análise da incidência de traumatismos por acidentes de trânsito. O procedimento usual em casos como esse será recolher na rede hospitalar, de forma extensiva, por referência ao intervalo de tempo estabelecido, a freqüência de casos admitidos para tratamento. O evento relacionado ao agravo compreenderá "casos admitidos em hospitais com traumatismos resultantes de acidentes de trânsito". Nesses dados não se contam os casos de traumatismos que não ingressaram no hospital nem se incluem distintas ocorrências com a mesma pessoa.

Em certas circunstâncias, um evento de interesse epidemiológico pode acontecer a uma mesma pessoa mais de uma vez em um determinado período de tempo. A definição do indicador "número de resfriados por ano" compreende várias ocorrências que podem ter acometido uma única pessoa. Em "número de pessoas que tiveram pelo menos um resfriado por ano" ficam descartados todos os resfriados (além do primeiro) ocorridos com a mesma pessoa.

Esse padrão de ocorrência pode dar origem a dois tipos de taxas: proporção de resfriados/população exposta ao risco, no período de um ano; e proporção de pessoas que tiveram um resfriado/população exposta ao risco, no período de um ano. O primeiro refere-se ao número de resfriados que se espera que ocorram na comunidade naquele período de tempo. O segundo refere-se à probabilidade de um certo número de pessoas ter um resfriado naquele ano. Para propósitos epidemiológicos é preferível a segunda modalidade, reduzindo o numerador a indivíduos, de tal forma que a taxa indique a probabilidade de um grupo de pessoas ser acometido da enfermidade.

Os denominadores utilizados para cálculos de incidência devem se restringir a componentes específicos da população observada, ou seja, aos que se encon-

138 Introdução à Epidemiologia

tram sob risco de contrair a doença ou de sofrer o agravo. Num estudo hipotético sobre traumatismo em acidentes de moto, obviamente pilotos e passageiros de motocicleta constituirão a população exposta. No caso do cálculo de taxas de incidência de tétano neonatal, a população sob risco será constituída pelos nascidos vivos. A apuração do contingente que se encontra sujeito a um risco qualquer é feita, naturalmente, pela retirada dos que não estão submetidos ao risco. O indicador de incidência assim concebido mede com mais precisão a probabilidade de ocorrência de uma doença ou dano à saúde.

Medidas de incidência constituem peça fundamental nos estudos da etiologia de doenças agudas e crônicas. Alta incidência significa alto risco populacional. Exemplo típico do uso da incidência como medida de risco é o estudo de Bizzozero *et al.* (1988), a propósito dos efeitos leucemogênicos de radiações ionizantes. Em agosto de 1945, foi lançada uma bomba atômica sobre a população civil de Hiroshima e Nagasaki. Os dados da Tabela 7.1, produzidos por uma comissão de especialistas japoneses e norte-americanos, indicam que dentre os sobreviventes e seus descendentes, ao longo de vários anos, as taxas de incidência de leucemia foram, em média, dez vezes mais elevadas na população que residia a menos de 1.500 metros do epicentro, quando comparada àquela que morava mais distante, a 1.501 a 10.000 metros do local de lançamento da bomba atômica.

Quando a intenção é investigar surtos epidêmicos logo de sua eclosão e durante sua vigência, a medida de incidência reveste-se de uma feição diferente e recebe a denominação de *coeficiente de ataque.* Este deve ser entendido como incidência referida *a uma população específica ou a um grupo bem definido de pessoas, limitadas a*

Tabela 7.1 Incidência média anual de leucemia, por 100.000 habitantes, em amostra do estudo de duração de vida – Hiroshima e Nagasaki, 1946/1964

	Casos	**1946/49**	**1950/54**	**1955/59**	**1960/64**
0-1.500	Agudos	2,07	28,21	26,24	9,24
metros do	Crônicos	4,15	19,91	10,50	9,54
epicentro	Total	6,22	48,12	36,74	14,78
1.501-10.000	Agudos	—	1,32	3,46	1,46
metros do	Crônicos	1,24	0,66	0,69	0,73
epicentro	Total	1,24	1,98	4,15	2,20

Adaptado de Bizzozero *et al.*, 1988.

um *período de tempo de dias ou semanas e localizadas em uma área restrita*. Suponha-se, a título de exemplo, a ocorrência de um surto de gastrenterite em um grupo de comensais de determinado restaurante, por ocasião de um banquete. Nesse caso o coeficiente de ataque será a relação entre o número de pessoas acometidas do mal-estar e o número de pessoas que estiveram presentes à comemoração.

Um outro exemplo que marca de forma ligeiramente diferente a aplicação do coeficiente de ataque na investigação da etiologia de doenças que incidem sobre grupos restritos pode ser configurado no acontecimento seguinte: foi transferido para uma escola no interior um aluno portador de difteria em período de incubação. O resultado foi que eclodiu um surto de difteria naquela escola. Dá-se o nome de caso-índice ao primeiro caso oficialmente notificado, que poderá ser, no caso do exemplo, o aluno novato. Os outros casos serão denominados casos secundários e o coeficiente de ataque, nesse caso, será adjetivado também como secundário.

$$\text{Coeficiente de ataque secundário} = \frac{\text{n}^{\underline{o}} \text{ de casos novos surgidos a partir do contato com o caso-índice}}{\text{n}^{\underline{o}} \text{ total de contatos com o caso-índice}} \times 100$$

Relação entre Prevalência e Incidência

Os conceitos veiculados pelos termos "prevalecer" e "incidir" possuem em comum, como idéia central, a ação de ocorrer. Assim, por prevalecer deve ser compreendida a seqüência das ações de ocorrer, e permanecer ocorrendo, num momento considerado, enquanto incidir denota simplesmente a ação de ocorrência sem necessidade de acréscimos complementares. A ciência epidemiológica apropriou-se de ambos os conceitos dando-lhes feição nova sob os termos incidência e prevalência. *Incidência* em epidemiologia traduz a idéia da "intensidade" com que acontece a morbidade em uma população **P**, enquanto *prevalência*, conforme visto anteriormente, refere-se ao "volume" com que subsistem as doenças nas coletividades.

Na seção anterior, ao apresentar uma definição de incidência, tendo como ponto de partida a compreensão da prevalência, abstraímos o fato de que a prevalência varia também, embora inversamente, com os casos depurados. Isto é, o nível de prevalência a um dado tempo é uma posição de equilíbrio entre a taxa de incidência e a "resolução" da doença, determinada pela sua duração.

140　Introdução à Epidemiologia

Para fins epidemiológicos, duração de uma doença é o intervalo médio de tempo que vai desde o momento de seu diagnóstico até o seu desfecho por cura, óbito ou emigração do acometido. A utilização dessa variável em estudos de morbidade permite uma nova relação entre prevalência e incidência, que pode expressar-se da seguinte maneira: *a prevalência P varia proporcionalmente com o produto da incidência I pela duração D.*

Em circunstâncias especiais, nas quais incidência e duração permanecem constantes no tempo, a morbidade é estável e, nesses casos, pode-se afirmar que a prevalência **Pr** é *igual* ao produto da incidência **In** pela duração **Du**. Assim, conhecidos dois desses valores é algebricamente possível calcular o terceiro termo da equação, com auxílio das seguintes fórmulas:

$$Pr = In \ . \ Du; \ In = Pr/Du; \ Du = Pr/In$$

Para ilustração das idéias expostas, representa-se graficamente na Fig. 7.2 um estudo hipotético de acompanhamento de um grupo de 25 pessoas, num intervalo de 18 meses, com anotação dos casos incidentes de doenças e sua duração. As barras horizontais segmentadas representam a fração de tempo que uma determinada pessoa permaneceu doente. A extremidade esquerda representa o momento em que se registrou o início da doença, e a extremidade direita, o seu desfecho.

Observem-se as seguintes informações aí registradas: duração da doença, como exemplo hipotético, oscila mais ou menos em torno de dois meses e meio; sua incidência, calculada para o ano de 2005, é de 17 casos, e as prevalências pontuais, medidas no primeiro dia do mês e a cada seis meses, são: três casos em 1/1/2005, três casos em 1/7/2005 e três em 1/1/2006.

O esquema geral apresentado na Fig. 7.2 é típico das doenças agudas. Considerando duração e magnitude da incidência variando dentro de limites aceitáveis, de forma tal que não se produzam modificações qualitativas no esquema geral, muitas seriam as doenças que aí se enquadrariam em caráter genérico:

a) doenças de baixa incidência e alta letalidade: leucemia aguda, meningococcemia e outras;
b) doenças com baixa incidência e cura relativamente rápida: clamidíase e pediculose, entre outras;
c) doenças epidêmicas caracterizadas por cura rápida: gripe.

Indicadores Epidemiológicos 141

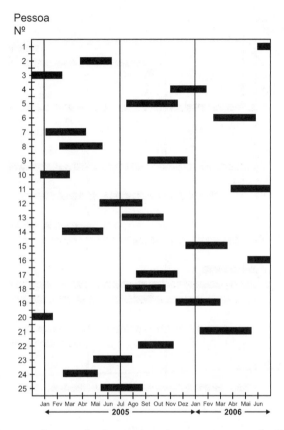

Fig. 7.2 Ocorrência e duração de doenças agudas em um grupo de 25 pessoas em um intervalo de 18 meses (de janeiro de 2005 a junho de 2006).

Por outro lado, a Fig. 7.3 esquematiza uma relação de prevalência, incidência e duração qualitativamente diferente do padrão anterior. A duração figurada no exemplo seguinte é característica de doenças de longo curso, geralmente denominadas doenças crônicas. Nesse modelo hipotético, representando o acompanhamento de 14 pessoas no período de janeiro de 2005 a junho de 2006, observam-se que seis casos ocorreram antes de iniciado o acompanhamento e que, ao seu término, ainda continuavam doentes.

A incidência para o ano de 2005 é de quatro novos casos, e as prevalências pontuais, medidas no primeiro dia do mês e a cada seis meses, são: sete registros em 1/1/2005; oito registros em 1/7/2005 e dez registros em 1/1/2006. Um estudo mais acurado da Fig. 7.3 sugere que, se o acompanhamento tiver conti-

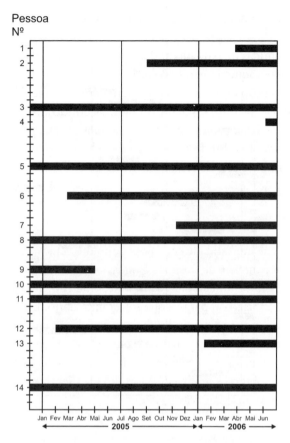

Fig. 7.3 Ocorrência e duração de doença crônica em um grupo de 14 pessoas em um intervalo de 18 meses (de janeiro de 2005 a junho de 2006).

nuidade, no dia 1º de julho de 2006 a prevalência pontual então será igual a 13. Os registros a cada seis meses referem uma prevalência periódica igual a 25 em 31 de dezembro de 2005, com apenas uma cura ou óbito ou emigração no primeiro semestre.

Para doenças que, pelo seu comportamento crônico, podem ser enquadradas genericamente no esquema proposto na Fig. 7.3, a prevalência pode se constituir em um descritor epidemiológico satisfatório para fins administrativos. Dessa forma, será possível levantar informações sobre a grande massa de casos que vão se acumulando e necessitando de providências gerenciais, quer seja no acompanhamento aos faltosos, ou para a compra de medicamentos de maior eficácia, quer seja na alocação de recursos humanos e demais gestões dos órgãos de saúde.

Doenças endêmicas de baixa letalidade ou baixo índice de cura seriam bem enquadradas nesse esquema geral. A leishmaniose visceral constitui exemplo de doença de evolução crônica com prevalência relativamente alta nas regiões pobres no interior da Bahia, Ceará e Piauí. Segundo o Guia de Vigilância Epidemiológica de 2002 (vol. II, p. 451), "sua maior incidência encontra-se no Nordeste com 92% do total de casos, seguida pela região Sudeste (4%), região Norte (3%) e finalmente pela região Centro-Oeste (1%)".

Mortalidade

Os indicadores de mortalidade podem ser definidos *como razão entre freqüências absolutas de óbitos e número de sujeitos expostos ao risco de morrer*. A qualificação dos indicadores de mortalidade faz-se em função da categorização estabelecida para os expostos ao risco ou para os que sofreram o dano. Estes podem ser estimados em geral, quando todos os indivíduos da população encontram-se expostos ao risco de morrer (o que é axiomático), ou podem ser categorizados segundo critérios os mais diversos, tais como sexo, idade, estado civil, causa, lugar etc. No primeiro caso, obtemos a Taxa de Mortalidade Geral; na segunda situação, podemos calcular as Taxas de Mortalidade Específicas.

Taxa de Mortalidade Geral

Voltemos à Fig. 7.1. Aí reconhecemos as taxas de mortalidade a partir do subconjunto O, sempre presente no numerador da proporção. Inicialmente, consideremos a totalidade dos óbitos, dos doentes, dos expostos, de uma dada população P. Assim, temos a Taxa de Mortalidade Geral (quando se incluem todos os óbitos), que corresponde ao risco de morrer por qualquer causa em uma dada população, em um intervalo definido de tempo, com a seguinte fórmula: TMG = O/P. Trata-se, nesse caso, da probabilidade não-condicional de morrer no período considerado, bastando para isso ser elemento do conjunto populacional P.

Calcula-se a TMG dividindo-se *o número de óbitos concernentes a todas as causas em um determinado ano*, circunscritos a uma *área determinada*, e multiplicando-se por 1.000, base referencial para a população exposta ao risco de

144 Introdução à Epidemiologia

morrer. Em Saúde Pública, sempre associada a outros coeficientes e índices, a
TMG é utilizada na avaliação do estado sanitário de áreas determinadas. Essa
taxa propicia, pelo menos teoricamente, a possibilidade de se avaliar comparativamente o nível de saúde de localidades diferentes (conforme o exemplo
da Tabela 7.2).

Apesar de ser um dos indicadores mais utilizados em Saúde Coletiva, na
prática o seu emprego em estudos comparativos é prejudicado pela presença

Tabela 7.2 Taxas de mortalidade geral nas capitais do Brasil em 2002

Capital	Óbitos	População	TMG
Porto Velho	2.164	347.843	6,2
Rio Branco	1.431	267.741	5,3
Manaus	6.730	1.488.805	4,5
Boa Vista	869	214.541	4,1
Belém	6.660	1.322.682	5,0
Macapá	1.358	306.580	4,4
Palmas	499	161.138	3,1
São Luís	4.221	906.567	4,7
Teresina	3.575	740.016	4,8
Fortaleza	12.743	2.219.836	5,7
Natal	3.742	734.503	5,1
João Pessoa	3.496	619.051	5,6
Recife	10.163	1.449.136	7,0
Maceió	4.918	833.260	5,9
Aracaju	2.740	473.990	5,8
Salvador	13.537	2.520.505	5,4
Belo Horizonte	12.496	2.284.469	5,5
Vitória	1.667	299.358	5,6
Rio de Janeiro	50.893	5.937.251	8,6
São Paulo	67.475	10.600.059	6,4
Curitiba	9.136	1.644.599	5,6
Florianópolis	1.754	360.603	4,9
Porto Alegre	10.236	1.383.454	7,4
Campo Grande	3.609	692.546	5,2
Cuiabá	2.661	500.290	5,3
Goiânia	6.044	1.129.274	5,4
Brasília	9.066	2.145.838	4,2

de distorções relacionadas ao sub-registro e à qualidade dos registros de dados vitais. Deste mal sofrem quase todas as estatísticas de saúde. Os serviços de coleta e registro de dados mostram, em diferentes países, diversas estruturas e vários níveis de competência. Isso vale também para regiões de um mesmo país.

No caso do Brasil a diversidade de competência do registro de dados se verifica até mesmo entre municípios vizinhos. Às vezes, encontram-se capitais com registros vitais confiáveis, não o sendo, entretanto, os registros feitos em cidades do interior, prejudicando assim a comparação das estatísticas vitais por unidades da Federação.

Voltando à Tabela 7.2, o bom senso indica que algumas das capitais, apresentando valores inusitadamente baixos para o coeficiente de mortalidade geral em 2002, podem ser consideradas como áreas de sub-registro: Palmas (3,1/1.000), Boa Vista (4,1/1.000), Macapá (4,4/1.000), Manaus (4,5/1.000) etc. Outro aspecto importante já visível nessa tabela é a possibilidade da evasão de óbitos para centros mais avançados do país (pode ser o caso do Rio de Janeiro, por exemplo), devido à disponibilidade de recursos tecnológicos para tratamento de doenças terminais, resultando em óbito registrado segundo o local de ocorrência e não de residência.

Muito utilizado para áreas geográficas restritas, esse indicador é de uso limitado quando se refere a comparações internacionais, devido às acentuadas diferenças na estrutura etária das populações estudadas. A maioria dos países europeus, por exemplo, nos quais 85% das pessoas morrem com mais de 50 anos de idade, caracteriza-se pela existência de uma população atual predominantemente velha, também chamada de população regressiva. Esse contingente de pessoas idosas encontra-se muito mais afetado pela mortalidade do que grupos demográficos jovens (ou população progressiva).

Na Tabela 7.3, onde estão especificadas as percentagens de população por grupos etários em diferentes países, verifica-se que as TMG brutas (sem ajuste, não-padronizadas) apresentam valores não condizentes com o real nível de saúde daquelas coletividades. Suécia, país economicamente desenvolvido, apresenta uma TMG igual a 12,1%o habitantes e México, país em desenvolvimento, registra uma taxa de 5,8%o para o mesmo ano. Essa tabela constitui um bom exemplo da influência exercida pela composição etária nos dados epidemiológicos. A população com mais de 64 anos de idade da Suécia é cinco vezes superior à do país latino-americano. Nesses casos, em que a mortalidade pode ser influenciada pela estrutura etária, recomenda-se a padronização das taxas.

Boxe 7.2 Disparates

A antiga Divisão de Epidemiologia e Estatística do DCS da Secretaria de Saúde do Ceará "pescou" alguns atestados de óbitos em Fortaleza de pessoas do sexo feminino, tendo como causa de morte "câncer de próstata"! O fato assinalado refletia, à época, a dificuldade que teria o sanitarista em elaborar análises válidas para o estudo das causas de morte. Esse episódio verídico ocorreu (e talvez ainda hoje ocorra) porque, naquela capital, muitas declarações de óbitos de pessoas falecidas sem assistência médica eram preenchidas por empresas funerárias em formulários pré-assinados. Por isso, alguns dados já consolidados apresentavam graves discordâncias quando de sua publicação.

Segundo o Anuário Estatístico do Brasil, os casos de raiva humana no Brasil foram 52 em 1985, enquanto na divulgação das estatísticas de mortalidade do Ministério da Saúde, o total de óbitos registrados foi igual a 33 para aquele mesmo ano. Pela leitura do Anuário do ano anterior, fica a impressão de que talvez o IBGE tenha publicado como sendo de 1986 a ocorrência de 1985. Vejamos ainda o evento "óbitos totais" para o município de Fortaleza: no ano de 1980, constava o valor 9.345, enquanto nos registros da Divisão de Epidemiologia e Estatística da Secretaria de Saúde do Ceará constava a freqüência 10.269, ou seja, uma diferença de quase mil óbitos!

Atualmente, com a implantação do Sistema de Informação de Mortalidade (SIM) em todo o Brasil, esses tipos de disparate são cada vez mais raros. As agências funerárias, sob orientação de alguns serviços de saúde, estão se conscientizando de seu papel de auxiliar os parentes dos falecidos, sem intromissões nas certificações da *causa mortis*. Por sua vez, as secretarias de saúde cada vez mais intensificam o treinamento de pessoal em codificação de óbitos. Assim, a médio prazo, há uma tendência à diminuição dos registros denominados "ignorado" e "mal definidos".

Fonte: Rouquayrol, 1967; IBGE, 1982; IBGE, 1987/1988; IBGE, 1989; MS, 1987.

Observe outra vez, na mesma Tabela, na última coluna, as TMG recalculadas com ajuste, desta feita tomando-se como padrão a população européia. Esses indicadores padronizados poderão viabilizar, de maneira mais realista, comparações entre nações tão diversas demograficamente. Após a padronização percebe-se que de 11,2/1.000 a Dinamarca passa a apresentar uma TMG igual a 5,8%o habitantes por ano, enquanto a TMG das Ilhas Maurício passou de 6,6%o a 15,8%o para o mesmo período.

Outro impedimento à utilização da TMG para comparações, especialmente no Brasil, diz respeito à forma de preenchimento de declarações de óbitos que

Tabela 7.3 Estrutura populacional de alguns países e respectivas taxas de mortalidade geral, com e sem padronização, 1990

País	Estrutura etária*			TMG (por 1.000 hab.)	
	0-14	15-64	65 e +	Bruto	Padronizado**
México	37,2	58,9	3,8	5,8	7,1
Sri Lanka	32,6	62,2	5,2	5,9	8,5
Ilhas Maurício	29,3	65,5	5,2	6,4	8,8
EUA	21,5	66,0	12,6	8,8	5,8
Dinamarca	17,0	67,6	15,4	11,3	5,7
Suécia	17,3	64,6	18,1	12,1	4,7

Fonte: OMS, 1990.
*Percentagem no ano de 1990.
**População-padrão: mundial.

às vezes são registrados segundo o local de ocorrência dos casos e não de acordo com o local de residência das pessoas. Por exemplo, na Tabela 7.4 observam-se as taxas por regiões do país, evidenciando-se um patamar mais elevado na região Sudeste. Trata-se, nesse caso, de uma região provida de mais e melhores recursos médicos, principalmente nos centros de São Paulo e Rio de Janeiro, para onde convergem grandes contingentes de pessoas em busca de atendimento médico especializado ou de maior acesso à moderna tecnologia. Nesses pólos de assistência, os parentes dos pacientes fornecem apenas os endereços da residência atual (às vezes uma moradia provisória).

Tabela 7.4 Taxas de mortalidade geral segundo as grandes regiões do Brasil em 2002

Região	Óbitos	População	TMG (por 1.000 hab.)
Norte	50.330	13.504.612	3,7
Nordeste	248.980	48.845.219	5,1
Sudeste	470.221	74.447.443	6,3
Sul	154.987	25.734.111	6,0
Centro-Oeste	58.289	12.101.547	4,8
Brasil	982.807	174.632.932	5,6

Fonte: MS/SVS/DASIS – Sistema de Informações sobre Mortalidade – SIM.

148 Introdução à Epidemiologia

Taxas de Mortalidade por Causas

Novamente devemos rever a Fig. 7.1. Note que podemos considerar exposição, infecção, doença e óbito especificamente em relação a uma dada patologia ou problema de saúde. No que concerne a medidas de mortalidade, podemos calcular a Taxa de Mortalidade Específica (pela doença **d**), que corresponde somente ao risco de morrer por aquela doença ou agravo em uma dada população, durante um intervalo definido de tempo.

As taxas de mortalidade por causas são calculadas mediante divisão do número de óbitos ocorridos por determinada causa e a população exposta ao risco de morrer por aquela causa. Normalmente, multiplica-se o resultado por 100.000, base referencial da população. A sua fórmula é semelhante à taxa de mortalidade geral:

$$TME \mid d = (O \mid d)/P$$

Nesse caso, para o mesmo conjunto populacional **P**, temos um risco (probabilidade) de morrer no período de tempo condicional à doença **d**.

Na Tabela 7.5 estão listadas as taxas de mortalidade por diversas categorias da CID-10, de acordo com regiões do Brasil em 2002. O *ranking* da mortalidade é liderado por doenças do aparelho circulatório, especialmente na região Sul, com taxa de mortalidade específica igual a 189,8%ooo, seguindo-se a região Sudeste (185,7%ooo), o Centro-Oeste (136,1%ooo), o Nordeste (111,9%ooo) e por último a região Norte (68,8%ooo). As quatro principais causas de morte no país em 2002 foram as seguintes: doenças do aparelho circulatório (153,2), neoplasias malignas (74,4), causas externas (72,5) e doenças do aparelho respiratório (54,3). Por sua importância como indicador de subdesenvolvimento, merece especial atenção o obituário registrado na categoria de "mal definido" que é, no Nordeste (136,5), mais que o dobro do Sudeste (57,8) e mais que o triplo da região Sul (38,0).

De forma geral, o registro de causas de morte, embora venha melhorando gradativamente, ainda não é fidedigno na maioria dos municípios brasileiros. Nos casos em que a doença transcorreu sem acompanhamento e o óbito ocorreu sem assistência médica, como freqüentemente acontece em distritos afastados da cidade, duas testemunhas atestam o óbito como "morte natural". Em tais circunstâncias a causa é sempre dada como "desconhecida". Às vezes o óbito se deu em localidade que dispõe de médico, tendo ocorrido "sem assistência médica".

Tabela 7.5 Taxas de mortalidade nas regiões do Brasil, segundo os capítulos da CID-10, em 2002

Causas, segundo os capítulos da CID-10	Norte	Taxa	Nordeste	Taxa	Sudeste	Taxa	Sul	Taxa	Centro-Oeste	Taxa	Brasil	Taxa
Doenças infecciosas e parasitárias	2.967	22,0	11.721	24,0	21.314	28,6	5.939	23,1	3.234	26,7	45.175	25,9
Neoplasias (tumores)	4.905	36,3	21.888	44,8	68.222	91,6	27.412	106,5	7.496	61,9	129.923	74,4
Doenças do sangue e dos órgãos hematopoéticos	348	2,6	1.615	3,3	2.361	3,2	640	2,5	253	2,1	5.217	3,0
Doenças endócrinas e nutricionais	2.109	15,6	13.187	27,0	23.367	31,4	7.673	29,8	2.886	23,8	49.222	28,2
Transtornos mentais e comportamentais	172	1,3	1.471	3,0	3.603	4,8	1.185	4,6	580	4,8	7.011	4,0
Doenças do sistema nervoso	458	3,4	2.218	4,5	6.837	9,2	2.502	9,7	842	7,0	12.857	7,4
Doenças do olho e anexos	-	0,0	1	0,0	10	0,0	-	0,0	-	0,0	11	0,0
Doenças do ouvido e da apófise mastóide	9	0,1	31	0,1	52	0,1	15	0,1	8	0,1	115	0,1
Doenças do aparelho circulatório	9.288	68,8	54.642	111,9	138.267	185,7	48.846	189,8	16.453	136,0	267.496	153,2
Doenças do aparelho respiratório	3.894	28,8	17.591	36,0	50.887	68,4	16.905	65,7	5.477	45,3	94.754	54,3
Doenças do aparelho digestivo	2.046	15,2	9.955	20,4	23.309	31,3	7.707	29,9	2.780	23,0	45.797	26,2
Doenças da pele e do tecido subcutâneo	117	0,9	460	0,9	1.029	1,4	238	0,9	88	0,7	1.932	1,1
Doenças do sistema osteomuscular e do tecido conjuntivo	162	1,2	615	1,3	1.413	1,9	533	2,1	162	1,3	2.885	1,7
Doenças do aparelho geniturinário	713	5,3	2.997	6,1	8.401	11,3	2.203	8,6	853	7,0	15.167	8,7

Tabela 7.5 Taxas de mortalidade nas regiões do Brasil, segundo os capítulos da CID-10, em 2002 (Continuação)

Causas, segundo os capítulos da CID-10	Norte	Taxa	Nordeste	Taxa	Sudeste	Taxa	Sul	Taxa	Centro-Oeste	Taxa	Brasil	Taxa
Gravidez, parto e puerpério	160	1,2	585	1,2	531	0,7	232	0,9	142	1,2	1.650	0,9
Afecções originadas no período perinatal	3.528	26,1	11.921	24,4	11.753	15,8	3.676	14,3	2.258	18,7	33.136	19,0
Malformações congênitas e anomalias cromossômicas	795	5,9	2.457	5,0	3.984	5,4	1.639	6,4	858	7,1	9.733	5,6
Sintomas e sinais mal definidos	10.873	80,5	66.653	136,5	43.019	57,8	9.790	38,0	3.841	31,7	134.176	76,8
Causas externas de morbidade e mortalidade	7.786	57,7	28.972	59,3	61.862	83,1	17.852	69,4	10.078	83,3	126.550	72,5
TOTAL	50.330	372,7	248.980	509,7	470.221	631,6	154.987	602,3	58.289	481,7	982.807	562,8

Fonte: Ministério da Saúde/DATASUS/Sistema de Informação de Mortalidade (SIM).

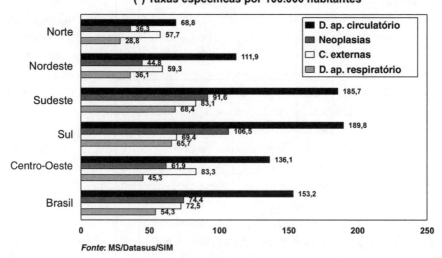

Gráfico 7.1 Principais causas de óbitos (taxas específicas por 100.000 habitantes) por regiões – Brasil, 2002.

Nesse caso, o profissional que é chamado a atestar a *causa mortis* geralmente a declara como "desconhecida".

Havendo acompanhamento clínico na fase final da doença, os motivos de mau preenchimento do atestado de óbito são: erro de diagnóstico, por insuficiência de recursos médicos ou por deficiência pessoal ou pelo que se chama "indiagnosticável atual"; desconhecimento do modo de preencher o atestado de óbito; questões de ordem burocrática; atenção dada ao preconceito familiar quanto a doenças e condições estigmatizantes (sífilis, AIDS, alcoolismo, suicídio etc.); divergência de nomenclatura utilizada para a causa de morte ou divergência em relação à Classificação Internacional de Doenças e Causas de Morte.

Coeficiente de Mortalidade Infantil

O Coeficiente de Mortalidade Infantil (CMI) é calculado dividindo-se o número *de óbitos de crianças menores de um ano pelos nascidos vivos naquele ano, em uma determinada área*, multiplicando-se por 1.000 o valor encontrado. Mede, portanto, o risco de morte para crianças menores de um ano.

A depender do critério que se empregue para sua definição, o CMI pode ser tomado como uma taxa ou como um coeficiente. Por seu amplo emprego em Saúde Coletiva para avaliar o estado de saúde de comunidades em associação com outros indicadores, deveria ser classificado entre as taxas gerais. Porém, a maioria dos autores define-o como um coeficiente específico, considerando a mortalidade infantil como um fenômeno que requer atenção especial.

Na medida em que ações específicas são empreendidas com o único fim de baixar o valor do coeficiente, retirando-se a prioridade das ações de caráter geral (remoção de lixo, fornecimento de água abundante, implementação dos esgotos, moradia), o CMI deixa de ser um descritor de ordem geral e se torna um descritor específico. De fato, quanto à forma de cálculo, trata-se indubitavelmente de um coeficiente, pois os eventos em que se baseia são realmente específicos (número de óbitos de menores de um ano) e o seu denominador (número de nascidos vivos) não configura um conjunto populacional pleno.

O CMI tem dois componentes: a Mortalidade Neonatal e a Mortalidade Pósneonatal. A mortalidade neonatal inclui os óbitos infantis com menos de 28 dias do nascimento, enquanto a mortalidade pós-neonatal ou tardia compreende os óbitos entre 28 dias e um ano de vida. O Coeficiente de Mortalidade Pósneonatal é um sensível indicador de subdesenvolvimento, pois, quando elevado, aponta para falhas nos sistemas de proteção e promoção da saúde infantil.

Os dados absolutos, que permitem o cálculo deste coeficiente, podem ser influenciados pela qualidade dos registros, tanto de nascidos vivos quanto de óbitos de menores de um ano. Trata-se de um dos indicadores epidemiológicos mais sujeitos a distorções. Dentre estas salientam-se: sub-registro de óbitos e de nascimentos, definição de nascido vivo no ano, declarações erradas da causa de morte e da idade da criança.

Desde há muito, Laurenti (1975) chamava a atenção para a existência dos chamados "cemitérios clandestinos" comuns em áreas mais pobres e como esse erro afeta a medida da mortalidade infantil, subestimando-a. Melo Jorge (1982), em levantamento efetuado em Teresina, mostrou a existência naquele município de sete cemitérios oficiais e 101 clandestinos.

Apesar do sub-registro e outras distorções, ainda assim o CMI é um razoável indicador de desigualdades regionais em saúde. Mesmo considerando os erros apontados, a Tabela 7.6 mostra que as regiões Norte e Nordeste são aquelas que exibem os mais baixos níveis de saúde, levando-se em consideração que os seus coeficientes de mortalidade infantil são mais elevados que os das demais regiões.

Tabela 7.6 Coeficientes de mortalidade infantil nas capitais brasileiras em 2002

Capital	Nascidos vivos	Óbitos de < 1 ano	CMI
Porto Velho	7.202	254	35,3
Rio Branco	7.710	161	20,9
Manaus	38.161	869	22,8
Boa Vista	6.072	61	10,0
Belém	25.795	565	21,9
Macapá	8.579	221	25,8
Palmas	3.942	65	16,5
São Luís	18.317	432	23,6
Teresina	14.498	295	20,3
Fortaleza	39.301	973	24,8
Natal	13.286	315	23,7
João Pessoa	11.140	175	15,7
Recife	24.307	449	18,5
Maceió	16.599	387	23,3
Aracaju	9.354	268	28,7
Salvador	40.344	1.128	28,0
Belo Horizonte	32.601	443	13,6
Vitória	4.444	37	8,3
Rio de Janeiro	86.949	1.346	15,5
São Paulo	183.414	2.806	15,3
Curitiba	26.371	311	11,8
Florianópolis	5.229	51	9,8
Porto Alegre	20.049	280	14,0
Campo Grande	12.347	170	13,8
Cuiabá	8.953	148	16,5
Goiânia	20.037	278	13,9
Brasília	45.799	625	13,6

Fonte: MS/SVS/Datasus.

Dados do Ministério da Saúde (Datasus) sobre óbitos de crianças menores de um ano referentes ao ano de 2002 mostram algumas disparidades entre capitais do Brasil. Na Tabela 7.6 estão descritos os CMI em Porto Velho (35,3), Aracaju (28,7), Salvador (28,0), Macapá (25,8) e outras capitais do Norte e Nordeste, evidenciando enormes desigualdades regionais. A probabilidade de morrer com menos de um ano em Porto Velho, na região Norte, é cerca de três vezes supe-

154 Introdução à Epidemiologia

rior à de Florianópolis, na região Sul, ou cerca de quatro vezes a de Vitória, na região Sudeste (Tabela 7.6).

Sendo o saneamento básico um dos descritores das desigualdades regionais, os dados da Tabela 7.7 indicam que, na região Nordeste, ainda na virada do milênio (final do ano 2000), 23,6% dos domicílios estavam desprovidos de quaisquer tipos de instalações sanitárias, abrangendo cerca de dois milhões e meio de famílias desprotegidas (Tabela 7.7).

Não apenas no Brasil, mas também fora dele, o Coeficiente de Mortalidade Infantil revela desníveis de saúde que se acentuam com o grau de riqueza ou pobreza das regiões estudadas. Em âmbito internacional, segundo informes da Organização Mundial da Saúde, repete-se o mesmo fenômeno, isto é, nas regiões pobres os coeficientes são mais elevados do que naquelas em que se dispõe de saneamento básico eficiente e de renda adequada à manutenção de uma satisfatória situação de saúde. Países da África, da América Latina e de outras regiões subdesenvolvidas apresentam um coeficiente médio de mortalidade infantil elevado, entre 30 e 50/1.000 nascidos vivos, enquanto em países economicamente desenvolvidos essas taxas variam em torno de 10 por 1.000 nascidos vivos (World Health Statistics, 2000).

Razões e Curvas de Mortalidade Proporcional

Em contextos subdesenvolvidos, com sistemas de informação em saúde de baixa qualidade, não é fácil obter dados demográficos fidedignos para o cálculo de indicadores de mortalidade. Para tais situações, a Epidemiologia desenvolveu medidas que, sem o grau de precisão das taxas de base populacional, de alguma maneira permitem estudar a dinâmica interna da mortalidade. Exemplos desses indicadores adaptados a dados de baixa fidedignidade são as Razões de Mortalidade Proporcional.

Nesse caso, trata-se de uma razão entre dois conjuntos de óbitos, em que o numerador é composto pelos óbitos de uma determinada faixa etária e o denominador pelo total de óbitos ocorridos em uma dada população, em um período definido de tempo. Calculam-se esses índices dividindo o número de óbitos de pessoas na faixa de idade considerada pelos óbitos totais, multiplicando-se por 100, que é a base referencial desse indicador.

O mais importante desses indicadores é a Mortalidade Infantil Proporcional (MIP), compreendendo a parcela de óbitos de menores de um ano relativa ao número total de óbitos. No outro extremo da escala etária, o Índice de Swaroop

Indicadores Epidemiológicos 155

Tabela 7.7 Instalações sanitárias segundo as regiões do Brasil, 2000

Instalação sanitária	Norte	%	Nordeste	%	Sudeste	%	Sul	%	Centro-Oeste	%	Total	%
Rede de esgoto	270.868	9,6	2.862.907	25,1	14.847.655	73,4	2.129.902	29,6	1.049.403	33,3	21.160.735	47,2
Fossa séptica	730.029	26,0	1.463.837	12,8	1.803.107	8,9	2.465.396	34,2	237.346	7,5	6.699.715	15,0
Fossa rudimentar	1.168.500	41,6	3.873.222	34,0	1.791.029	8,9	2.087.385	29,0	1.674.616	53,1	10.594.752	23,7
Vala	119.881	4,3	243.120	2,1	545.768	2,7	223.432	3,1	22.709	0,7	1.154.910	2,6
Rio, lago ou mar	81.349	2,9	161.578	1,4	761.618	3,8	90.774	1,3	14.702	0,5	1.110.021	2,5
Outro escoadouro	55.784	2,0	110.250	1,0	129.732	0,6	54.316	0,8	19.578	0,6	369.660	0,8
Sem instalação sanitária	383.501	13,6	2.686.471	23,6	345.360	1,7	153.852	2,1	136.124	4,3	3.705.308	8,3
TOTAL	2.809.912	100,0	11.401.385	100,0	20.224.269	100,0	7.205.057	100,0	3.154.478	100,0	44.795.101	100,0

Fonte: IBGE – Censos demográficos de 1991 e 2000.

& Uemura é definido como a proporção de óbitos na população de 50 anos e mais de idade em relação ao total de óbitos.

O Gráfico 7.2 revela uma melhoria considerável do Índice de Swaroop & Uemura no Brasil, no período de 1989 a 2002. Em 1989, esse índice era igual a 59% do total de óbitos; ao longo dos anos, essa razão de mortalidade proporcional foi aumentando gradativamente, atingindo 69% dos óbitos em 2002.

A partir do conceito de Swaroop & Uemura, Moraes (1959) propôs a elaboração de curvas de mortalidade proporcional, constituindo uma representação gráfica dos vários índices de mortalidade proporcional, segundo grupos etários prefixados. Esses incluem o grupo infantil (< 1 ano); pré-escolares (1-4 anos), crianças e adolescentes (5-19 anos), adultos jovens (20-49 anos) e pessoas de meia-idade e idosas (50 anos e +). Essa proposta também inclui um critério classificatório de acordo com o tipo de curva: nas curvas do tipo II, denotando baixo nível de saúde, o predomínio de óbitos encontra-se nas faixas infantil e pré-escolar, nas quais a desnutrição e as diarréias estão na base do problema da elevada mortalidade infantil proporcional, gerando curvas em jota invertido. Nas curvas do tipo III, nível de saúde regular, o modelo básico, salvo pequenas

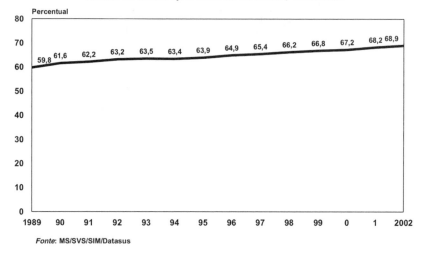

Gráfico 7.2 Razão de mortalidade proporcional. Índice de Swaroop & Uemura no Brasil, 1989-2002.

variações, tem a forma de U, no qual se observa que a proporção dos óbitos infantis já se mostra em menor percentagem de que no tipo II. No tipo III é nítido o aumento da proporção de óbitos de pessoas de 50 e mais anos de idade, que reflete uma certa melhoria do nível de saúde. As curvas do tipo IV, em J, indicam o melhor nível de saúde, com baixa proporção de óbitos dos grupos infantil, pré-escolar ou jovem, e um predomínio quase absoluto de óbitos de pessoas de meia-idade e idosas. Há também curvas atípicas, denominadas tipo I, revelando grande proporção de óbitos de adultos jovens nas idades de 20 a 49 anos, possivelmente devido à contribuição maciça de doenças transmissíveis endêmicas, que, nos países desenvolvidos, estão erradicadas ou sob controle há muitos anos (como, por exemplo, malária, febre tifóide, cólera, verminoses, tuberculose pulmonar e outras).

Ao contrário de alguns países africanos, o Brasil ultrapassou a fase de curva de Moraes tipo III e encontra-se atualmente entre o tipo III e IV. De fato, de acordo com o modelo apresentado no Gráfico 7.3, verifica-se que a curva de mortalidade proporcional do Brasil já apresenta tendência a assumir a forma

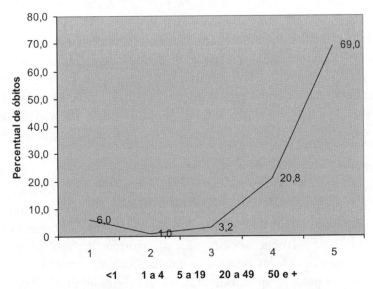

Gráfico 7.3 Mortalidade proporcional no Brasil, 2002.

158 Introdução à Epidemiologia

de J, isto é, com uma proporção apreciável de óbitos de pessoas de meia-idade e idosas.

Não obstante, observa-se em nosso país grande variação na mortalidade proporcional de acordo com as regiões. Na Tabela 7.8, encontram-se percentuais diferenciados por regiões, maior no Sul do país, com 74,3% das pessoas morrendo com 50 anos e mais de idade. Enquanto isso, na região Norte essa proporção é bem menor (54,2%), isto é, as pessoas ali residentes morrem mais cedo devido a condições adversas de saúde: saneamento básico precário, moradia inadequada e falta de escolas, além de desnutrição, diarréias, malária, tuberculose e outros agravos. Enquanto na região Sul 4,2% dos óbitos são de crianças menores de um ano, no Nordeste esse valor atinge mais que o dobro (8,9%) e, na região Norte, chega a ser quase três vezes maior, 13,0% (Tabela 7.8).

Em síntese, os microindicadores de mortalidade proporcional, por dispensarem dados de população, são valiosos por seu alto poder discriminatório, facilidade de cálculo, disponibilidade de dados, fácil comparabilidade e possibilidade de serem estimados para qualquer período de tempo.

Coeficiente de Letalidade

Devemos mencionar ainda um microindicador de mortalidade muito peculiar, porque não tem como denominador nem o total de óbitos nem o conjunto-mestre da população **P**, mas o subconjunto de doentes **D**. Trata-se do Coeficiente de Letalidade, específico para cada patologia. Esse coeficiente, apresentado ao discutirmos a Fig. 7.1, pode ser obtido calculando-se a razão entre número de óbitos devidos a determinada patologia e total de pessoas que foram realmente acometidas pela doença. O coeficiente de letalidade, quase sempre expresso em termos percentuais, permite avaliar a gravidade de uma doença, considerando idade, sexo e condições socioeconômicas da região onde ocorre.

A letalidade decorrente da raiva é 100%, dado que cada caso corresponderá a um óbito. No outro extremo, a letalidade por escabiose é nula. Os coeficientes de letalidade por tétano põem em evidência risco para os menores de um ano de idade, grupo mais vulnerável. Entre os menores de um ano, os coeficientes são mais elevados para os recém-nascidos que ainda morrem de tétano neonatal. Na periferia das grandes cidades e especialmente na zona rural registram-se casos de tétano neonatal pelo tratamento inadequado do coto umbilical, utilizando-se esterco, pó de café, teia de aranha e outros materiais contaminados com esporos

Tabela 7.8 Mortalidade proporcional segundo as regiões do Brasil em 2002

Faixa etária	Norte	%	Nordeste	%	Sudeste	%	Sul	%	Centro-Oeste	%	Total	%
< 1 ano	6.548	13,0	22.204	8,9	19.700	4,2	6.517	4,2	3.947	6,8	58.916	6,0
1–4	1.361	2,7	3.763	1,5	3.220	0,7	1.056	0,7	777	1,3	10.177	1,0
5–19	2.842	5,6	8.777	3,5	13.599	2,9	3.945	2,5	2.365	4,1	31.528	3,2
20–49	12.288	24,4	48.736	19,6	100.457	21,4	28.264	18,2	14.535	24,9	204.280	20,8
50 e +	27.291	54,2	165.500	66,5	333.245	70,9	115.205	74,3	36.665	62,9	677.906	69,0
Total	50.330	100,0	248.980	100,0	470.221	100,0	154.987	100,0	58.289	100,0	982.807	100,0

160 Introdução à Epidemiologia

de bacilo tetânico. Com o incremento da vacinação devido à implementação de uma campanha para eliminação do tétano neonatal, esse panorama já se modificou no país inteiro.

Em pessoas da mesma faixa etária e sob equivalentes condições socioeconômicas, situação nutricional, padrões de imunidade etc., observa-se que a letalidade de uma doença infecciosa varia, em geral:

- *segundo o agente etiológico*, como no caso da meningite e da difteria, cujas taxas de letalidade são mais elevadas na infecção meningocócica e mais baixas na difteria (Tabela 7.9);
- *de acordo com o tratamento*, como ocorre na cólera, em que a letalidade dos casos graves, não tratados, pode exceder 50%, enquanto naqueles tratados adequadamente a proporção de óbitos é menor que 1% (OPS, 1983);
- *segundo a forma clínica*, como na doença meningocócica, em que a meningococcemia é duas vezes mais letal do que a meningite meningocócica.

De fato, o coeficiente de letalidade situa-se na transição entre indicadores de morbidade e mortalidade. Dada a sua função de avaliar o grau de severidade de uma dada patologia, pode ser tomado como microindicador especial de morbidade. Ao mesmo tempo, sendo fundamentalmente uma medida relativa dos óbitos perante o total de doentes, esse coeficiente de fato constitui um microindicador de mortalidade para grupos da população selecionados clinicamente.

Tabela 7.9 Letalidade da infecção meningocócica e da difteria em pacientes hospitalizados, 1998

Doença		Norte	Nordeste	Sudeste	Sul	Centro-Oeste	Brasil*
Infecção	Casos	144	655	1.394	322	176	2.725
Meningocócica	Óbitos	41	182	408	117	51	799
	Letalidade	28,5	27,8	29,3	36,3	28,9	29,3
Difteria	Casos	8	68	55	50	7	188
	Óbitos	1	7	2	2	1	13
	Letalidade	12,5	10,3	3,6	4,0	14,2	6,9

Fonte: Ministério da Saúde (www.datasus.gov.br).
*Há 34 casos de infecção meningocócica sem registro de região.

Esperança de Vida

Resta mencionar indicadores de duração média da vida calculados com base na expectativa de mortalidade acumulada em toda a escala etária, denominados *esperança de vida*. Este é um termo técnico utilizado para designar "o número médio de anos que ainda restam para serem vividos pelos indivíduos que sobrevivem até a idade considerada, pressupondo-se que as probabilidades de morte que serviram para o cálculo continuem as mesmas" (Moraes, 1954).

Trata-se de uma medida clássica originária da Demografia e da Bioestatística que utiliza probabilidades diferenciais de falecimento por faixa etária. Nesse sentido, constitui uma derivação de indicadores de mortalidade que não deve ser confundida com duração máxima da vida, que implica um limite biológico inerente à espécie.

O homem pré-histórico, a julgar por estudos paleoantropológicos, teria uma esperança de vida extremamente baixa, em torno de 18 anos; na Grécia e Roma antigas, a vida média situava-se entre 20 e 30 anos, pouco se modificando na Idade Média e Renascença. Em anos mais recentes têm sido registrados valores progressivamente mais elevados para a esperança de vida ao nascer. Por exemplo, no Estado de São Paulo a esperança de vida em 1900 era de 44 anos; mais recentemente, em 1997, a vida média da população paulista foi calculada em 69 anos.

Acompanhando a evolução desse indicador para o Brasil como um todo, no período de 1910 a 2003, verifica-se que nesse intervalo a esperança de vida do brasileiro mais que dobrou, passando de 33 anos em 1910 para 67,8 em 2003.

Um outro aspecto importante a ser analisado na esperança de vida é o seguinte: em todas as regiões do mundo, desenvolvidas ou subdesenvolvidas, a vida média masculina é sempre inferior à feminina. Os resultados da Tabela 7.10 confirmam esse dado para o Brasil, posto que os cálculos indicam que, em todos os estados brasileiros, sem exceção, a esperança de vida das mulheres é sempre maior que a dos homens. Assim, em 2003, a esperança de vida ao nascer foi de 64,1 para os homens e de 71,7 para as mulheres.

É importante notar que esse aumento da esperança de vida não atinge todas as coletividades uniformemente. Na Tabela 7.10 verifica-se que há estados nordestinos com esperança de vida de apenas 60 anos para os homens e de 65 para as mulheres (Pernambuco e Alagoas), enquanto outros situados no Sul do país apresentam uma vida média em torno de 67 anos para os homens e de 75 para as mulheres, como é o caso do Rio Grande do Sul (Tabela 7.10).

162 Introdução à Epidemiologia

Tabela 7.10 Esperança de vida ao nascer, segundo as regiões e as unidades da Federação – Brasil, 2003

Região e UF	Masculino	Feminino	Total
REGIÃO NORTE	**64,77**	**70,77**	**67,55**
Rondônia	64,41	70,41	67,35
Acre	64,49	70,33	67,35
Amazonas	65,11	70,89	67,94
Roraima	63,58	69,72	66,59
Pará	64,83	70,99	67,85
Amapá	65,15	71,24	68,13
Tocantins	64,71	70,38	67,49
REGIÃO NORDESTE	**61,81**	**67,89**	**64,83**
Maranhão	60,45	67,55	63,93
Piauí	61,49	68,11	64,72
Ceará	62,24	68,78	65,44
Rio Grande do Norte	62,36	68,73	65,49
Paraíba	60,71	66,36	63,48
Pernambuco	60,10	65,45	62,72
Alagoas	59,32	65,20	62,20
Sergipe	63,40	69,30	66,29
Bahia	63,82	69,82	66,76
REGIÃO SUDESTE	**64,63**	**73,61**	**68,97**
Minas Gerais	66,07	73,16	69,55
Espírito Santo	65,73	73,36	69,47
Rio de Janeiro	61,71	72,78	67,14
São Paulo	65,07	74,21	69,55
REGIÃO SUL	**66,67**	**74,27**	**70,34**
Paraná	66,18	72,93	69,49
Santa Catarina	66,98	74,58	70,70
Rio Grande do Sul	66,98	75,24	71,03
REGIÃO CENTRO-OESTE	**65,56**	**72,18**	**68,67**
Mato Grosso do Sul	66,46	72,73	69,53
Mato Grosso	65,28	71,42	68,29
Goiás	65,66	72,14	68,84
Distrito Federal	64,61	72,61	68,53
BRASIL	**64,09**	**71,70**	**67,78**

Fonte: www.datasus.gov.br

Indicadores Compostos

Sabe-se que existe uma relação direta entre morbidade – expressa mediante indicadores de condições de saúde – e mortalidade – traduzida em variações na esperança de vida. Populações de países economicamente desenvolvidos gozam, em geral, de melhores condições de saúde e, conseqüentemente, conseguem atingir uma duração média de vida bem maior que coletividades de regiões subdesenvolvidas. Além da duração cronológica da sobrevivência humana, importa considerar a qualidade e plenitude (ou funcionalidade) dessa vida. Vários indicadores de saúde têm sido desenvolvidos para avaliar de forma integral duração e qualidade de vida, destacando-se, mais recentemente, os indicadores denominados AVAQ (Anos de Vida Ajustados por Qualidade de Vida) e AVPI (Anos de Vida Perdidos por Incapacidade).

Anos de Vida Ajustados por Qualidade de Vida (AVAQ)

O conceito de "qualidade de vida ligada à saúde" (*health-related quality of life*) foi desenvolvido por uma equipe de pesquisa da Universidade de York, no contexto de um programa de avaliação tecnológica destinado a orientar as políticas de saúde da Inglaterra (Williams, 1985). A abordagem metodológica correspondente resultou em um indicador denominado originalmente *quality-adjusted life years* (QALY), que propomos traduzir como *Anos de Vida Ajustados por Qualidade de Vida* (AVAQ).

A abordagem do AVAQ, interessante sem dúvida, revela-se potencialmente útil para análises de custo-efetividade. Além disso, a sua concepção propiciou importante avanço na teoria da mensuração em saúde, dadas as grandes possibilidades do seu emprego para medidas positivas da saúde individual como capacidade vital e qualidade de vida, de certo modo aí reduzidas a uma "unidade monetária" de troca, comparação e avaliação do valor diferencial de procedimentos restauradores ou promotores de saúde.

Esse indicador pode ser estimado a partir do cálculo acumulado (por área geográfica ou divisão geopolítica) dos anos com qualidade de vida não-vividos por motivo de doença, incapacidade ou morte. Para as definições de qualidade de vida correspondentes, foi preciso classificar e ponderar distintas combinações de níveis de desconforto e incapacitação, por meio de um instrumento de avaliação aplicado a "julgadores" da comunidade.

164 Introdução à Epidemiologia

Assim, a efetividade de procedimentos destinados a restabelecer níveis satisfatórios de saúde com qualidade de vida pode ser avaliada com maior precisão, empregando-se a unidade de medida proposta. Um AVAQ significa um ano em perfeita saúde (nenhum desconforto; plena capacidade), porém pode também corresponder a dois anos com 0,50 AVAQ ou quatro anos com 0,25 AVAQ do desempenho máximo potencial do sujeito (equivalente a "saúde", caso aceitemos uma definição utilitarista desse conceito). Com base nesses parâmetros, pode-se estimar o excedente de AVAQ produzidos por uma dada intervenção de saúde comparativamente em relação a outra tecnologia ou à ausência de intervenção.

Várias investigações nessa linha têm avaliado o impacto de tecnologias médicas, com fascinantes resultados (Loomes & MacKenzie, 1989): por exemplo, um transplante cardíaco em média cria 4,5 AVAQ, pouco menos do que uma série de hemodiálises (5 AVAQ) e equivalente a uma cirurgia de reconstituição de quadril (4,5 AVAQ). No entanto, o custo médio de um transplante é muitas vezes maior do que toda uma série de hemodiálises necessárias no período de sobrevida, já computados os ganhos correspondentes na qualidade de vida.

O conceito de "qualidade de vida ligada à saúde" tem-se mostrado vulnerável a importantes críticas, de caráter político, sociológico, antropológico e ético (Robine, Romieu & Cambois, 1999). Considerando o caráter qualitativo e quase idiossincrático desse construto, deve-se reconhecer as dificuldades para o seu emprego em larga escala. Tais restrições se aplicam especialmente a contextos sanitários com reduzido grau de desenvolvimento político e institucional, caracterizados por precários sistemas de informação em saúde. Justamente esses contextos são os que mais sofrem os efeitos das diversidades étnico-culturais e das desigualdades sociais.

Em outras palavras, os conceitos de valor, utilidade, desconforto, incapacidade, qualidade de vida apresentam-se tão "ligados à cultura" e socialmente determinados que se pode questionar a validade teórica e o potencial comparativo de indicadores de saúde produzidos por essa abordagem.

Anos de Vida Perdidos por Incapacidade (AVPI)

Em 1992, o Banco Mundial encarregou uma equipe da Escola de Saúde Pública da Universidade de Harvard de desenvolver uma metodologia destinada a medir a "carga global de doença" das populações. Como pré-requisito fundamental, os componentes morbidade e mortalidade deveriam incorporar dados epidemiológicos e estatísticas vitais em geral disponíveis, mesmo em países ditos subdesenvolvidos, de modo a permitir comparações internacionais, além de possibilitar avaliações do impacto dos investimentos internacionais e das políticas e programas de saúde (Murray & López, 1994). O novo indicador foi definido como uma medida "do tempo vivido com incapacidade e do tempo perdido devido à mortalidade prematura" e denominado, em inglês, *disability-adjusted life years* (DALY). Propomos traduzi-lo ao português como *Anos de Vida Perdidos por Incapacidade* (AVPI).

O AVPI constitui um indicador composto na medida em que combina dados de mortalidade com dados de morbidade (grau e tempo de incapacidade devido a uma dada patologia). Estimam-se os anos de vida perdidos devido à mortalidade precoce tomando como padrão as expectativas de vida média de 80 anos para homens e 82,5 anos para mulheres. O tempo vivido sob incapacidade é calculado por meio de um conjunto de ponderações que supostamente refletem uma redução na capacidade funcional, por sua vez resultante de estudos de carga de doença específicos por morbidade. Para cada óbito ou caso registrado, computam-se os *AVPI* correspondentes acumulados para a estimativa das cargas de doença referentes a patologias específicas ou a agregados geopolíticos, como regiões, países ou continentes.

O conceito de "incapacidade" passa, portanto, a ser crucial para o novo indicador proposto. Recuperando o modelo de progressão linear (doença, patologia, manifestação, deficiência, incapacidade, desvantagem) da *International Classification of Impairments, Disabilities and Handicaps* (OMS, 1992), o conceito do AVPI baseia-se na definição de incapacidade como "impacto da deficiência sobre o desempenho individual".

Na sua proposta original (Murray & López, 1994), o componente incapacidade do AVPI cobria quatro domínios da vida individual (procriação, ocupação, educação e recreação) e seis graus de severidade. As avaliações de grau de incapacidade por patologias selecionadas como "marcadores" eram realizadas por grupos de consenso. Posteriormente, ampliou-se a definição para "seqüelas incapacitantes de qualquer natureza" e acrescentou-se mais um grau de severidade da incapacitação.

Por um lado, em comparação com os seus antecessores da linha AVAQ, o enfoque AVPI realmente representa uma simplificação no sentido de que opera com uma única dimensão de medida individual de saúde – nível de comprometimento funcional – em lugar de uma escala subjetiva de valores combinados de desconforto e incapacidade. Por outro lado, implica também uma ampliação do escopo de indicadores baseados em medidas isoladas de risco de adoecer ou morrer, na medida em que se apresenta como um quantificador de "volumetria" do complexo morbidade-mortalidade (Murray, 1996; Murray & Acharya, 1997).

Avaliando globalmente a questão, Barker & Greene (1996) comentam que a proposta de estimação de carga de doença termina forçando um recuo ao modelo biomédico de cuidado à saúde. As principais críticas teóricas e metodológicas a essa proposta foram revisadas por Almeida Filho (2000). Em primeiro lugar, medidas como o AVPI reduzem a saúde a perfis de doenças, negligenciando elementos não-quantitativos essenciais para a determinação dos níveis de saúde.

Em segundo lugar, a estratégia AVPI condensa medidas de mortalidade e de morbidade com graus heterogêneos de precisão, resultando em uma acurácia ilusória. Os indicadores produzidos dessa maneira padecem de excessivo nível de agregação, escamoteando importantes desigualdades em saúde, principalmente segundo condições de vida.

Em terceiro lugar, baseiam-se em um número excessivo de pressupostos e ajustes arbitrários (pesos, descontos e correções) que comprometem a objetividade da medida, distanciando-a das realidades concretas de saúde que supostamente constituem seu objeto privilegiado.

Para saber mais, consulte:

1. Almeida Filho N. O conceito de saúde: ponto-cego da epidemiologia? *Revista Brasileira de Epidemiologia 2(2-3)*:1-24, 2000.

2. Kelsey JL, Whittemore AS, Evans AS. *Methods in Observational Epidemiology (Monographs in Epidemiology and Biostatistics, V. 26)*. Oxford: Oxford University Press, 1996.

3. Laurenti R, Lebrão M, Jorge MHM, Gotlieb S. *Estatísticas de Saúde*. São Paulo: Editora EPU, 1987.

4. Lessa I. *O Adulto Brasileiro e as Doenças da Modernidade. Epidemiologia das Doenças Crônicas Não-transmissíveis*. São Paulo: Hucitec/Abrasco, 1998.

5. Monteiro CA (org.) *Velhos e Novos Males da Saúde no Brasil – a Evolução do País e de suas Doenças*. São Paulo: Hucitec/Nupens/USP, 2000.

6. Moraes IHS. *Informações em Saúde: da Prática Fragmentada ao Exercício da Cidadania*. São Paulo: Hucitec/Abrasco, 1994.

7. Murray CL, Lopez A. *The Global Burden of Disease*. Cambridge: Harvard University Press (WHO-The World Bank), 1996.

8. Spasoff R. *Epidemiologic Methods for Health Policy*. Oxford: Oxford University Press, 1999.

9. Rouquayrol, MZ & Almeida Filho, N. *Epidemiologia & Saúde*. 6ª ed., Rio de Janeiro: Medsi-Guanabara, 2003, 708p.

Na Internet, procure:

1. Brasil. *Base Datasus*. Ministério da Saúde, 2005. URL: http://www.datasus.gov.br

2. Canadá. *Disease Surveillance On-Line*. Health Canada, 2001: http://www.hc-sc.gc.ca/hpb/lcdc/webmap/index.html

3. EUA. *Fastats Index*. CDC/NCHS (National Center for Health Statistics), 2001: http://www.cdc.gov/nchs/fastats/fastats.htm

4. EUA. *Mortality Data*. CDC/NCHS (National Center for Health Statistics), 2001: http://www.cdc.gov/nchs/about/major/dvs/mortdata.htm

5. França. *French Sentinel System*. Institut Jussieu, 2001: http://www.b3e.jussieu.fr/sentiweb/en/sommaire.html

6. Reino Unido. *National Statistics*. UK National Statistics Bureau, 2001: http://www.statistics.gov.uk/

7. WHO. *Statistical Information System*. World Health Organization, 2001: http://www.who.int/whosis/

Capítulo 8

Desenhos de Pesquisa em Epidemiologia

A maioria dos manuais de metodologia epidemiológica reproduz, com pequenas modificações, uma classificação de desenhos de pesquisa[1] sistematizada há quase 30 anos por MacMahon & Pugh (1970) e aperfeiçoada por Lilienfeld (1976). Trata-se de uma tipologia basicamente descritiva, sem a necessária definição de critérios para o posicionamento das estratégias de produção de dados em eixos taxonômicos claros, consistentes e precisos.

Neste capítulo, apresentamos uma tipologia dos desenhos de pesquisa epidemiológica que cobra maior racionalidade na definição de critérios e eixos classificatórios pertinentes. A fundamentação conceitual dessa classificação resulta principalmente de uma análise crítica das formulações encontradas em Miettinen (1982, 1985) e Lilienfeld, Stoller & Lilienfeld (1994). O essencial da nossa proposta, de certo modo, mostra-se convergente com a tipologia adotada pelos mais recentes manuais metodológicos do campo epidemiológico (Rothman & Greenland, 1998; Gail & Benichou, 2000).

---

[1]Preferimos o anglicismo "desenho" como tradução direta para o termo *design*, em vez de "delineamento", conforme havia sido introduzido por Di Dio na tradução em português do clássico ensaio de Campbell & Stanley (1979) sobre os desenhos experimentais e quase-experimentais, e em seguida adotado por vários autores nacionais. Entretanto, em nossa opinião, o verbo "delinear" carrega uma conotação de "esboçar", "rascunhar", "apresentar uma idéia ainda em desenvolvimento", que não corresponde ao necessário grau de estruturação da maioria das estratégias de investigação em Epidemiologia.

Preliminares

Como vimos nos Caps. 4 e 6, conjuntos formados por indivíduos (particularizados um a um ou agregados por algum critério) constituem a "matéria-prima" da investigação epidemiológica. Os agregados de que trata a pesquisa epidemiológica são quase sempre referidos a uma base geográfica e temporal, constituindo populações em um sentido estrito. Tais agregados são mais do que o somatório dos indivíduos que os compõem, porque os coletivos humanos são necessariamente determinados, social e culturalmente. Por esse motivo, a Epidemiologia estuda duas classes de seres: agregados humanos, coletivos de homens e mulheres, e indivíduos membros desses agregados.

Justifica-se, assim, adotar como principal eixo estruturante da arquitetura da pesquisa epidemiológica o tipo de unidade de observação e de análise expresso na dicotomia estudo agregado *versus* estudo "individuado".[2] Após considerar esse critério de base, estudos epidemiológicos podem então ser classificados de acordo com dois eixos complementares: o primeiro refere-se ao posicionamento (ou papel) do investigador, e o segundo remete à dimensão temporal do estudo.

O papel do investigador em sua relação com o objeto da investigação compreende dois tipos (ideais):

(i) posição passiva;
(ii) posição ativa.

O posicionamento passivo implica a observação, da forma mais metódica e acurada possível, dos processos de produção de doentes em populações, com o mínimo de interferência nos objetos concretos estudados. O posicionamento ativo corresponde às estratégias de ação do investigador no sentido de interferir nos processos em estudo, de maneira sistemática e controlada, resultando no que correntemente se denomina experimentação. Experimentos constituem manobras de intervenção que têm como objetivo isolar efeitos, controlar interferências externas e desencadear processos cruciais para o teste de hipóteses. Para equivaler à polaridade passivo-ativo, no presente contexto empregamos a oposição operacional (ainda que limitada e parcial) entre observação *versus* intervenção.

---

[2]Trata-se aqui de um uso propositalmente alterado do termo, buscando uma conotação distinta do processo psicológico de "individualização", para contrastar com o adjetivo "agregado", pólo oposto do eixo classificatório em pauta.

170 Introdução à Epidemiologia

A temporalidade do desenho do estudo, para o que nos interessa na investigação epidemiológica, pode ser desdobrada em duas categorias:

(i) instantânea;
(ii) serial.

O caráter instantâneo de um estudo se define quando a produção do dado é realizada em um único momento (singular) no tempo, como se fora um corte transversal do processo em observação. Uma metáfora espacial do tempo (isto é, considerar o tempo como uma linha ou vetor direcionado do passado ao futuro) justificaria o uso do termo "transversal" (ou seccional) para essa modalidade de desenho.

Por outro lado, qualquer tipo de seguimento em uma escala temporal define o caráter serial de um dado estudo. Ainda com base na metáfora do "tempo linear", tem-se empregado o termo "longitudinal" para essa designação.

O que segue, não custa reiterar, é uma proposta de simplificação e organização, com finalidade essencialmente didática. Nesse sentido, cada desenho de pesquisa será discutido em termos das suas características formais (arquitetura), subtipos, vantagens e indicações, problemas e limitações e, principalmente, potencial de análise.

O Quadro 8.1 organiza essa proposta em seus aspectos gerais. Tanto os estudos agregados como os estudos individuados podem ser observacionais ou de inter-

Quadro 8.1 Tipologia dos Desenhos de Investigação em Epidemiologia

Tipo operativo	Posição do investigador	Referência temporal	Denominações correntes
Agregado	Observacional	Transversal	Estudos ecológicos
		Longitudinal	Estudos de tendências ou séries temporais
	Intervenção	Longitudinal	Ensaios comunitários
Individuado	Observacional	Transversal	Inquéritos ou surveys
		Longitudinal	Estudos prospectivos (coortes) Estudos retrospectivos (caso-controle)
	Intervenção	Longitudinal	Ensaios clínicos

venção, a depender da estratégia de atuação do investigador (ou de sua equipe). Os desenhos observacionais podem ser transversais ou longitudinais, de acordo com a temporalidade do processo de produção de dados. Os estudos de intervenção, no entanto, devem ser sempre classificados como longitudinais, na medida em que, por definição da sua própria arquitetura, envolvem um seguimento temporal (ou *follow-up*) dos resultados da intervenção.

Podemos entender melhor o funcionamento dos vários desenhos de estudo por meio da análise de fluxogramas que se baseiam em fundamentos congruentes com a tipologia apresentada no Quadro 8.1. Nesse sentido, uma adaptação simplificada das representações gráficas e convenções propostas por Kleinbaum, Kupper & Morgenstern (1982) poderá ser útil para uma abordagem comparativa da arquitetura dos desenhos básicos da investigação epidemiológica. Essas convenções encontram-se no Quadro 8.2.

A tipologia proposta implica uma nova terminologia, porém, com a intenção de facilitar ao leitor uma avaliação da sua correspondência com a literatura estabelecida, mantivemos nos títulos das seções as denominações tradicionais encontradas nos manuais de Epidemiologia.

Estudos Ecológicos

Conforme o Quadro 8.1, pesquisas que tomam o agregado como unidade operativa apresentam diversas alternativas de arquitetura, dependendo dos

Quadro 8.2 Convenções para os Fluxogramas dos Desenhos de Investigação em Epidemiologia

Notação	Referente A
N	População
A	Amostra
S	Seleção (processo de)
E	Expostos (ao fator de risco potencial)
NE	Não-expostos (ao mesmo fator de risco)
D	Doentes
ND	Não-doentes
→	Avaliação prospectiva
←	Avaliação retrospectiva

172 Introdução à Epidemiologia

Boxe 8.1 Curiosos agregados

A história dos estudos agregados revela aspectos curiosos. Data do século XIX a primeira pesquisa que aplicou de modo articulado o desenho de agregados, realizada por Émile Durkheim, considerado o pai da Sociologia moderna. Vários pesquisadores da famosa Escola de Chicago, marco inicial da ecologia humana, como Park, Faris, Dunham, entre outros, aperfeiçoaram, na década de 1930, o desenho de análise de dados agregados, pioneiramente aplicando-o inclusive a questões de saúde, particularmente saúde mental. A própria noção de "falácia ecológica", que se tornou questão polêmica na avaliação da eficácia desse tipo de desenho, não é nenhuma novidade para as ciências sociais, na medida em que foi pela primeira vez descrita e problematizada por Robinson, sociólogo norte-americano, na década de 1950.

No âmbito específico da Epidemiologia, os desenhos ecológicos haviam sofrido, ao longo dos anos, um intenso processo de desvalorização, relegados à condição de abordagem meramente descritiva, sem maior poder analítico. A partir de 1994, as bases lógicas e metodológicas desse tipo de estudo vêm sendo reavaliadas. Somente há seis anos, pela primeira vez, os estudos de agregados mereceram o destaque de um capítulo específico em um manual de metodologia epidemiológica. Com o reconhecimento da importância de fatores contextuais e desenvolvimento de técnicas de análise multinível, estudos ecológicos aparecem como talvez a metodologia mais dinâmica e adequada para pesquisas sobre desigualdades em saúde e avaliação tecnológica de políticas públicas de saúde.

Fonte: Schwartz, 1994; Castellanos, 1998; Morgenstern, 1998; Grimes & Schulz, 2002.

---

alicerces metodológicos do delineamento empregado. A denominação corrente nos manuais metodológicos da área para os chamados estudos ecológicos senso estrito corresponde, no presente esquema, aos desenhos agregados-observacionais-transversais.

Os *estudos ecológicos* abordam áreas geográficas ou blocos de população bem-delimitados, analisando comparativamente variáveis globais, quase sempre por meio da correlação entre indicadores de condições de vida e indicadores de situação de saúde. Os indicadores de cada área ou bloco constituem-se em médias referentes à sua população total, tomada como um agregado integral. A Fig. 8.1 mostra um diagrama analítico desse tipo de estudo, em que se representa a comparação direta entre as populações N_1, N_2, N_3 ... N_n no que se refere aos indicadores de distribuição de enfermidades ou agravos à saúde (D_1 a D_n) correlacionados com os respectivos graus de exposição (E_1 a E_n).

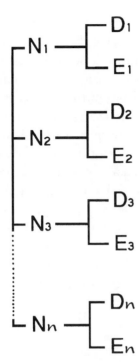

Fig. 8.1 Diagrama analítico do estudo ecológico (agregado, transversal, observacional).

Os estudos ecológicos podem ser classificados em dois subtipos (ver Quadro 8.3), a depender da natureza do agregado base de referência para a produção dos dados:

a) investigações de base territorial;
b) estudos de agregados institucionais.

Investigações de base territorial utilizam uma referência geográfica para a definição das suas unidades de informação, em qualquer nível de abrangência (por exemplo, bairros, distritos, municípios, estados, nações, continentes). Os estudos de agregados institucionais tomam organizações coletivas de qualquer natureza como referência para a definição da sua unidade de informação. Assim, uma pesquisa comparativa da situação de saúde em uma amostra de fábricas, ou uma análise da distribuição de uma dada patologia entre escolas, ou ainda um estudo que avalia o perfil epidemiológico das prisões em uma região, seriam todos exemplos desse segundo subtipo do desenho agregado-observacional-transversal.

174 Introdução à Epidemiologia

O atual crescimento da chamada "epidemiologia dos serviços de saúde" freqüentemente considera unidades de saúde como agregados institucionais de observação e análise, investigando a associação entre indicadores de morbidade ou desempenho e variáveis microcontextuais como organização do trabalho, estrutura gerencial ou volume de investimentos (Rouquayrol & Silva, 1998).

O estudo de Franco *et al.* (1988), abordando correlações entre indicadores socioeconômicos e a ocorrência de neoplasias, revela-se um interessante exemplo de estudo ecológico com macroáreas de análise. Nessa pesquisa, dados do Registro Nacional de Patologia Tumoral foram coletados para a consolidação das variáveis dependentes (câncer por localização anatômica), enquanto informações sobre 12 variáveis demográficas e socioeconômicas foram compiladas do Censo de 1980 do IBGE. A unidade agregada de observação foi a unidade federativa (23 dos 26 estados brasileiros). A análise de dados revelou, por um lado, uma alta correlação positiva de renda *per capita* e desenvolvimento econômico com câncer de pulmão, laringe e cólon. Por outro lado, encontrou-se uma correlação

---

Quadro 8.3 Desenho Agregado-Observacional-Transversal

Estudos ecológicos

Subclassificação:
- Estudos territoriais (condições de vida)
- Estudos de agregados institucionais (riscos parciais)

Vantagens:
- Facilidade de execução; baixo custo relativo
- Simplicidade analítica
- Capacidade de geração de hipóteses

Problemas:
- Baixo poder analítico
- Pouco desenvolvimento das técnicas de análise de dados
- Vulneráveis à chamada "falácia ecológica"

Formas de análise:
- Análise gráfica
- Comparação de indicadores
- Análises de correlação linear (univariada e multivariada)

negativa entre esses indicadores e a ocorrência de câncer de pênis e de cérvice uterina.

Vejamos agora um exemplo de estudo ecológico realizado em microáreas agregadas (Almeida Filho & Santana, 1986). Um bairro de baixa renda, localizado em uma capital nordestina, foi dividido em várias subáreas de igual superfície. Sortearam-se 39 destas, que foram recenseadas no que se refere aos aspectos demográficos, socioeconômicos e psicopatológicos da sua população. Calcularam-se as densidades demográficas externa e interna de cada subárea, possibilitando testar a hipótese de correlação entre concentração populacional e níveis de sintomatologia psiquiátrica. Deve-se notar que, nesse estudo, a unidade de análise foi cada uma das subáreas sorteadas, e que as variáveis analisadas constituem-se em médias (de idade, renda, escores etc.) ou proporções (migrantes, prevalência etc.) atribuídas a cada uma delas.

Os estudos classificados como agregados-observacionais podem ser também longitudinais. Dado que o poder analítico de um desenho de investigação depende, também, da sua capacidade de estabelecer uma seqüência temporal, do determinante ao efeito, propomos uma subclassificação dos estudos tipo agregado-observacional-longitudinal a partir de uma analogia com os estudos longitudinais de base individuada. Assim, abordando "populações de populações", ou N(N), teremos:

a) estudos de tendências ou séries temporais;
b) estudos de caso-controle de agregados;
c) estudos de coorte de agregados.

Os *estudos de séries temporais*, em que uma mesma área ou população (N_1) é investigada em momentos distintos no tempo (t_1, t_2, t_3 ... t_n), costumam ser classificados pelos manuais de Epidemiologia como um subtipo de estudo ecológico. Nesse caso, cada unidade de tempo passaria a ser tratada como uma unidade ecológica completa. De fato, se comparamos a Fig. 8.2 com a figura anterior, notaremos uma semelhança de forma entre ambos os desenhos, como se o estudo de séries temporais implicasse tão-somente uma rotação do eixo direcional do estudo ecológico. Entretanto, considerar essa identidade implica "espacializar" o vetor temporal, às vezes perdendo-se uma visão dinâmica dos processos tendenciais na distribuição de doença.

Um exemplo pode ilustrar melhor a arquitetura desse desenho. González-Perez & Herrera-Leon (1990) avaliaram as tendências da mortalidade infantil

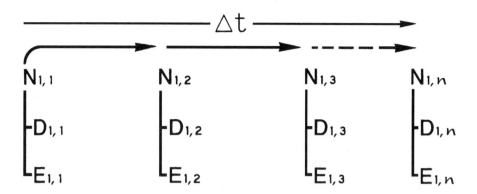

Fig. 8.2 Diagrama analítico do estudo de séries temporais (agregado, longitudinal, observacional).

em Cuba, durante o período de 1978-1986. Para isso, simplesmente, compilaram os registros de óbito e os dados demográficos para cada ano do intervalo estudado, encontrando uma formidável redução de 65% no período. No final do período, constatou-se um coeficiente de mortalidade infantil de 13,6 por 1.000 nascidos vivos naquele país, onde até hoje encontram-se os mais baixos índices da América Latina.

Às vezes é possível, e desejável, a realização de um estudo de áreas agregadas com arquitetura híbrida — desenho simultaneamente ecológico e de tendência temporal. Vejamos o exemplo seguinte, ainda dentro da temática da mortalidade infantil. Paim & Costa (1993) levantaram a série histórica dos óbitos de menores de 1 ano ocorridos em Salvador, no período de 1980 a 1988, analisando a sua distribuição em 76 setores censitários da cidade. As subáreas foram classificadas de acordo com indicadores socioeconômicos e administrativos a partir de dados da Conder (Companhia de Desenvolvimento da Região Metropolitana de Salvador). Os resultados indicaram uma redução da mortalidade infantil em toda a área investigada, porém com velocidade desigual, bem maior nas subáreas de melhor situação socioeconômica, ampliando assim a iniquidade da situação de saúde naquela região metropolitana nordestina.

Não obstante a ausência de impedimentos lógicos para a realização de estudos de caso-controle ou coortes baseados em agregados populacionais ou institucionais, não temos conhecimento de investigações epidemiológicas ilustrativas dessa modalidade de estudo agregado-longitudinal. De todo modo, é comum encontrar, em manuais de Epidemiologia referência a "experimentos naturais", definidos como estudos baseados na observação de algum processo de massa, potencialmente de caráter patogênico (como, por exemplo, uma inundação ou uma seca) ou de melhoria de condições de vida (como o advento de alguma política social), afetando certos grupos, mas deixando indenes outros segmentos da população. O grupo afetado seria tomado como grupo experimental, e o outro seria usado como controle.

Classificam-se sob essa designação, sendo geralmente citadas como seu melhor exemplo, as clássicas investigações desenvolvidas por John Snow, a partir de 1850, para esclarecer as causas da epidemia de cólera que assolou a Cidade de Londres no século XIX, como vimos no Cap. 2. Dentro dessa categoria costuma-se incluir também os testes da hipótese do flúor como protetor do esmalte dental. A proximidade de áreas geográficas muito similares quanto a outros atributos, distintas apenas pela concentração de fluoreto na água potável, teria propiciado um "experimento natural". De fato, constatou-se que as populações de duas áreas investigadas por Ast & Fitzgerald (1962) diferiam pela presença de manchas nos dentes e pelo índice de cáries dentárias. Com base na observação sistemática desse fenômeno, foi formulada a hipótese de que o flúor, presente na água utilizada para consumo, seria responsável tanto pelas manchas quanto pelo baixo índice de cáries.

Não concordamos com a denominação "experimentos naturais". Nos casos em que a mudança de condições não obedeceu a algum planejamento prévio, trata-se de estudos observacionais, ou investigações *post-factum*, em que as hipóteses são dedutivamente formuladas após a ocorrência dos acontecimentos. Diversamente do estudo experimental, não existe controle da variável independente pela intervenção, nem existe aleatoriedade na composição dos grupos experimental e controle.

Por outro lado, quando houve alguma forma de intervenção, mesmo com reduzido grau de controle por parte do investigador (como a implantação de um sistema de saneamento ou um programa de suplementação alimentar), trata-se de um experimento verdadeiro, apesar de não-laboratorial e dirigido a agregados, e não a indivíduos. Assim, não há qualquer impedimento lógico para a proposição de desenhos tipo agregado-intervenção-longitudinal, os chamados *ensaios comunitários* (ver Fig. 8.3).

Investigações que tomam como unidade de observação e análise os agregados ecológicos ou institucionais, e que incorporam alguma intervenção de alcance coletivo (como o fechamento do poço da Broad Street por Snow ou a fluoretação da água em alguns condados da Flórida), poderiam, por conseguinte, ser mais adequadamente classificadas como estudos agregados de intervenção,

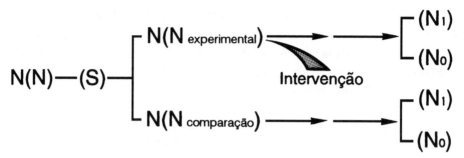

Fig. 8.3 Diagrama analítico do ensaio comunitário (agregado, longitudinal, intervenção).

conforme a Fig. 8.1 anteriormente citada. Infelizmente, considerando a reduzida atenção que a epidemiologia convencional vem dando aos recortes agregados, dispõe-se de pouca ou nenhuma experiência metodológica para o planejamento e execução desses desenhos.

Dentre as vantagens desse tipo de estudo destaca-se a facilidade de planejamento e implementação, na medida em que geralmente se conta com bases de dados secundários. Isso implica, em geral, baixo custo relativo e simplicidade analítica, indicando esse desenho especialmente para as fases exploratórias iniciais de tratamento de alguma questão epidemiológica. Por esse motivo, os livros de epidemiologia tradicionais o consideram como mero "gerador de hipóteses", com baixo poder analítico devido à sua (suposta) incapacidade de testar hipóteses.

A afirmação de que os estudos de agregados carecem de poder analítico representa um grande equívoco, porque não há qualquer impedimento lógico para a formulação de hipóteses no nível do agregado. Os estudos agregados na verdade conseguem testar hipóteses, caso assim o queiramos, só que em um nível mais complexo de determinação (Susser, 1994).

Nesse nível mais abrangente e totalizador, não há lugar para o isolamento de variáveis componentes de modelos causais com base em processos individuais, geralmente de inspiração biológica. Isto, o estudo de agregados não nos pode dar. Todavia, por outro lado, trata-se do único desenho habilitado ao teste de hipóteses referentes aos processos contextuais ou macrossociais da saúde (Schwarz, 1994).

Evidentemente, desenhos como esse não justificam a redução ao âmbito individual de padrões observados no nível do agregado, devido ao que se convencionou denominar "falácia ecológica" (Morgenstern, 1982; Piantadosi, Byar & Green, 1988; Morgenstern, 1998). A falácia ecológica consiste na admissão de que os coeficientes de uma dada área referem-se à população total dessa área, quando na verdade implicam uma média da variação por subgrupos com características internas diferentes.

Em outras palavras, o principal problema analítico desse tipo de investigação é a suposição de que os mesmos indivíduos são simultaneamente portadores do problema de saúde e do atributo associado. Problemas dessa ordem podem ser bastante reduzidos por meio do estabelecimento de agregados de menor tamanho e com relativa homogeneidade interna.

Uma área ecológica ou uma instituição podem estar sintetizando um enorme conjunto de variáveis e processos, a um alto grau de complexidade, aproximando mais esse tipo de estudo da realidade social concreta. Se levarmos esse raciocínio a suas conseqüências lógicas extremas, poderemos concluir que, nesse caso, não faz sentido pensar que a "falácia ecológica" é necessariamente uma falácia, ou um erro a ser evitado ou controlado, e sim que se trata justamente da caracterís-

---

Quadro 8.4 Desenho Agregado-Observacional-Longitudinal

Estudos de séries temporais

Subclassificação:
- Estudos de tendências
- Estudos de caso-controle
- Estudos de coorte de agregados

Vantagens:
- Facilidade de execução; baixo custo relativo
- Simplicidade analítica
- Capacidade de teste de hipóteses

Problemas:
- Pouco desenvolvimento das técnicas de análise de dados
- Vulneráveis à chamada "falácia ecológica"

Formas de análise disponíveis:
- Análise gráfica
- Evolução de indicadores
- Análises de correlação linear (univariada e multivariada)

180 Introdução à Epidemiologia

tica que concede ao estudo de agregados uma identidade própria no repertório metodológico da Epidemiologia. Por esse motivo, seguindo uma argumentação fundamentalmente desenvolvida por Castellanos (1998), propomos denominá-la "efeito agregado", em vez de "falácia ecológica".

Para a análise dos dados gerados por estudos agregados observacionais e longitudinais, empregam-se correntemente análises gráficas simples, além de análises de variância comparando médias brutas ou ajustadas. Uma alternativa relativamente mais sofisticada será o uso de correlações por meio de modelos de regressão linear simples ou múltipla. De um modo geral, constata-se um relativo atraso no desenvolvimento de técnicas analíticas adequadas às questões características dos desenhos ecológicos ou agregados, inexistindo um manual metodológico específico para o planejamento, a condução e a análise desse desenho de pesquisa.

Não obstante, para o leitor interessado em aprofundar-se nas bases estatísticas e matemáticas da análise de dados agregados, recomendamos consultar Langbein & Lichtman (1988) ou, em uma perspectiva mais especificamente epidemiológica, a recente revisão de Hal Morgenstern (1998).

Estudos Seccionais

Investigações que produzem "instantâneos" da situação de saúde de uma população ou comunidade, com base na avaliação individual do estado de saúde de cada um dos membros do grupo, daí produzindo indicadores globais de saúde para o grupo investigado, são chamadas de estudos seccionais ou de corte transversal. Tais estudos são de grande utilidade para a realização de diagnósticos comunitários da situação local de saúde (Barros & Victora, 1998). Na terminologia adotada neste texto, a sua designação precisa será estudo individuado-observacional-seccional.

Em geral, estudos seccionais utilizam amostras representativas da população, devido às óbvias dificuldades para a realização de investigações que incluam a totalidade dos membros de grupos numerosos. A definição de representatividade mais empregada na Epidemiologia fundamenta-se na teoria estatística, valorizando o caráter aleatório da amostra. Nesse sentido, uma amostra aleatória (ou probabilística) implica algum tipo de sorteio, que concede a cada membro do grupo ou da população a mesma chance de integrar a amostra.

Além do rigor no estabelecimento da amostra, é recomendável que qualquer investigação desse tipo defina claramente os limites da sua população, já que precisará dispor de denominadores para o cálculo da prevalência (indicador de escolha para esse tipo de estudo). Por esse motivo, tal modalidade de pesquisa epidemiológica tem sido também referida como "estudo de prevalência".

O termo "estudo seccional", no contexto metodológico da Epidemiologia, pretende dar uma idéia de seccionamento transversal, um corte no fluxo histórico da doença, evidenciando as suas características e correlações naquele momento (Kleinbaum, Kupper & Morgenstern, 1982). Por si só, no entanto, o termo não é suficientemente esclarecedor. Qualquer um dos termos empregados explicita parcialmente alguma das facetas típicas desse tipo de desenho. A definição que melhor distingue esse tipo de outros estudos do elenco da Epidemiologia pode ser assim enunciada: trata-se do *estudo epidemiológico no qual fator e efeito são observados num mesmo momento histórico* (conforme mostra a Fig. 8.4).

Sem dúvida, apesar de não representar o ideal metodológico da Epidemiologia moderna, esse desenho de pesquisa tem sido o mais empregado na prática concreta de investigação no campo da Saúde Coletiva, no qual se vem gradativamente aperfeiçoando sua arquitetura e ampliando suas aplicações. Conforme o Quadro 8.5, identificamos cinco subtipos de estudos transversais:

a) Estudos de grupos em tratamento;
b) Inquéritos na atenção primária;
c) Estudos em populações especiais (escolares, idosos etc.);
d) Inquéritos domiciliares com identificação direta de caso;
e) Estudos multifásicos.

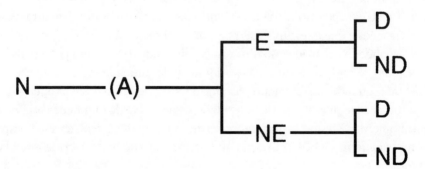

Fig. 8.4 Diagrama analítico do estudo seccional (individuado, transversal, observacional).

182 Introdução à Epidemiologia

Quadro 8.5 Desenho Individuado-Observacional-Seccional

Inquéritos ou *surveys*

Subtipos:
- Estudos de grupos em tratamento
- Inquéritos na atenção primária
- Estudos em populações especiais (escolares, idosos etc.)
- Inquéritos domiciliares com identificação direta de caso
- Estudos multifásicos

Vantagens:
- Baixo custo
- Alto potencial descritivo (subsídio ao planejamento)
- Simplicidade analítica

Problemas:
- Vulnerabilidade a *biases* (especialmente de seleção)
- Baixo poder analítico (inadequados para testar hipóteses causais)

Formas de análise disponíveis:
- Comparação de indicadores de saúde e de exposição
- Testagem da significância estatística

O subtipo de desenho seccional mais simples consiste no *estudo de grupos em tratamento*, com o emprego de registros institucionais, localizando a procedência de cada paciente para, dessa forma, identificar a base populacional para os respectivos dominadores. Apesar da lógica aparentemente simples e do custo potencialmente baixo, pois utiliza dados secundários, um problema fundamental dessas investigações é que as estimativas por elas produzidas são afetadas pela quantidade, qualidade e distribuição dos serviços de saúde, bem como pela qualidade do sistema de registro de admissões adotado pelas unidades de tratamento.

Mesmo quando corretamente conduzido, esse desenho é eficaz apenas para as patologias de maior grau de severidade, aquelas que levam necessariamente ao tratamento. Mesmo assim, fatores étnicos e sociais podem ser mais importantes para definir a hospitalização ou o tratamento do que a própria gravidade do transtorno.

São bastante óbvias as dificuldades para a condução desses estudos em países subdesenvolvidos com sistemas de saúde precários, caracterizados por baixa cobertura populacional e sistemas de informação desorganizados. Um estudo da "incidência" de glomerulonefrite, realizado em certa capital brasileira, utilizando registros de alguns hospitais públicos, seguramente não tem qualquer valor epidemiológico por causa da impossibilidade de contar com a totalidade dos casos daquela doença ocorridos na região.

Em países desenvolvidos que contam com sistemas nacionais de saúde, emprega-se com razoável sucesso o *inquérito de morbidade na atenção primária*, por causa das facilidades operacionais do processo de coleta de dados. A rigor, tal tipo de desenho não apresenta uma base populacional para os seus indicadores de doença, porém a existência de redes regionalizadas de atenção primária poderá legitimar metodologicamente a sua realização.

A coleta de dados pode basear-se tanto em informações de registros, de caráter secundário, portanto, quanto na aplicação de instrumentos de detecção de casos à totalidade (ou a uma amostra) daqueles que procuram o serviço em um dado período. Em síntese, esse subtipo de desenho seccional busca superar algumas das dificuldades e falhas encontradas em estimativas de prevalência baseadas em registros hospitalares ou de tratamento especializado.

Tomemos como exemplo um estudo de prevalência de anemia em crianças atendidas em unidades básicas de saúde, conduzido por Torres, Sato & Queiroz (1994). Os autores estudaram uma amostra aleatória de 2.992 crianças, entre 6 e 23 meses de idade, que procuraram atendimento médico em 160 postos de saúde no Estado de São Paulo. Foi aplicado às mães um questionário com informações demográficas, biométricas e dados sobre condições de nascimento, amamentação, além de coleta de sangue para dosagem de hemoglobina. Encontrou-se uma prevalência de anemia de 59%, maior em crianças do sexo masculino, que nasceram com baixo peso, e naquelas que foram amamentadas por menos de dois meses. O achado de maiores prevalências nas regiões economicamente mais desenvolvidas, de certo modo não esperado pela equipe de pesquisa, certamente resulta das limitações desse tipo de estudo, que incorpora casos de patologia que só chegam à rede de atenção básica quando esta se encontra bem-estruturada.

Atualmente, técnicas de coleta direta na comunidade vêm sendo cada vez mais desenvolvidas, caracterizando *inquéritos domiciliares de morbidade*. Nesse caso, define-se uma clara base populacional para o estudo, por meio de amostragem ou de recenseamento, examinando-se todos os sujeitos incluídos na investigação. Por esse motivo, não há maiores problemas para o estabelecimento do denominador nas estimativas produzidas. A forma mais simples (porém não a mais econômica, seguramente) de identificação de caso nesse tipo de estudo consiste no exame clínico de todos os membros da população envolvida. O estudo de alcoolismo de Lundby (Hagnell & Tunvig, 1972), na Suécia, constitui um dos poucos exemplos em que se empregou a entrevista clínica para o diagnóstico direto em todos os indivíduos da população (N = 2.500). Tal estratégia, no entanto, sofre sérios questionamentos devido à reconhecida baixa confiabilidade do exame e da história clínica, além dos altíssimos custos envolvidos. Esses problemas podem ser reduzidos com o uso de entrevistas estruturadas e procedimentos diagnósticos padronizados.

Nesse sentido, em subcampos específicos, como a epidemiologia nutricional, considerando a disponibilidade de instrumentos e procedimentos de detecção de casos simples e padronizados, é plenamente factível a condução de estudos seccionais desse tipo. A Pesquisa Nacional sobre Saúde e Nutrição constitui importante ilustração desse ponto. Realizado em 1989, esse inquérito abrangeu uma amostra probabilística de 14.455 domicílios, compreendendo 15.669 homens, 14.235 mulheres e 3.641 infantes. Para todos os participantes foram realizadas medidas de peso e altura, calculando-se índices de massa corporal e desenvolvimento nutricional. Analisando tais dados, Mondini & Monteiro (1998) encontraram, entre os adultos, prevalências globais de desnutrição de aproximadamente 8% e prevalências de obesidade de, respectivamente, 9,5% para homens e 20% para mulheres. Entre os infantes (6 a 35 meses), a prevalência global de desnutrição situou-se em torno de 13%, e de obesidade, em 9%. Em todos os subgrupos, constatou-se um gradiente tipo dose-resposta de acordo com a renda familiar *per capita*, mais acentuado no grupo de infantes (de 4% na faixa de renda acima de um salário mínimo até quase 21% na faixa de renda abaixo de $^1/_4$ do salário mínimo).

Um aperfeiçoamento (no sentido de custo-efetividade) desse desenho constitui o *estudo seccional multifásico*. Nesse caso, aplicam-se instrumentos simplificados a toda a população (ou amostra), definindo-se um certo grau de suspeição para cada indivíduo, examinando-se mais cuidadosamente apenas aqueles que atingiram pontos de corte em instrumentos de detecção. Pode-se melhorar a precisão do processo de identificação de caso selecionando-se uma subamostra de não-suspeitos, para exame confirmatório de modo duplo-cego. Essa manobra poderá controlar, em grande parte, a possível tendência à falsa positividade dos exames diagnósticos. Em seu conjunto, esse desenho permite uma reavaliação em campo do desempenho dos instrumentos de detecção, propiciando o ajuste das estimativas de prevalência obtidas.

Uma ilustração de uso dessa arquitetura encontra-se em um estudo de prevalência de doença coronariana realizado por uma equipe de pesquisadores da Tailândia. Tatsanavivat *et al.* (1998) aplicaram questionários estruturados, coletaram amostra de sangue e mensuraram a tensão arterial em uma amostra de 3.822 homens e 4.967 mulheres acima de 30 anos. Todos os participantes foram submetidos a exame eletrocardiográfico por meio de um aparelho portátil. Ao identificar anormalidade por meio da aplicação de um código padronizado (chamado protocolo de Minnesota), o exame integral era repetido e submetido a cinco cardiologistas experimentados para a confirmação do diagnóstico de doença isquêmica, infarto do miocárdio ou presença de outras patologias coronarianas. A prevalência global de doença coronariana ajustada por idade situou-se em torno de 10 por 1.000 (sendo de 9‰ para homens e de quase 11‰ para mulheres); constatou-se também um claro aumento com a idade, de 3‰ na faixa etária de 30-34 anos, até 43‰ no grupo acima de 75 anos.

No que se refere à produção de dados em estudos individuados seccionais, recomenda-se o emprego de instrumentos simplificados, equipes numerosas e bem-treinadas, de modo a reduzir ao máximo o tempo de trabalho de campo. Esse aspecto é especialmente importante na área das doenças crônicas, em que lidamos com condições de difícil diagnóstico, que apresentam padrões sintomatológicos extremamente variáveis.

Um inquérito epidemiológico que, por dificuldades operacionais, estenda sua coleta de dados por um período, digamos, maior do que três meses, por exemplo, poderá nesse aspecto apresentar defeitos metodológicos graves. Ao final do trabalho de campo, muitos dos sujeitos que seriam diagnosticados no começo já terão sua sintomatologia alterada o bastante para não serem incluídos na estimativa de prevalência, e vice-versa.

Geralmente, utiliza-se esse tipo de estudo para o teste de hipóteses de associação, sem definir o seu caráter etiológico, devido à simultaneidade da informação sobre o sintoma/doença e o fator associado. Por exemplo, em um estudo dessa ordem, encontrar mais malária entre migrantes não quer dizer necessariamente que a experiência migratória constitui fator de risco para essa patologia (Loureiro, Dourado & Noronha, 1989). É plenamente possível que a ocorrência dessa enfermidade tenha determinado o deslocamento geográfico do paciente, até mesmo em busca de tratamento especializado.

Além do teste de hipóteses de associação, os estudos de prevalência podem ser planejados para testar a validade de enunciados comparativos individuais

186 Introdução à Epidemiologia

ou contextuais do tipo: "a prevalência da doença x é maior entre os portadores do fator y", ou então: "a prevalência da doença y entre os habitantes da região A, que possuem o fator x, é maior do que entre os habitantes da região B, que não possuem o dito fator".

A modalidade da hipótese e a natureza de suas conseqüências lógicas podem orientar a escolha ou mesmo condicionar o tipo de estudo a ser conduzido na etapa de verificação. Quando o fator sob suspeição é um traço genético, bioquímico ou fisiológico, ou uma característica permanente do ambiente onde vive o indivíduo doente, estudos de prevalência comparada podem, com vantagem, substituir desenhos mais sofisticados e custosos para o teste de hipóteses etiológicas.

A análise de dados dos estudos individuados-observacionais-seccionais busca fundamentalmente a comparação das proporções de indivíduos "acometidos" da doença D, entre os expostos (E) e os não-expostos (NE), que pode ser expressa por meio de Razões de Prevalência ou Diferenças de Prevalência (Kleinbaum, Kupper & Morgenstern, 1982). Como conseqüência do fato de fator de exposição e doença serem considerados concomitantemente durante o lapso de tempo a que se refere o estudo, seus resultados, em geral, não são indicativos de seqüência temporal. Salvo exceções muito específicas, as únicas conclusões legítimas derivadas da análise de estudos de prevalência restringem-se a relações de associação, e não de causalidade (ver próximo capítulo).

Em termos estatísticos, pode-se, no máximo, estabelecer que a causa suspeita e o efeito encontram-se associados dentro de um certo nível de significância. Caso vinculados à ocorrência de doenças nessa etapa de análise, os fatores de exposição suspeitos passam a ser reconhecidos como fatores de risco em potencial, podendo então tornar-se objeto de estudos com maior potencialidade de produção de conhecimento causal individual, como os estudos de coorte e de caso-controle, detalhados a seguir.

Estudos de Coorte

Conforme vimos no Quadro 8.1, os estudos individuados-observacionais-longitudinais podem ser de dois tipos:

a) prospectivo (estudo de coortes concorrentes);
b) retrospectivo (estudo de coorte histórica e estudo de caso-controle).

Nesta seção, discutiremos o estudo de coorte e na seção seguinte abordaremos o estudo de caso-controle.

A história dos estudos de coorte foi competentemente explorada por Liddell (1988). A origem dessa modalidade de desenho de pesquisa epidemiológica pode ser encontrada nas famosas tábuas de mortalidade de Farr e nas curvas atuariais de Price, empregadas no século XIX para descrever as primeiras projeções probabilísticas de danos à saúde.

Entretanto, somente em meados do século XX, com as pioneiras investigações prospectivas de Frost sobre a dinâmica da tuberculose, que definiram a formalização do próprio conceito de "risco" (ver Cap. 4), foram assentadas as bases metodológicas para os estudos de coorte. Duas investigações observacionais prospectivas iniciadas na segunda metade da década de 1940 (ambas ainda em curso) constituíram o marco inicial desse desenho protótipico da Epidemiologia: a pesquisa sobre os efeitos da bomba atômica em seres humanos e o famoso Estudo de Framingham sobre doenças cardiovasculares (ver Boxe 8.2).

Estudos de coorte (também chamados de seguimento ou *follow-up*) são os únicos capazes de abordar hipóteses etiológicas produzindo medidas de incidência e, por conseguinte, medidas diretas de risco (Samet & Muñoz, 1998). Os estudos de coorte são também chamados de prospectivos pelo fato de que, em sua maioria, partem da observação de grupos comprovadamente expostos a um fator de risco suposto como causa de doença a ser detectada no futuro. Essa característica lhes é atribuída pelo fato de que o desenho longitudinal propõe como seqüência lógica da pesquisa a antecipação das possíveis causas e a investigação de seus efeitos (Lilienfeld, 1976).

O estudo de coortes tem início ao se colocar em foco uma variável cuja contribuição como fator de risco para determinada doença é preciso conhecer, avaliar ou confirmar.

De acordo com a Fig. 8.5, a etapa inicial dessa modalidade de estudo epidemiológico consiste na seleção de um grupo de pessoas consideradas sadias (ND) quanto à doença sob investigação. Esse grupo deverá ser o mais homogêneo possível em relação à sua composição, por vários fatores que não as variáveis de exposição supostas como fator de risco. Exemplos: alguma experiência compartilhada num período de tempo definido, ano de nascimento, ocupação, área geográfica onde se situa o domicílio ou o trabalho, e outros. Tal grupo homogêneo, assim definido, denomina-se *coorte*.

O termo "coorte" designava originalmente as unidades de combate das legiões romanas, identificadas nos campos de batalha pelo uniforme padroni-

188 Introdução à Epidemiologia

Boxe 8.2 Dois clássicos

Exemplo que se tornou clássico, digno de ser citado sempre que o assunto for desenho prospectivo concorrente, especialmente em relação à exposição do tipo continuada, é o estudo de Framingham sobre fatores de risco para doenças cardiovasculares. Esse estudo foi iniciado em 1948 por iniciativa do Serviço de Saúde Pública dos Estados Unidos, com o objetivo de estudar a contribuição de uma série de fatores de risco na produção de doenças cardiovasculares. A pequena cidade de Framingham, situada no Estado de Massachusetts, com uma população de 28.000 habitantes, foi escolhida em razão da estabilidade da população, espírito de colaboração da comunidade, disponibilidade de serviços de saúde e proximidade a um grande centro médico, dotado de muitos recursos técnicos. Foi selecionada e classificada como coorte uma subamostra de 6.500 pessoas de ambos os sexos cuja idade variava de 30 a 62 anos. A expectativa original era de que, se essa coorte fosse seguida por um período de 20 anos, o número de casos novos de doenças cardiovasculares permitiria conclusões confiáveis. Cada pessoa foi examinada bienalmente durante todo o período do estudo, que ainda hoje encontra-se em curso, agora com mais de 50 anos de seguimento. Foram estudadas várias características suspeitas como associadas à ocorrência de doenças cardiovasculares e, portanto, incluídas como fatores de risco, destacando-se elevado colesterol sérico, hipertensão arterial, obesidade e hábito de fumar.

Outra investigação prospectiva considerada clássica é devida a *Sir* Richard Doll e *Sir* Austin Bradford Hill, avaliando a associação entre hábito de fumar e câncer de pulmão. A população, a partir da qual foi constituída a coorte a ser acompanhada, era formada pelos 59.500 médicos, de ambos os sexos, cujos nomes constavam do Registro Médico Britânico. Um questionário simples foi encaminhado e 40.637 respostas completas foram obtidas. Além do nome, idade e endereço, os participantes eram solicitados a responder: se na época eram consumidores de tabaco; se tinham fumado anteriormente e deixado o hábito; se nunca tinham fumado com regularidade (não mais do que um cigarro por dia, ou seus equivalentes cachimbo ou charuto por um período de um ano). Os fumantes e os ex-fumantes deviam declarar a idade ao início do hábito de fumar, a quantidade fumada, o método de fumar e a idade que tinham quando deixaram o hábito. Dados constantes dos atestados de óbitos foram fornecidos pelas repartições encarregadas dos registros de mortalidade durante o período de cinco anos de realização do estudo, sempre que a profissão declarada era a de médico. Como conclusão, os pesquisadores pioneiramente encontraram uma associação estatisticamente significante entre câncer de pulmão e hábito de fumar.

Ampliados com a inclusão de novas questões de pesquisa e atualizados conceitual e metodologicamente, ambos os estudos prosseguem até o presente momento.

Fonte: Dawber, 1980; Doll *et al.*, 1994; Sytkovski *et al.*, 1996; Witterman *et al.*, 1998.

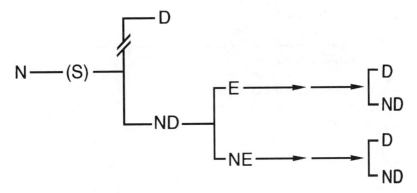

Fig. 8.5 Diagrama analítico do estudo de coorte (individuado, longitudinal, observacional-prospectivo).

zado. Adotado na pesquisa demográfica para referir-se a contingentes populacionais unificados pelo ano de nascimento (por exemplo, coorte de 1950), o termo entrou no léxico epidemiológico para designar grupos homogêneos da população, como a coorte de não-doentes incorporada nos estudos de seguimento. Nesse caso, apenas no que tange ao suposto fator de exposição investigado, o grupo deve ser heterogêneo, formado por expostos (E) e não-expostos (NE) ao fator de risco suspeito.

Considerando a relação entre momento de referência dos dados e momento de realização da pesquisa, os estudos de coortes podem ser classificados em dois tipos, conforme mostra o Quadro 8.6:

a) coorte concorrente (ou prospectivo);
b) estudo de coorte histórica (ou retrospectivo).

No *estudo de coorte concorrente*, a coorte é acompanhada desde o momento da exposição, procedendo-se, como etapa do próprio estudo, ao monitoramento e registro dos casos de doença ou de óbito na medida em que esses ocorram, até a data prevista para encerramento das observações. O momento da exposição pode referir-se a um evento pontual, de curta duração, ou a uma ocorrência constante ou periódica no decorrer de todo o período de observação — respectivamente, exposição episódica ou continuada.

A exposição será episódica se tiver ocorrido em um intervalo limitado de tempo e, a seguir, tenha cessado seu efeito. Temos como exemplo dessa moda-

190 Introdução à Epidemiologia

Quadro 8.6 Desenho Individuado-Observacional-Longitudinal-Prospectivo

Estudos de coorte

Subtipos (Lilienfeld, 1980):
- Concorrente (*follow-up*)
  - coorte fixa
  - coorte dinâmica
- Não-concorrente (coorte histórica)

Vantagens:
- Produzem medidas diretas de risco
- Alto poder analítico
- Simplicidade de desenho
- Facilidade de análise

Problemas:
- Vulneráveis a perdas (*attrition bias*)
- Inadequados para doenças de baixa freqüência
- Alto custo relativo

Formas de análise:
- Cálculo do risco relativo
- Risco atribuível
- Pessoas/ano (estudos de coorte dinâmica)

---

lidade a exposição a produtos tóxicos vazados dos reservatórios de segurança que os retinham (como a contaminação por dioxina em Seveso, na Itália), ou mesmo o caso dramático dos sobreviventes das bombas atômicas de Hiroshima e Nagasaki. Será exposição continuada ou crônica se esta existir durante todo o período de duração da pesquisa. Um exemplo seria a exposição ao hábito de fumar, variável suspeita nas pesquisas epidemiológicas que investigam fatores de risco para doença coronariana, insuficiência respiratória e câncer de pulmão.

A qualificação de "concorrente", proposta por Lilienfeld (1976) para esse tipo de estudo prospectivo, deve-se ao fato de que o encaminhamento da pesquisa e o fenômeno pesquisado (a doença) progridem em paralelo, concomitantemente. O início da pesquisa coincide historicamente com o início do acompanhamento da coorte, com ambos os momentos situados no presente do processo da investigação.

A investigação prospectiva tem seqüência com o acompanhamento diacrônico (evolução no tempo) da coorte, tendo por objetivo determinar diferenças na velocidade com que surge a doença D nos subgrupos de expostos e não-expostos ao suposto fator de risco (Szklo & Javier-Nieto, 1999). São coincidentes também, em uma época futura, o encerramento da coleta de dados e o fim do acompanhamento da coorte.

No Brasil, o exemplo clássico de aplicação desse desenho será certamente a série de estudos de coorte conduzidos em Pelotas, Rio Grande do Sul (Victora *et al.*, 1996; Barros *et al.*, 1996). Duas coortes de mães e filhos foram estudadas desde o nascimento, totalizando 5.914 nascidos vivos em 1982 e 5.249 em 1993. As mães foram identificadas nas maternidades e responderam a um questionário padronizado, sendo seus filhos examinados. A mortalidade das crianças vem sendo monitorada desde então, incluindo, a partir de 1993, também as hospitalizações. Da coorte de 1982, localizaram-se cerca de 82% das crianças aos 12 meses e, graças a uma mudança de estratégia, 87% aos 20 meses. Na coorte de 1993, tentou-se acompanhar 20% das crianças e mais todos os recém-nascidos de baixo peso aos 12 meses de idade, sendo localizados 95%.

Dos estudos de coorte de Pelotas, destacam-se os seguintes resultados (Barros *et al.*, 1996): as mães apresentaram um incremento médio de 3,5 cm em estatura e 3,9 kg no peso no início da gestação. Apesar dessas melhoras, a proporção de recém-nascidos de baixo peso aumentou de 9,0% em 1982 para 9,8% em 1993. Observou-se um aumento na incidência de nascimentos de retardo gestacional, assim como uma redução nos coeficientes de mortalidade perinatal — 32% em 1982 e 22% em 1993. A situação nutricional aos 12 meses de idade apresentou comportamentos distintos, com um discreto aumento do déficit de comprimento/idade em 1993, e uma redução de quase 50% nos déficits de peso/idade e peso/comprimento. O coeficiente de mortalidade infantil decresceu de 36 por 1.000 nascidos vivos em 1982 para 21‰ em 1993.

Estudos de coorte histórica envolvem usualmente grupos sociais ou profissionais específicos, selecionados por terem sido expostos a fatores de risco em potencial e por se dispor de registros sistemáticos da exposição e do efeito. Trata-se de um tipo de estudo individuado-observacional-longitudinal-retrospectivo baseado na reconstrução de coortes em algum ponto do passado (sendo, justamente por isso, chamado de "coorte histórica"), com a seleção e a classificação dos seus elementos no presente e com início e fim do acompanhamento no passado, antes do momento de realização da pesquisa. Por esse motivo, esses desenhos têm sido classificados também como coorte retrospectiva.

O sentido etimológico do termo "retrospectivo", composto por radicais latinos, é o seguinte: olhar (*spectare*) para trás (*retro*). Trata-se de um retroposicionamento das causas e dos efeitos, combinado com uma análise diacrônica longitudinal das associações em estudo. A denominação "não-concorrente", também devida a Lilienfeld (1976), decorre da constatação de que o desenvolvimento da pesquisa e a evolução dos fatos que a motivaram decorrem em tempos históricos diversos. Esses estudos podem ser altamente indicados para superar uma das principais limitações dos estudos de coorte concorrente: relativa incapacidade para lidar com patologias de baixa freqüência e longo período de latência.

A principal circunstância favorável à realização de estudos retrospectivos de coorte consiste na disponibilidade de registros médicos confiáveis que, com o advento da computação eletrônica, podem ser resgatados e analisados sob a forma de grandes coortes.

Um estudo realizado no Canadá sobre os efeitos da exposição a exame fluoroscópico, técnica bastante usada no passado para diagnóstico de tuberculose pulmonar, constitui interessante ilustração dessa modalidade peculiar de desenho (Howe, 1998). Foram recuperados cerca de 110.000 prontuários de pacientes que se submeteram à fluoroscopia durante as décadas de 1930 e 1940, sendo por isso expostos a radiação de baixa dosagem. Eliminadas duplicações, defeitos de preenchimento e outros problemas de registro, foi estabelecida uma coorte de 64.172 sujeitos expostos que estavam vivos a partir de 1950, monitorada até 1987, identificando-se as causas de óbito no período. Esse estudo produziu fortes evidências de um efeito dose-resposta entre radiação de baixa dosagem e incidência de câncer de mama e de pulmão (Howe, 1998).

A análise de dados dos estudos individuados-observacionais-longitudinais-prospectivos baseia-se na comparação das proporções de indivíduos que desenvolvem a doença D no período (casos novos), entre os expostos (E) e os não-expostos (NE). Trata-se, como dissemos anteriormente, do único desenho de estudo epidemiológico que permite o cálculo de medidas de Incidência e, conseqüentemente, de estimativas de risco.

A análise comparativa produz medidas de associação que expressam, respectivamente, o Risco Relativo (Razão de Incidências) e o Risco Atribuível (Diferença de Incidências). Como conseqüência do fato de quais fatores de exposição e doença são considerados seqüencialmente durante o período de seguimento do estudo, seus resultados, em geral, permitem o estabelecimento da seqüência temporal da associação (Szklo, 1998).

Apesar da polêmica resultante da sobrevalorização dos ensaios clínicos controlados, que discutiremos adiante, trata-se do desenho epidemiológico com maior potencialidade de produção de conhecimento causal, na medida em que possibilita a transformação de variáveis, independentes dos fatores de exposição, em fatores de risco legitimamente definidos. O principal problema com os estudos individuados-observacionais-longitudinais é a própria dinâmica das populações humanas que, na maioria dos casos, impossibilita a observação de coortes fixas. A perda de participantes, seja por migração ou por morte, pode modificar profundamente os resultados desse tipo de investigação.

Alternativas para a redução desses e de outros problemas dos estudos de coorte, bem como maiores detalhes sobre o seu planejamento, execução e análise, podem ser encontradas, principalmente, no manual de Rothman & Greenland (1998) e na excelente coletânea de textos reunidos em número especial da revista *Epidemiologic Reviews* (Samet & Muñoz, 1998).

Estudos de Caso-controle

Quando a condução de estudos de coorte é reconhecidamente variável, recomenda-se um desenho individuado-observacional-longitudinal-retrospectivo chamado *estudo de caso-controle*, concebido especialmente para investigar associações etiológicas em doenças de baixa incidência e/ou condições com período de latência prolongado.

Tanto os estudos de coortes quanto os de caso-controle são classificados como longitudinais, porque em ambos as análises de causalidade pertinentes assumem registros de causa e efeito realizados em momentos sucessivos, enquanto nos estudos seccionais ou transversais, causa e efeito são avaliados num mesmo momento histórico. Apesar de longitudinais, os estudos de caso-controle são sempre retroanalíticos, o que significa que, para se produzirem evidências científicas nesse desenho, deve-se considerar grupos de casos seguramente diagnosticados e de controles "comparáveis" aos casos, retroagindo-se na história de ambos os grupos para investigar possível exposição a fatores de risco no passado que possam ser imputados como causais (Szklo & Javier-Nieto, 1999).

Com o auxílio da Fig. 8.6, vejamos como funciona a arquitetura dos estudos de caso-controle.

194 Introdução à Epidemiologia

> **Boxe 8.3 Alguns aspectos históricos do estudo de caso-controle**
>
> William Guy, professor de medicina legal e higiene do King's College de Londres, teria sido quem pela primeira vez conduziu comparações de grupos em um estudo sobre o excesso da tuberculose pulmonar em algumas profissões de maior risco (no seu estudo, compositores e jornalistas), publicado em 1843. Somente na década de 1920 reapareceu a proposta de estudar fatores etiológicos por meio da comparação entre casos e controles, no âmbito da "sociologia experimental", principalmente em estudos sobre delinqüência. Entretanto, o formato moderno do estudo de caso-controle foi inaugurado por Lane-Claypon, em 1926, com uma pesquisa sobre a relação entre experiência reprodutiva e câncer de mama.
>
> Apesar de não ter conduzido um estudo de caso-controle senso estrito, o que só mais tarde foi sistematizado como estratégia específica de investigação, Gregg foi pioneiro na aplicação do tipo de teste de hipóteses característico desse desenho de pesquisa. É interessante retomar a história da descoberta da infecção por rubéola como um fator de risco para malformações congênitas, narrada no Cap. 6. O grupo de casos foi constituído pelos filhos que tinham sido levados para consulta oftalmológica e diagnosticados como portadores de catarata congênita. O pesquisador consultou seus registros e o de outros oftalmologistas, descobrindo que uma elevada proporção das mães de crianças afetadas tinha sido acometida de rubéola durante o período de gestação, enquanto a incidência de rubéola era menor nas mães de crianças com outras patologias oculares.
>
> Vários estudos que replicavam o novo desenho baseado na comparação entre casos e não-casos foram realizados no pós-guerra. Algumas dessas pesquisas, como, por exemplo, os primeiros estudos sobre a hipótese de que o hábito de fumar constitui fator etiológico para câncer de pulmão, foram utilizadas como demonstração de que esse desenho necessitava de uma técnica especial de análise que viria a ser conhecida como *odds ratio*, conforme veremos no Cap. 9.
>
> *Fonte:* Lilienfeld & Lilienfeld, 1979; Cole, 1979.

No início da pesquisa, obtém-se um levantamento dos casos de uma dada doença em uma população (N) no qual, através de uma seleção (S), recruta-se um grupo de casos (D) e um grupo de controles (ND) — sujeitos comprovadamente sem a doença — comparáveis. Cronologicamente, a identificação da doença constitui o ponto inicial do estudo a partir do qual, olhando-se em direção ao passado, devem ser buscados os fatores de risco suspeitos. Enquanto

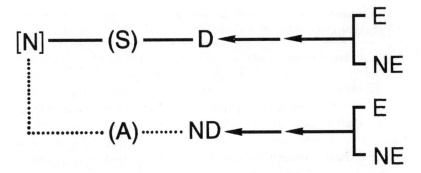

Fig. 8.6 Diagrama analítico do estudo de caso-controle (individuado, longitudinal, observacional-retrospectivo).

os trabalhos formais de pesquisa progridem até uma data de encerramento em época futura, de um momento 0 a um momento 1, a investigação realiza um movimento oposto ao da coorte histórica: da doença para a causa (C ← D), finalizando em alguma data do passado, definindo dessa forma os sujeitos expostos (E) e os não-expostos (NE), tanto entre os casos quanto nos controles.

Avaliando a estrutura desses desenhos, podemos dizer que o estudo de caso-controle consiste no inverso do estudo de coorte, porque, conquanto este último parte do fator de risco e prospectivamente observa o aparecimento de doentes, o estudo de caso-controle baseia-se na identificação dos doentes e retrospectivamente investiga os fatores de exposição. Com o estabelecimento de um grupo controle formado por sujeitos comparáveis aos casos, porém reconhecidamente não-doentes, esse tipo de estudo implica uma investigação retrospectiva e retroanalítica dos níveis diferenciais de exposição ao suposto fator de risco. Essa "retroversão" chegou a justificar um curioso neologismo — *trohoc* (a palavra *cohort* ao contrário), proposto por Feinstein (1973) para destacar as peculiaridades da arquitetura dos estudos de caso-controle.

Conforme o Quadro 8.7, os estudos de caso-controle podem ser classificados de acordo com dois critérios:

a) quanto à definição epidemiológica dos casos;
b) quanto à seleção dos grupos de comparação.

No primeiro item, encontramos estudos de casos prevalentes, quando se incorporam todos os acometidos pela patologia em questão, incluindo casos novos

Quadro 8.7 Desenho Individuado-Observacional-Longitudinal-Retrospectivo

Estudos de caso-controle

Subtipos:
- (Quanto à seleção dos grupos)
  - Pareados
  - Não-pareados
- (Quanto à origem dos casos)
  - Casos prevalentes
  - Casos incidentes

Vantagens:
- Baixo custo relativo
- Alto potencial analítico
- Adequados para estudar doenças raras

Problemas:
- Incapazes de estimar risco (reduzido poder descritivo)
- Vulneráveis a inúmeros *biases* (seleção, rememoração etc.)
- Complexidade analítica

Formas de análise:
- Estimativas de risco relativo — *"odds ratio"*
- Risco atribuível percentual de Levin
- Análise de regressão logística

---

ou preexistentes, e estudos de casos incidentes, quando se incluem no estudo apenas os casos novos da doença. De acordo com o segundo eixo de classificação, os estudos de caso-controle podem ser pareados ou não-pareados. Pareamento significa o processo de seleção de controles individuais similares aos casos em uma ou em algumas variáveis específicas: idade, sexo, raça, condição socioeconômica e outras que a natureza da pesquisa venha a determinar como convenientes. Após o processo de pareamento, as variáveis pareadas passam à categoria de constantes do estudo.

Ao empregar a estratégia de pesquisa de caso-controle, deve-se iniciar pela definição precisa das características dos casos. O grupo (ideal) de casos será definido pela máxima homogeneidade quanto aos seguintes aspectos:

a) critérios diagnósticos;
b) estágio da doença;
c) variantes ou tipos clínicos;
d) fonte dos casos.

A escolha do grupo de controle ou de comparação deve obedecer ao princípio de máxima similaridade entre os casos e controles, exceto pelo critério de presença ou ausência da doença ou agravo em estudo. Esse princípio recomenda identidade de área geográfica, fatores socioeconômico-culturais da comunidade e de instituições ou serviços de saúde onde tenham sido atendidos os sujeitos afetados pela doença.

A fim de evitar possíveis distorções produzidas pelo emprego de pacientes hospitalizados como controles (o chamado *bias* de Berkson), alguns estudos têm preferido a alternativa de escolher para essa finalidade o conjunto de pessoas formado por amigos, vizinhos, parentes, colegas de trabalho ou de escola, ou outros que mantenham alguma relação de proximidade com o caso.

Tomadas as providências para a máxima comparabilidade entre os grupos de casos e controles, inclusive com o pareamento de algumas características, o estudo se completará com a produção de dados relativos às variáveis do estudo. Em geral, a coleta de dados em estudos do tipo caso-controle é conduzida por meio de entrevistas pessoais ou por consulta a registros médicos. Idealmente, deve-se padronizar rigorosamente os instrumentos, fontes de dados e critérios de atribuição de exposição entre os grupos do estudo, de modo que o diagnóstico da exposição seja igualmente válido e confiável, tanto para os casos quanto para os controles (Szklo & Javier-Nieto, 1999).

Às vezes, no contexto de uma pesquisa, o investigador dispõe de evidências suficientes para a proposição de hipóteses alternativas e para a escolha daquelas que serão testadas com prioridade. Esta é a situação mais freqüente para a realização de estudos de caso-controle. Nesse caso, o teste de hipóteses consiste em verificar se associações tipo fator de risco e doença são confirmadas pela ausência ou menor ocorrência do fator de exposição entre os controles não-afetados pela doença, em comparação com os casos. É óbvio que alguma variável igualmente presente ou ausente em ambos os grupos jamais poderá ser considerada como um dos fatores de risco da doença: contrariamente, a associação de um fator de exposição a um dos grupos é forte evidência a favorecer uma interpretação causal.

Em outras circunstâncias, quando o conhecimento epidemiológico inicial de uma doença não foi capaz de produzir informações claras e suficientes, com algum padrão perceptível de regularidade, não se dispõe de uma hipótese condutora. Nessa contingência, o investigador pode proceder a uma varredura de toda a história pregressa dos casos e dos controles, numa busca inespecífica de regularidades significativas, discerníveis dentro dos grupos, ou por discrepâncias sistemáticas entre esses. Os pesquisadores norte-americanos costumam chamar essa modalidade exploratória de estudo caso-controle de "expedições de caça e pesca". O estudo de câncer de vagina conduzido por Herbst, Usfelder & Poskanzer (1971) mencionado no Cap. 6, constitui um exemplo clássico dessa modalidade (ver Boxe 6.2).

Os dados produzidos por esse tipo de desenho devem ser analisados com muita cautela, devido a sua acentuada vulnerabilidade a diversos tipos de *bias*. No apogeu da discussão sobre a validade do estudo de caso-controle, Sackett (1979) catalogou 35 modalidades somente nos quesitos de *bias* de seleção e de medida. Dentre esses, destaca-se o problema da "memorização seletiva" do evento supostamente causal. As mães de crianças excepcionais, por exemplo, com muito mais facilidade informarão sobre detalhes da gravidez, parto e desenvolvimento do seu filho doente (certamente rememorados de forma insistente e até compulsiva) do que as mães de crianças sadias, tomadas como controle.

O segundo problema desse tipo de desenho, que merece uma atenção especial, refere-se à sistemática de seleção de casos e controles. Os estudos de caso-controle de melhor qualidade metodológica são aqueles em que o grupo de casos reúne todos os sujeitos doentes de uma dada área geográfica, diagnosticados da forma mais padronizada possível. Por outro lado, apesar da atraente facilidade de se usarem pacientes de enfermarias ou ambulatórios de outras especialidades, os melhores controles são aqueles provenientes de amostras representativas da mesma população de onde se originaram os casos.

Controladas as fontes de *bias* mais conhecidas e garantindo-se a antecedência do suposto fator de risco em relação ao efeito esperado, o desenho individuado-observacional-longitudinal-retrospectivo constitui um poderoso recurso do arsenal metodológico da Epidemiologia. Para certos grupos de patologia e em alguns subcampos da ciência epidemiológica, em que a precedência do fator sobre o efeito é quase sempre inquestionável, como, por exemplo, na epidemiologia genética, esse tipo de desenho demonstra excelente custo-efetividade.

Vejamos, como exemplo desse uso do desenho de caso-controle na pesquisa etiológica, um estudo conduzido em Belo Horizonte (Gomes *et al.*, 1995). O grupo de casos foi constituído por 300 mulheres, com idade entre 25 e 75 anos, que foram diagnosticadas e realizaram tratamento para câncer de mama em um hospital universitário, entre 1978 e 1987. O grupo-controle foi formado por 600 pacientes ambulatoriais do mesmo hospital. Os dois grupos foram pareados por idade e data de diagnóstico. Baixa renda *per capita* e uso de anticoncepcionais hormonais constituíram associações de pequena magnitude. A condição de dona de casa e a história reprodutiva (nuliparidade ou menos de seis gestações) produziram associações de média magnitude. Porém, a presença de antecedentes familiares (câncer em parentes de primeiro grau) revelou uma associação forte e altamente significante, indicando um risco mais de nove vezes superior para a ocorrência desse tipo de neoplasia.

No que concerne aos aspectos analíticos, o desenho de caso-controle não é capaz de produzir medidas de ocorrência de doenças, porque não utiliza denominadores populacionais. Permite tão-somente estimar uma medida de associação muito peculiar, denominada *odds ratio*, que tem a propriedade, matematicamente demonstrável, de aproximar-se do risco relativo no caso de doenças de baixa incidência na população (Cornfield, 1951; MacMahon e Pugh, 1970; Schlesselman, 1982).

Apesar da óbvia utilidade e eficiência desse tipo de estudo, principalmente na pesquisa sobre fatores de risco de doenças de baixa freqüência (Szklo, 2001), trata-se de um desenho pouco utilizado fora dos países desenvolvidos. Tal carência pode ser explicada pela magnitude dos problemas de identificação dos casos e definição dos fatores de risco, dificultando a formulação de hipóteses etiológicas plausíveis e precisamente definidas que, como vimos, constitui condição essencial para a utilização de desenhos de caso-controle.

O texto mais completo disponível sobre como planejar, conduzir e analisar estudos de caso-controle ainda é o manual escrito por Schlesselman (1982), porém uma abordagem satisfatória e bastante atualizada sobre esse tipo de estudo pode ser encontrada no compêndio de Rothman & Greenland (1998).

Estudos de Intervenção

Conforme discutimos na apresentação do Quadro 8.1, a posição do investigador perante o seu objeto de estudo define os desenhos de pesquisa observacionais (que compreendem o essencial do repertório convencional da metodologia epidemiológica, revisado nas seções precedentes) e desenhos experimentais.

De nossa parte, preferimos a denominação "estudos de intervenção" para todos os desenhos, individuados ou agregados (como vimos anteriormente), em que o investigador introduz algum elemento crucial para a transformação do estado de saúde dos indivíduos ou grupos participantes do estudo, visando testar hipóteses etiológicas ou avaliar eficácia ou efetividade de procedimentos diagnósticos, preventivos ou terapêuticos. Enunciados que propõem relações de causa e efeito, ou seja, hipóteses etiológicas para doenças ou desfechos clínicos, podem ser validados com maior precisão e controle por meio de desenhos experimentais denominados genericamente ensaios clínicos controlados (Fletcher, Fletcher & Wagner, 1989).

No desenho experimental clássico, a forma de operar é muito simples do ponto de vista lógico. Para testar a hipótese de que a variação de y (variável dependente) é concomitante com a variação de x (variável independente), basta que se observem os valores assumidos pela variável y, quando se manipula a intensidade ou freqüência da variável x. Nesse caso é possível concluir que, mantendo-se controladas (sob valor constante) as outras variáveis que poderiam interferir na relação x-y, a variação de x implica a de y, ou ainda que x é causa de y (Townsend, 1953).

Trata-se de uma lógica estruturalmente similar ao raciocínio do senso comum sobre a causalidade, que postula a especificidade dos efeitos isolados. Ou seja, mantendo-se constantes as condições de contexto, um dado acontecimento, coisa ou processo denominado causa sempre provoca um outro, denominado efeito. Nesse modelo, tanto a causa como o efeito seriam únicos, específicos e distintos, participantes de uma relação causal "pura" (Hitchcock, 1992).

O teste experimental consiste na verificação das conseqüências empíricas de uma dada hipótese dentro desse modelo, sendo nesse caso realizado por meio de uma intervenção proposital em um ambiente artificial controlado (ou seja, isento de influências não pertinentes à hipótese sob teste). Na impossibilidade de obtenção desse ambiente idealmente "purificado", muitas vezes introduz-se uma estratégia alternativa para a avaliação de efeitos isolados, que consiste na comparação entre um grupo de participantes sujeitos à intervenção e outro formado por sujeitos não-expostos à intervenção, tomado como controle. Nesse caso, trabalha-se comparativamente com grupos artificialmente compostos, que serão, em uma situação ideal, formados aleatoriamente (Greenland, 1990).

Os principais critérios de classificação dos estudos de intervenção, tomando-se como referência o grau de controle experimental, são os seguintes:

a) controle da variável independente;
b) controle da composição dos grupos;
c) controle do efeito de mensuração.

Boxe 8.4 Medicina experimental

Com o advento da ciência moderna, no século XVI, por meio, principalmente, da obra de Bacon e Galileu, a metodologia experimental foi tomada como paradigma do processo de produção de conhecimento. Na etapa seguinte, associada principalmente aos nomes de Newton e Laplace, a demonstração experimental foi complementada com a formalização matemática, inicialmente com modelos deterministas e em seguida com abordagens de probabilidade. Como vimos no Cap. 2, as ciências da saúde (inclusive a Epidemiologia) se constituíram sob forte influência quantificadora. Não obstante, o desenvolvimento de modelos mecânicos causais no momento de consolidação da fisiopatologia moderna, já em meados do século XIX, teve como resultado a repressão dos enfoques mais flexíveis e realistas de uma prática clínica baseada em predições com graus variáveis de certeza. Claude Bernard, importante teórico da "medicina experimental", foi um crítico ferrenho do uso de qualquer modalidade de raciocínio probabilista na pesquisa em saúde.

A reconciliação entre experimento e probabilidade ocorreu somente em meados do século XX, quando Ronald Fisher, por muitos considerado como o principal sistematizador da Estatística contemporânea, lançou a primeira edição do livro *Statistical Methods for Research Workers*, contribuindo com a idéia de "randomização" ou constituição pré-experimental de grupos por meio de seleção aleatória. Somente na década de 1950 é que se realizou o primeiro estudo duplo-cego de avaliação terapêutica, lançando-se as bases metodológicas para o chamado "ensaio clínico controlado randomizado" (RCT, conforme a sigla em inglês).

Sir Austin Bradford Hill, sucessor de Greenwood na cátedra de Epidemiologia da London School of Hygiene and Tropical Medicine, parceiro de Richard Doll nos estudos da relação fumo e câncer e autor dos famosos critérios de causalidade (ver Cap. 9), foi pioneiro na aplicação rigorosa desses princípios à pesquisa em saúde, resultando na sistematização do desenho experimental genericamente denominado "ensaio clínico controlado". Os clássicos manuais metodológicos de MacMahon & Pugh e Lilienfeld já destacavam os estudos de "epidemiologia experimental", abrindo caminho ao movimento de sobrevalorização dos recortes experimentais característico da chamada Epidemiologia clínica.

Fonte: Campbell & Stanley, 1966; Hill, 1966; Granger, 1994; Kaptchuck, 1998.

Em primeiro lugar, com relação ao controle da variável independente, os estudos de intervenção podem ser classificados como controlados ou não-controlados, dada a presença ou ausência de grupo de controle.

202 Introdução à Epidemiologia

Em segundo lugar, quanto ao controle da composição dos grupos, os estudos de intervenção podem assumir as seguintes modalidades, não excludentes entre si:

1) randomizado — estudo com grupos alocados a partir de processos aleatórios de seleção de casos, buscando-se uma distribuição equilibrada de variáveis de confundimento;
2) não-randomizado — estudo com grupos experimental e controle escolhidos a partir de critérios de disponibilidade ou conveniência;
3) bloqueado — estudo com grupos formados exclusivamente por representantes de uma dada categoria da variável de confundimento a se controlar, bloqueando-se o efeito vinculado às outras classes da variável;
4) pareado — estudo com grupos constituídos por pareamento, garantindo uma composição rigorosamente equivalente em termos de algumas variáveis selecionadas;
5) rotativo — estudo com estrutura baseada na alternância de grupos, em que os participantes que compõem o grupo experimental são alocados, após um certo período, para o grupo controle, e vice-versa.

Por último, considerando a modalidade de controle do *bias* de mensuração nos estudos de intervenção, estes podem ser:

1) duplo-cego — a alocação dos grupos e as mensurações referentes à variável dependente são feitas às cegas (ou seja, nem os avaliadores nem os participantes têm conhecimento da alocação dos grupos);
2) simples-cego — os participantes não têm conhecimento de sua pertinência aos grupos da pesquisa (por exemplo, por meio do uso de placebos nos ensaios clínicos);
3) aberto — quando todos os envolvidos têm acesso a informações capazes de indicar a alocação dos grupos experimental e controle.

As modalidades experimentais de investigação foram tão valorizadas pela epistemologia empírica do positivismo que chegaram a ser consideradas como única estratégia de pesquisa capaz de definir a validade científica de uma dada hipótese (Feinstein, 1988). Dentro da própria Epidemiologia, uma leitura restritiva das regras de causalidade incorpora a comprovação experimental como critério final de atribuição do caráter etiológico aos fatores de risco.

Para os defensores dessa perspectiva restrita (Horwitz, 1987; Feinstein, 1988; Miettinen, 1989), os desenhos mais típicos da pesquisa epidemiológica seriam meros simulacros da demonstração experimental, e como tal deveriam ser avaliados em comparação com o grau de controle e poder de comprovação da pesquisa laboratorial.

Esse posicionamento produz uma injustificada desvalorização não só dos desenhos ecológicos e seccionais, mas também dos estudos longitudinais, como se fossem todos modalidades metodológicas inferiores perante o modelo experimental. Opomo-nos frontalmente a tal posição discriminatória, concordando com avaliações mais recentes das limitações do modelo experimental para a pesquisa clínica (Hulley *et al.*, 2001; Kaptchuck, 2001; Gross & Fogg, 2001). Por esse motivo, pretendemos, nesta seção, discutir brevemente as principais características e aplicabilidade dos ensaios clínicos com base em dois argumentos:

(i) a sua estrutura enquanto estudo individuado-longitudinal de intervenção não difere substancialmente da arquitetura dos desenhos de coorte concorrente;

(ii) baseia-se em um modelo simplista e fragmentador do processo saúde-doença, sem muita utilidade para lidar com a concretude e complexidade do objeto epidemiológico.

Em primeiro lugar, em termos de arquitetura, conforme assinalado por Hulley *et al.* (2001), trata-se rigorosamente de uma aplicação particular do nosso conhecido estudo de coorte ou desenho individuado-longitudinal-prospectivo (ver Fig. 8.5), com uma única e importante variação: o fator de risco (no caso, fator de intervenção) é artificialmente introduzido.

Em um dos grupos, denominado grupo experimental ou grupo-teste, realiza-se a intervenção, que consiste na aplicação ou supressão do fator suspeito como causa (variável independente), com vistas a observar e possivelmente medir a produção do efeito correspondente (variável dependente).

No outro grupo, chamado de grupo-controle ou de comparação, cuja composição demográfica (ou por outras variáveis) deve ser o máximo possível semelhante à do grupo experimental, não será realizada a intervenção.

A desejada aleatoriedade na composição dos grupos decorre do esforço de torná-los homogêneos quanto a fatores "estranhos", conhecidos e desconhecidos, denominados variáveis de confundimento (Greenland, 1990), fazendo-os divergir entre si, artificialmente, apenas no que tange à exposição (no caso, forçada) a um fator de intervenção.

Em segundo lugar, na pesquisa em Epidemiologia, são relativamente raras as hipóteses que podem ser verificadas experimentalmente. Ao ser definido um problema epidemiológico e formuladas as hipóteses explicativas para o fenômeno em estudo, dificilmente se pergunta diretamente por causas ou se afirmam causas. Uma situação oposta ocorre quando as hipóteses formuladas são passíveis de validação experimental, sendo lícito, nessas condições, empregar o termo causa em sua forma substantiva (Hitchcock, 1992).

A experimentação, que implica necessariamente condições artificiais, idealmente sob controle rígido do experimentador, poderá responder com certa margem de segurança se dado fator é causa de um certo efeito. A essência da investigação experimental repousa na pergunta ou afirmação de associação causal entre as prováveis variáveis produtoras (denominadas fatores de risco, como já sabemos) e os seus possíveis produtos: doenças, agravos ou outros eventos ligados à saúde.

Como vimos no Cap. 4, a ciência epidemiológica, ao contrário, prefere pensar causa como uma multiplicidade de condições propícias que, reunidas em determinadas configurações de fatores de risco, aumentam a "probabilidade de ocorrência" (risco) de algum efeito de saúde-doença-cuidado. A maioria dos problemas epidemiológicos substantivos refere-se a um conjunto articulado de fatores aos quais se devem atribuir os múltiplos efeitos observados, mediante modelos complexos de patogênese.

Na investigação de fenômenos já acontecidos ou em desenvolvimento e cujas variáveis independentes escapam ao controle do experimentador, as "causas", portanto, só podem ser expressas de forma adjetiva (Weed, 1997). Daí que o tipo de pesquisa que se engaja na resolução dessa modalidade de problema, a investigação epidemiológica, por exemplo, é caracterizado como estudo observacional ou descritivo de situações reais de transmissão de infecção, ocorrência de patologia, produção de risco e implementação de intervenções para prevenção ou tratamento de problemas de saúde.

No campo da Epidemiologia, a investigação etiológica experimental senso estrito tem raras oportunidades de se concretizar. As mais convincentes limitações impostas aos estudos epidemiológicos populacionais são de ordem ética. Não é aceitável, em experimentos que envolvam seres humanos em contextos cotidianos de saúde-doença-cuidado, a inclusão de fatores suspeitos de provocar doenças ou a supressão de elementos necessários à manutenção da saúde.

Com isso não queremos defender a idéia de que é impossível ou inadequada a realização de estudos de intervenção na pesquisa epidemiológica. Pelo contrário, existem inúmeros exemplos de uso correto e criterioso de desenhos experimentais para a solução de importantes problemas epidemiológicos, como a mais eficiente forma de realizar a avaliação de tecnologias preventivas ou terapêuticas. Mais aceitáveis, embora sempre com restrições, são os experimentos nos quais se avalia o impacto epidemiológico de intervenções que se supõem benéficas à saúde (por exemplo, vacinas ou suplementos alimentares) ou do controle daqueles indiciados como prejudiciais (por exemplo, colesterol na dieta).

Vejamos um exemplo próximo: Barreto *et al.* (1996) conduziram um estudo de intervenção para avaliar o impacto de suplementação de vitamina A sobre a incidência de doenças respiratórias agudas e diarréia infantil, com um grupo de 1.240 crianças residentes em uma localidade no interior da Bahia. O experimento teve a duração de um ano, em que cada criança mudava de grupo, a cada quatro meses, passando do grupo experimental (recebendo vitamina A por via oral) para o grupo de comparação (que recebia placebo). A ocorrência de episódios diarréicos e de infecção respiratória foi sistematicamente registrada para todos os grupos durante todo o período da pesquisa.

Trata-se, portanto, de um estudo duplo-cego, com rotação de grupos, em que nem os participantes sabiam quem recebia placebo ou suplemento, nem os pesquisadores que coletavam dados sobre o estado de saúde das crianças sabiam em que grupo cada uma delas se encontrava no momento. Nenhum efeito foi encontrado no que se refere à possível prevenção de infecções respiratórias pela vitamina A. No que concerne a infecções intestinais, observou-se que, enquanto recebiam doses do suplemento vitamínico, os grupos experimentais apresentavam incidência de diarréias severas 20% menor do que nos grupos de comparação.

No presente momento, observa-se uma tendência de revalorização dos desenhos chamados "descritivos" em paralelo ao reconhecimento de sérios problemas epistemológicos e metodológicos nos modelos experimentais clássicos de investigação. Segundo Grimes & Schulz (2002), estudos chamados descritivos representam justamente o primeiro "pé científico" em novas áreas de pesquisa, possibilitando valiosos aportes para a geração de hipótese, descrição de mecanismos e análises de tendências em relação a temas emergentes de investigação.

Por outro lado, recente revisão comparativa de resultados de pesquisas sobre diversos procedimentos clínicos não encontrou evidências em favor da superioridade do modelo experimental randomizado e controlado sobre recortes experimentais flexíveis ou estudos observacionais (Kaptchuck, 2001). Cada vez mais, "cláusulas pétreas" do modelo experimental, como randomização de grupos e garantia de diagnóstico duplo-cego, caem por terra, cedendo lugar a maior participação dos pacientes no processo de pesquisa (Gross & Fogg, 2001).

Concordamos que a melhoria ou cura do paciente, a prevenção e o controle de doenças, a efetividade na proteção e promoção da saúde é que de fato constituem o critério final da prova na pesquisa epidemiológica. A introdução ou a remoção de fatores em uma dada população, tendo em vista a melhoria do seu nível de saúde ou a diminuição da incidência de doenças, podem ser consideradas ensaios quase-experimentais da hipótese epidemiológica acerca de algum fator causal.

Nesse caso, estudos podem ser executados em condições pouco controladas ou não-controladas; os grupos não serão selecionados aleatoriamente, e todos os participantes poderão, em princípio, fazer parte de qualquer um dos grupos de um verdadeiro quase-experimento. Dessa maneira, o acompanhamento e o registro dos efeitos das intervenções sobre a situação de saúde, dentro de critérios de rigor metodológico aceitáveis, poderão tornar qualquer avaliação tecnológica na área da saúde coletiva importantes estudos de intervenção, contribuindo, assim, para maior eficácia e efetividade dos sistemas, programas e medidas de prevenção de riscos ou agravos e promoção da saúde (Szklo, 2001).

Para saber mais, consulte:

1. Barros F, Victora C. *Epidemiologia da Saúde Infantil — um Manual para Diagnósticos Comunitários*. São Paulo: Hucitec, 1998.

2. Campbell D, Stanley JC. *Delineamentos Experimentais e Quase Experimentais de Pesquisa*. São Paulo: EDUSP, 1979 [1966].

3. Castellanos PL. O ecológico na epidemiologia. *In:* Almeida Filho N, Barreto M, Veras R, Barata R (orgs.). *Teoria Epidemiológica Hoje — Fundamentos, Interfaces e Tendências*. Rio de Janeiro: Fiocruz Abrasco, 1998, p. 129-148.

4. Fletcher R, Fletcher S, Wagner E. *Epidemiologia Clínica: Bases Científicas da Conduta Médica*. Porto Alegre: Artes Médicas, 1989.

5. Gail MH, Benichou J (eds.). *Encyclopedia of Epidemiologic Methods (The Wiley Reference Series in Biostatistics)*. New York: John Wiley & Sons, 2000.

6. Hulley SB, Cummings SR, Browner WS, de Grady R. *Designing Clinical Research: An Epidemiologic Approach*. Boston: Lippincott Williams & Wilkins Publishers, 2001.

7. Kleinbaum D, Kupper L, Morgenstern H. *Epidemiologic Research: Principles and Quantitative Methods*. California: Wardsworth, 1982.

8. Lilienfeld DE, Stoller PD, Lilienfeld AM. Foundations of Epidemiology. Oxford: Oxford University Press, 1994.

9. Rothman K, Greenland S. *Modern Epidemiology*. (2nd ed.) Philadelphia: Lippincott & Raven, 1998.

10. Szklo M, Javier-Nieto F. *Epidemiology: Beyond the Basics*. Aspen: Aspen Publishers, Inc., 1999.

Na Internet, procure:

1. CDC. *EXCITE* (collection of teaching materials to introduce students to epidemiology, the science used by Disease Detectives everywhere, and to teach them about public health. Centers for Disease Control and Prevention, 2001: http://www.cdc.gov/excite/epi.htm

2. Gay JM. *Introduction to Epidemiology*. Washington State University, 2001: http://www.vetmed.wsu.edu/courses-jmgay/EpiMod1.htm

3. LaPorte RE (director). *Supercourse: Epidemiology, the Internet and Global Health* (on-line epidemiology lectures). University of Pittsburgh, 2001: http://www.pitt.edu/~super1

4. Schoenbach V. *Understanding the Fundamentals of Epidemiology: an evolving text* (PDF file). University of North Carolina, 2000: http://www.epidemiolog.net/evolving/AnalyticStudyDesigns.pdf

5. Swinton J (ed.) *A Dictionary of Epidemiology*. Cambridge: University of Cambridge, 1999: http://www.kings.cam.ac.uk/~js229/glossary.html

6. UCSF. *The Wide-World Web Virtual Library: Epidemiology*. Department of Epidemiology and Biostatistics/University of California at San Francisco, 2000: http://www.epibiostat.ucsf.edu/epidem/epidem.html

7. Wilson K. *Introduction to Epidemiology* (on-line materials with links — PH 2610). University of Texas, Houston, 2001: http://sphnt1.sph.uth.tmc.edu/de/ph2610

Capítulo 9

Análise de Dados Epidemiológicos

Como vimos no Cap. 6, para contribuir com o processo de produção do conhecimento em saúde e tornar-se, dessa maneira, úteis para a prevenção da doença e promoção da saúde, os dados gerados por estudos epidemiológicos precisam ser transformados em informação. Em outras palavras, o conjunto de dados necessita ser analisado.

E o que significa análise epidemiológica? No referencial predominante na Epidemiologia, análise implica processamento de dados, através da geração (normalmente mediante o emprego de técnicas de cálculo matemático), apresentação (tabular e gráfica) e interpretação, de modo sucessivo e lógico, de três tipos de medidas:

(a) medidas de ocorrência;
(b) medidas de associação;
(c) medidas de significância estatística.

No presente capítulo, abordaremos principalmente formas de cálculo e significado das medidas de associação. A relação entre objeto epidemiológico e lógica de análise foi introduzida no Cap. 4 e será aqui aprofundada apenas no que diz respeito à sua aplicação prática, sob a forma de indicadores de efeito.

O cálculo das medidas de ocorrência de doenças (e eventos relacionados à saúde, como nascimento e óbito, por exemplo) já foi apresentado no Cap. 7.

Ao final do capítulo, discutiremos resumidamente alguns princípios de interpretação dos dados epidemiológicos, principalmente em relação ao estabelecimento de critérios de causalidade.

Questões de Análise

A integração das medidas de ocorrência, associação e significância frente às respectivas estratégias de investigação é apresentada de modo esquemático no Quadro 9.1.

Indicadores de medidas de ocorrência, como qualquer aproximação quantificada de um determinado fenômeno, poderão assumir uma das seguintes expressões:

(i)   medidas de tendência central (média, mediana, moda);
(ii) freqüências (absoluta ou relativa);
(iii) índices;
(iv) coeficientes/proporções.

Por uma questão de consistência, tanto para a medida do contingente de doentes quanto para avaliar o efeito de outras variáveis de pesquisa, interessam sobretudo as proporções. Como vimos no Cap. 7, no caso particular da ocorrência de doentes na população, variável-chave da investigação epidemiológica, a medida da incidência (ou sucedâneos, como prevalência e outras taxas ou coeficientes) é o indicador correspondente do risco. Nessa primeira aproximação, a análise epidemiológica busca responder à seguinte questão geral:

"Em que medida (com que intensidade etc.) ocorre a doença x?"

As medidas de associação têm por finalidade avaliar a coincidência de uma dada patologia (ou evento relacionado à saúde), na presença de uma condição considerada hipoteticamente como fator de risco. Teoricamente, esses indicadores de efeito medem a força ou magnitude de uma associação entre variáveis epidemiológicas, ou seja, são operadores da análise epidemiológica senso estrito. O conjunto de medidas de associação responde à seguinte questão:

"Na presença de que (sob que condições etc.) se encontra a doença x?"

Ou, de outra forma: "Existe realmente uma associação entre o fator z e a doença x?"

Entretanto, as regularidades observadas entre fenômenos na natureza e na sociedade que podem expressar-se em termos de associação, quando encontrados em subconjuntos do universo observado, selecionados aleatoriamente (como amostras, por exemplo), carregam uma certa probabilidade de serem devidas

Quadro 9.1 Esquema para Análise de Estudos Epidemiológicos

Tipo de Estudo	Medida de Ocorrência	Medidas de Associação		Medida de Significância Estatística
		Proporcionalidade	Diferença	
Ecológico	Médias/ freqüências	Razão de médias/ correlação	—	Teste de diferença de médias (Z e t) Teste de significância da correlação
Seccional	Prevalência	Razão de prevalência	Diferença de prevalência (DP)	Teste de diferença de proporções (Z e t) Teste de qui-quadrado (χ^2)
Coorte	Incidência	Risco relativo (RR)	Risco atribuível (RA, RAP%)	Teste de qui-quadrado (χ^2)
Caso-controle	—	*Odds ratio* (OR)	RA de Levin (RAP%)	Teste de qui-quadrado (χ^2) Mantel-Haenszel (MH χ^2)

ao acaso. Será necessário então mensurar, de forma sistemática e padronizada, qual o grau de certeza de que algum achado "de fato" corresponde à realidade, mesmo que essa realidade seja apenas aproximativa.

Os estatísticos conceberam uma medida para o grau de confiança na validade de uma proposição, que nada mais é que o famoso valor **p**, cada vez mais referido (e muitas vezes mal empregado) nos artigos científicos na área da saúde. Dizer que se encontrou um $p < 0,05$ (ou seja, p menor do que 5%) na comparação entre incidências de uma determinada doença significa, grosso modo, que se espera menos do que cinco probabilidades em 100 de que tal achado seja devido ao efeito do acaso na composição da amostra estudada.

Nessa etapa da análise, as medidas de significância estatística respondem à questão seguinte:

> *"Qual a chance de que a associação entre a doença x e o fator z se deva ao acaso?"*

No que pese sua importância para a análise epidemiológica, medidas de significância estatística não serão avaliadas em profundidade neste texto, sendo objeto apenas de um boxe de ilustração, no qual podem ser encontradas as fórmulas para cálculo da significância estatística mais empregadas na Epidemiologia. No Boxe 9.1, os leitores interessados podem ficar intrigados com notações e expressões desconhecidas, que obviamente excedem o escopo deste texto, porém sintam-se convidados a consultar referências introdutórias específicas, com ênfase especial para a literatura epidemiológica, como por exemplo Selvin (1996) e Norman & Streiner (2000). Em português, vale a pena consultar Vieira (1999), Soares & Siqueira (2000) e Arango (2001). De todo modo, é muito importante a testagem da significância estatística de qualquer associação verificada em estudos amostrais, porque fatores diversos (como tamanho de amostra, dimensão das medidas, padrão de distribuição de casos etc.) podem casualmente apresentar como fortes associações na verdade inexistentes.

Medidas de Associação

Há duas modalidades de medidas de associação, que expressam a natureza da operação matemática nelas contida:

(a) tipo proporcionalidade;
(b) tipo diferença.

212 Introdução à Epidemiologia

Boxe 9.1 Miniguia para análise estatística de dados epidemiológicos

Para realização da análise estatística dos estudos de coorte e caso-controle, deve-se usar o qui-quadrado de Mantel-Haenszel, com a seguinte fórmula (segundo as definições da Tabela 9.1):

$$\chi^2_{MH} = \frac{(ad - bc)^2}{N} \bigg/ \frac{n_1 n_2 n_3 n_4}{(N - 1) N^2}$$

Com o resultado, pode-se estimar o intervalo de confiança do OR, como segue:

$$OR \ 1 \pm 1,96\sqrt{\chi^2_{MH}}$$

onde $1,96 = Z_{(1 - \alpha_2)}$ para um intervalo de confiança de 95%. Se alguém for usar análise estratificada para controle de variáveis confundíveis, recomenda-se o mOR (*odds ratio* de Mantel-Haenszel), da seguinte forma:

$$mOR = \frac{\Sigma(a_g \ d_g)/N_g}{\Sigma(b_g \ c_g)/N_g}$$

onde g é o estrato da variável de controle. Nesse caso, o qui-quadrado ajustado tem a fórmula equivalente:

$$\chi^2_{MH} = \Sigma(\frac{a_g \ d_g - b_g \ c_g}{N_g})/\Sigma(\frac{n_{1g} n_{2g} n_{3g} n_{4g}}{(N_g - 1)N^2_g}$$

com o mesmo procedimento para o cálculo do intervalo de confiança correspondente.

Para a realização desses testes e de outros especialmente indicados, existem *software* especializados disponíveis, como por exemplo Stata, SAS, SPSS, Minitab e EPIINFO. Este último merece destaque por três motivos: (1) é leve, simples e amigável; (2) foi especialmente desenvolvido para análise estatística em Epidemiologia e, mais importante talvez, (3) é de domínio público, podendo ser descarregado gratuitamente do *site* do CDC (http://www.cdc.gov/epiinfo/).

Fonte: Kleinbaum, Kupper & Morgenstern, 1982; CDC, 2002.

As medidas tipo proporcionalidade são expressas por números racionais, assumindo a forma de quociente de uma razão entre indicadores de ocorrência. Na Epidemiologia, o paradigma desse tipo de medida de associação é o *Risco Relativo* (RR), ou Razão de Incidências, que expressa uma comparação matemática entre o risco de adoecer em um grupo exposto a um fator qualquer e o risco correspondente em um grupo não exposto ao mesmo fator. Um RR com valor 1,0 indica ausência de associação, porque algebricamente será o resultado da razão entre dois riscos iguais.

A *Razão de Prevalência* (RP) constitui um sucedâneo do Risco Relativo, geralmente estimado a partir de dados de estudos seccionais. Uma outra importante medida de associação tipo proporcionalidade é a chamada *odds ratio* (OR) ou "estimativa do risco relativo" (ou ainda, "razão de produtos cruzados"), específica para a análise de estudos caso-controle. Trata-se de uma razão entre os produtos cruzados da distribuição das células de tabelas de contingência, que tem a propriedade matematicamente demonstrável de aproximar-se do valor do RR, quanto mais rara for uma doença ou evento relacionado à saúde.

Outras medidas de associação desse tipo, como a razão de médias e coeficientes de correlação, são indicadas para o tratamento de variáveis contínuas, cujo uso tem se ampliado na Epidemiologia.

As medidas tipo diferença, como o próprio nome indica, resultam da subtração entre dois indicadores de ocorrência (no caso, entre uma proporção maior e outra menor) informando o excesso, ou resíduo, de uma sobre a outra. No caso da análise de risco, busca-se dessa forma avaliar quanto da incidência na população em estudo pode ser imputado ao efeito do suposto fator de risco. Essa medida de associação tem sido denominada *Risco Atribuível* (RA), ou Diferença de Incidência.

Tomando-se a prevalência como um sucedâneo da medida de risco, igualmente pode-se calcular, em determinados casos, uma certa Diferença de Prevalências (DP).

Entretanto, as medidas de associação produzidas na análise de um dado estudo não terão maior validade para o teste da sua hipótese caso não se leve em conta, ou se controle, a possível influência de outras variáveis "estranhas" à associação em estudo, capazes de confundi-la ou modificá-la. Será necessário, portanto, "purificar" o efeito do suposto fator de risco da influência da variável "confundível" em potencial ou mostrar claramente como tal efeito é alterado (por adição ou sinergismo ou interação) pela ação de um possível "modificador de efeito".

Dessa forma, além do cálculo da medida "bruta" (ou não-ajustada) de associação será sempre mais adequada a estimativa de razões de risco e risco atribuível corrigidos para variáveis confundíveis. Em alguns casos, tais indicadores poderão ser analisados isoladamente para cada categoria dos possíveis modificadores de efeito.

O Quadro 9.2 apresenta uma orientação geral para a análise de dados epidemiológicos, enfocando particularmente as correspondências entre modalidades de

Quadro 9.2 Guia para Análise de Dados Quantitativos em Pesquisa de Saúde

Tipos de variável					
Dependente	**Independente**	**Tipos de análise**	**Medidas de associação**	**Medidas de significância**	**Observações**
Nominal (dicotômica)	Nominal (dicotômica)	Tabular (Tabelas 2 × 2)	RP – Razão de prevalência RR – Risco relativo OR – *Odds ratio*	Qui-quadrado (X^2)	1. *Análise não-ajustada* para efeito de variáveis confundíveis.
			Medidas equivalentes de diferenças entre proporções	Teste de diferenças entre proporções (Z)	2. A análise epidemiológica "clássica" tem as tabelas 2 × 2 como instrumento fundamental. As tabelas com variáveis nominais podem ser convertidas em tabelas de contingência.
Contínua	Nominal	Análise de variância	Razão de médias	Testes de diferenças entre médias (t)	1. *Análise não-ajustada* para o efeito de variáveis confundíveis.
Contínua	Contínua	Regressão linear	Coeficientes de correlação (r) de Pearson	Teste de significância do r de Pearson	1. Idem.
Ordinal	Ordinal	Regressão linear com dados ordinais	Coeficientes de correlação (r) de Spearman	Teste de significância do r de Spearman	1. Idem. 2. As variáveis ordinais podem ser convertidas em categóricas, indicando-se então a análise tabular.

Quadro 9.2 Guia para Análise de Dados Quantitativos em Pesquisa de Saúde (Continuação)

Tipos de variável		Tipos de análise	Medidas de associação	Medidas de significância	Observações
Dependente	**Independente**				
Nominal	Nominal + (nominais)*	Análise estratificada	RP ajustada RR ajustado OR estandardizado	X^2 de Mantel-Haenszel	1. Controla efeito de variáveis confundíveis. 2. Detecta interação. 3. Baseia-se em análise de sucessivas tabelas 2×2.
Nominal	Ordinal + (nominais)*	Análise estratificada de efeito de variáveis ordinais	$\underline{M} - M$-barra (estimativa do coeficiente de regressão)	X^2 de Mantel-Haenszel	1. Controla efeito de variáveis confundíveis. 2. Combina análise estratificada com análise de regressão.
Nominal	Contínua + (contínuas)*	Análise discriminante	Coeficientes de regressão discriminante	F (efeitos isolados e combinados)	1. Idem. 2. Caso especial de análise de regressão. 3. Detecta interação multiplicativa.
Contínua	Nominal + (contínuas)* + (nominais)*	Análise de classificação múltipla (MCA)	Razão de médias ajustada	F (efeitos isolados e combinados)	1. Idem. 2. Caso especial de análise de covariância.
Contínua	Nominal + (contínuas)* + (nominais)*	Análises de regressão múltipla	Coeficientes de correlação parcial R^2 – coeficientes de contingência	F (efeitos isolados e combinados)	1. Idem. 2. As variáveis nominais devem ser tratadas como *dummy variables*. 3. Detecta interação multiplicativa.

*Modificadores de efeito em potencial (variáveis confundíveis, interativas e intervenientes).

216 Introdução à Epidemiologia

análise, medidas de associação e medidas de significância estatística, de acordo com o tipo de variáveis (dependentes e independentes) do estudo. Trata-se evidentemente de uma organização simplificada, apenas para efeito didático-pedagógico, das inúmeras alternativas de análise de dados quantitativos na pesquisa em saúde.

Notem que, no Quadro 9.2, as quatro primeiras modalidades de análise (tabular, variância, regressão linear simples e regressão com dados ordinais) não possibilitam a análise de efeitos confundíveis ou de interação. O caso mais característico de análise epidemiológica consiste na análise tabular, na maior parte das vezes utilizando tabelas de contingência (tabelas 2×2) com variáveis dicotômicas, que constituirão o foco principal do restante deste capítulo.

Análise de Estudos Seccionais e de Coorte

Conforme vimos no Cap. 4, as variáveis de interesse nos estudos epidemiológicos geralmente resultam de classificações dicotômicas, da forma sim/não; exposto/não exposto; com/sem certa característica; com/sem fator de risco; doentes/não-doentes. De uma forma geral, a associação entre as variáveis do estudo pode ser objeto de uma análise tabular simples, por meio de uma tabela com duas linhas e duas colunas, ou "tabela 2×2". A Tabela 9.1 mostra o esquema básico para apresentação dos valores na análise de dados dicotômicos.

Tabela 9.1 Tabela Padrão para Análise de Dados Dicotômicos

Fator	Doença ou agravo à saúde		Total
	Acometidos	**Não-acometidos**	**Total**
Expostos	a	b	$a + b = n_3$
Não-expostos	c	d	$c + d = n_4$
TOTAL	$a + c = n_1$	$b + d = n_2$	$a + b + c + d = N$

Onde:
a = número de pessoas expostas ao fator, ou apresentando a característica, que ficaram doentes;
b = número de pessoas expostas e que permaneceram sadias;
c = número de pessoas não-expostas que ficaram doentes;
d = número de pessoas não-expostas, sadias;
$n_1 = a + c$ = número de pessoas que ficaram doentes;
$n_2 = b + d$ = número de pessoas que permaneceram sadias;
$n_3 = a + b$ = número de pessoas expostas ao fator;
$n_4 = c + d$ = número de não-expostos.

Nos estudos longitudinais prospectivos ou retrospectivos tipo coorte, a proporção a/n_3 representa o coeficiente de incidência da doença entre os expostos (In_E), e a relação c/n_4, o coeficiente de incidência entre os não-expostos (In_0). Matematicamente, o *Risco Relativo* (RR) é a relação entre o coeficiente de incidência referente aos expostos (In_E) e o coeficiente de incidência referente aos não-expostos (In_0). O *Risco Atribuível* (RA) é a parcela do risco a que está exposto um grupo da população, atribuível exclusivamente ao fator estudado, e não a outros fatores. Para efeito de cálculo, resulta da subtração entre o coeficiente de incidência entre os expostos (In_E) e o coeficiente entre os não-expostos (In_0).

Nos estudos observacionais-individuados-seccionais (prevalência comparada), a proporção a/n_3 expressa a prevalência da doença referente aos expostos (Pr_E) e a relação c/n_4, a prevalência entre os não-expostos (Pr_0). A *Razão de Prevalências* (RP) é a relação entre a prevalência referente aos expostos (Pr_E) e a prevalência entre os não-expostos (Pr_0). A *Diferença de Prevalências* (DP) é o resultado da subtração entre a prevalência referente aos expostos (Pr_E) e a prevalência entre os não-expostos (Pr_0).

Tomemos a análise dos estudos de coortes como paradigma. Nesse caso, segue-se que o Risco Relativo se estima como:

$$RR = In_E : In_0, \text{ ou } RR = [a : (a + b)] : [c : (c + d)]$$
$$RA = In_E - In_0, \text{ ou } RA = [a : (a + b)] - [c : (c + d)]$$

O RR tem um significado muito especial para a epidemiologia, na medida em que expressa a força ou magnitude de uma associação que, como veremos, constitui um dos principais critérios de atribuição de causalidade. Por outro lado, o RA tem uma grande importância descritiva para as situações de saúde ou para a avaliação do impacto dos fatores de risco ou de proteção. Por esse motivo, é um indicador bastante utilizado no planejamento de programas de controle de doenças e mais ainda na avaliação dos mesmos.

O *Risco Atribuível na População* (RAP) é uma medida de associação influenciada pela freqüência do fator de risco na população total. Mede, em síntese, a margem de excesso de morbidade que se pode atribuir à presença de um determinado fator de risco. Pode ser expresso em percentual (RAP%), servindo como indicador para avaliar a contribuição relativa de um determinado fator para a ocorrência de um problema de saúde ou dano.

Em outras palavras, o Risco Atribuível na População (RAP%) estima a queda percentual no número de casos da doença ou agravo, no caso em que o fator seja eliminado (ou neutralizado) totalmente.

218 Introdução à Epidemiologia

Para o cálculo do Risco Atribuível na População (RAP), pode ser usada a seguinte fórmula:

$$RAP = In_N - In_E \text{ ou } RAP = [(a + c) : N] - [c : (c + d)]$$

E para o cálculo do Risco Atribuível Percentual na População (RAP%), a seguinte expressão:

$$RAP\% = (In_N - In_0) : IN \text{ ou}$$
$$RAP\% = \{[(a + c) : N] - [c : (c + d)]\} : [(a + c) : N]$$

Com os dados da Tabela 9.2, obtidos num estudo de coorte, foram calculadas as respectivas medidas de ocorrência e de associação, encontrando-se os seguintes valores:

$$In_E = a : (a - b) = 72 : 20.037 = 36\%oo$$
$$In_0 = c : (c - d) = 9 : 26.324 = 3\%oo$$
$$In_N = (a + c) : N = 81 : 46.361 = 17\%oo$$
$$RR = In_E : In_0 = 12,0$$
$$RA = In_E - In_0 = 33\%oo$$
$$RAP = In_N - In_0 = 14\%oo$$
$$RAP\% = (In_N - In_0) : In_N = 82\%oo$$

A incidência global de câncer de pulmão na população estudada situou-se em 17%oo no período de 10 anos, que equivale a uma incidência média anual de

Tabela 9.2 Incidência de Câncer de Pulmão de acordo com Hábito de Fumar Cigarro, no Período de 10 Anos

Hábito de fumar	**Câncer de pulmão**		**Total**
	Sim	**Não**	
Fuma mais de uma carteira de cigarros por dia	72 (a)	19.965 (b)	**20.037**
Nunca fumou	9 (c)	26.315 (d)	**26.324**
TOTAL	**81**	**46.280**	**46.361**

1,7‰. A incidência entre expostos [a : (a + b)] alcançou 36‰ e entre os não-expostos [c : (c + d)] situou-se em torno de 3‰. À vista desses resultados, a leitura do Risco Relativo indica que, naquela comunidade, os fumantes de mais de uma carteira de cigarros por dia estariam cerca de 12 vezes mais expostos ao risco de adoecer de câncer do que os não-fumantes. O excesso de risco atribuível ao hábito de fumar foi estimado em 33‰ no período de 10 anos, o que equivale a dizer que a remoção do fator permitiria prevenir o aparecimento de 82% dos casos da doença em pauta.

Uma das dificuldades para a condução dos estudos prospectivos é a variabilidade na composição das coortes. São inevitáveis as perdas de alguns participantes, bem como a introdução de elementos que não estavam presentes no início do estudo. Como resultado, os diferentes membros da coorte estarão sob observação por períodos distintos de tempo.

Para vencer essa dificuldade, pode-se usar como denominador, no cálculo da incidência, em lugar de "número de expostos" (a + b) ou "número de não-expostos" (c + d), os valores "quantidade de pessoas-tempo expostas" e "quantidade de pessoas-tempo não-expostas".

Obtêm-se esses valores multiplicando-se o número de indivíduos pelos respectivos tempos de exposição ao risco e somando-se os resultados parciais. Por exemplo:

- Cinco pessoas durante um ano de seguimento compreendem cinco pessoas-ano
  (5 pessoas × 1 ano = 5 pessoas-ano);
- 20 pessoas durante seis meses perfazem 10 pessoas-ano.
  Essas 25 pessoas estudadas totalizam 15 pessoas-ano.

Os detalhes desse tipo especial de análise, também chamada de "análise atuarial", podem ser encontrados em manuais de metodologia epidemiológica, como, por exemplo, Kleinbaum, Kupper & Morgenstern (1982) ou Rothman & Greenland (1998).

Note-se que a lógica de análise ilustrada com os dados da Tabela 9.2 aplica-se igualmente aos estudos seccionais, porém não pode ser empregada para analisar estudos observacionais-individuados-longitudinais-retrospectivos tipo caso-controle, que necessitam de uma estratégia especial de análise, conforme veremos na seção seguinte.

220 Introdução à Epidemiologia

Análise de Estudos de Caso-controle

Nos estudos de caso-controle, o coeficiente de incidência não é determinável. Para uma estimativa do Risco Relativo a partir dos dados levantados em estudos de caso-controle, utiliza-se a relação ad/bc (com base na Tabela 9.1, padrão). Tal relação nada mais é do que uma aproximação da fórmula padrão do RR, admitindo-se que:

(i) a freqüência da doença em relação à população é quase nula;
(ii) os casos estudados são representativos de todos os casos da doença ocorridos na população;
(iii) os controles selecionados são representativos do grupo de pessoas que não tiveram aquela doença, na população.

A literatura epidemiológica, que é predominantemente de origem anglo-saxônica, consagrou o termo *odds ratio** para designar esse indicador especial de associação. Tradutores brasileiros têm proposto as expressões "razão de produtos cruzados" e "estimativa de risco relativo", ambas a nosso ver insuficientes, pelo que recomendamos o uso do anglicismo na sua acepção original.

Dado que não é possível obter a taxa de incidência de expostos e de não-expostos, nos estudos de caso-controle também não se pode estimar diretamente o Risco Atribuível. Entretanto, pode-se medir o Risco Atribuível Populacional, ou RAP(%), usando-se a fórmula de Levin:

$$RAP(\%) = [F(OR - 1) : F(OR - 1) + 1] \times 100$$

onde F é a freqüência do fator na população, ou seja, a proporção da população total exposta ao fator de risco investigado, e OR é a estimativa do risco relativo. Essa fórmula permite avaliar o impacto de uma intervenção em função da freqüência do fator de risco. A proporção da população exposta ao fator de risco pode ser obtida de outras fontes, de um estudo-piloto ou mesmo da proporção encontrada entre os controles, quando esta é relativamente baixa.

Vejamos um exemplo de emprego da técnica de estimativa do risco relativo na análise de um estudo de caso-controle. Na literatura clínica, identifica-se a

---

*Expressão intraduzível, com múltiplos sentidos, já que *odd* significa simultaneamente "chance", "casual", "ocasional", "estranho", "raro", "incalculável", "ímpar" (*Michaelis*, 1987).

hipótese de que o uso de contraceptivos orais parece estar associado à trombose venosa. Dados da Tabela 9.3 indicam que o *odds ratio*, ou razão dos produtos cruzados, é igual a 8,14, de acordo com o seguinte cálculo:

$$OR = (a \times d) : (b \times c)$$
$$OR = (25 \times 570) : (350 \times 5)$$
$$OR = 14.250 : 1.750$$
$$OR = 8,14$$

Isso quer dizer que o risco de ocorrência de trombose venosa entre usuárias de contraceptivos orais é cerca de oito vezes maior do que entre mulheres que não fazem uso de contraceptivos.

Usando os dados da mesma tabela, acrescidos da informação (nesse caso, hipotética) de que, na população de referência do estudo, 25% das mulheres em idade fértil fazem uso de contraceptivos orais, podemos calcular o RAP%, usando a fórmula de Levin:

$$OR = 8,14$$
$$F = 25\% = 0,25$$
$$RAP\% = [0,25 \ (8,14 - 1) : 0,25 \ (8,14 - 1) + 1] \times 100 =$$
$$1,785 : (1,785 + 1) \times 100 = 64\%$$

Isso significa que o número de casos de trombose venosa entre mulheres em idade fértil pode ser diminuído em 64% se for completamente abolida a prática do uso de contraceptivos orais.

Tabela 9.3 Distribuição de Casos de Trombose Venosa e Controles de Acordo com o Uso de Contraceptivos Orais

Uso de contraceptivos orais	Trombose venosa	
	Casos	Controles
Sim	25(a)	350(b)
Não	5(c)	570(d)
TOTAL	**30**	**920**

222 Introdução à Epidemiologia

Outro exemplo de análise de estudo caso-controle pode ser observado no trabalho desenvolvido por Caron & Ruffino Neto (1979), que testaram a hipótese de associação entre alcoolismo e tuberculose pulmonar. Os dados da Tabela 9.4 indicam ser maior a porcentagem de bebedores (moderados e excessivos) no grupo de casos do que nos controles.

Notem que esses dados permitem uma análise relativamente mais complexa, buscando evidenciar um efeito dose-resposta a partir do cálculo de diferentes *odds ratios* para cada grupo de bebedores, tomando-se os abstêmios como controle-padrão, conforme segue:

$$[a]\ OR\ (moderados \times abstêmios) = (126 \times 303):$$
$$(238 \times 111) = 1,44$$
$$[b]\ OR\ (excessivos \times moderados) = (63 \times 303):$$
$$(238 \times 13) = 6,17$$

Os dados indicam que bebedores moderados têm um risco de desenvolver tuberculose pulmonar apenas 1,4 vez maior do que os abstêmios, porém o risco cresce quase seis vezes para o grupo de bebedores excessivos. Considerando estimativas de prevalência de consumo moderado de álcool de 20% e de abuso de álcool de 9% (Santana & Almeida Filho, 1997), pode-se estimar um RAP% de até 8% para o primeiro nível e de quase 32% para o segundo nível de consumo de álcool. Ou seja, o banimento hipotético do abuso de álcool reduziria a incidência de tuberculose pulmonar na população geral em mais de 30%.

Tabela 9.4 Distribuição de Casos de Tuberculose Pulmonar e Controles (não-portadores) segundo o Hábito de Ingestão de Bebida Alcoólica, num Período de Dois Anos

Hábito de ingestão alcoólica	Casos		Controles	
	N	**%**	**N**	**%**
Abstêmios	238	55,73	303	70,97
Bebedor moderado	126	29,52	111	25,99
Bebedor excessivo	63	14,75	13	3,04
TOTAL	**427**	**100,00**	**427**	**100,00**

Fonte: Caron & Ruffino Neto, 1979.

Análise de Dados Epidemiológicos   223

Interpretação de Dados (Heurística Epidemiológica)

Como vimos no Cap. 6, o ciclo da pesquisa epidemiológica compreende a transformação de dados em informação e de informação em conhecimento, por meio de um processo de validação da hipótese geral de que as variáveis de exposição são fatores de risco e que os fatores de risco implicam causas (ou fatores etiológicos) da doença ou agravo à saúde sob investigação.

A primeira etapa desse ciclo (exposição → fator de risco) é cumprida pela análise epidemiológica senso estrito, por meio do cálculo das medidas de ocorrência e de associação, tal como vimos anteriormente. A segunda etapa do ciclo (fator de risco → causa) necessita de uma avaliação da natureza e qualidade da evidência científica disponível, de acordo com critérios inferenciais e teóricos.

Propomos designar a etapa final do ciclo produtivo do conhecimento como *heurística epidemiológica*. O termo 'heurística', oriundo da epistemologia clássica (Lalande, 1995), compreende, nesse caso, os procedimentos e estratégias lógicas e metodológicas de interpretação de dados e informações, essenciais para a produção do conhecimento.

Aprendemos que a pesquisa epidemiológica se realiza através da produção de dados decorrentes da observação e eventual quantificação da doença (ou eventos relacionados à saúde) e seus fenômenos correlatos, como possíveis determinantes ou efeitos dos processos saúde–doença. Dessa maneira, a heurística predominante no campo epidemiológico se baseia na expectativa de produção, mesmo que seja parcial ou indireta, de conhecimento causal.

Não obstante, apenas no contexto da investigação estritamente experimental pode-se operar uma definição ainda que limitada das causas como nexos obrigatórios e unívocos entre fatores e efeitos. A experimentação em condições laboratoriais artificiais, com alto grau de controle, pode estabelecer com certa margem de segurança o caráter etiológico de um dado fator de risco para a produção de algum efeito patológico. Tal modelo funciona razoavelmente bem para questões de nível intermediário sobre mecanismos biofísicos ou bioquímicos, porém enfrenta problemas ao lidar com questões concretas e complexas, como a distribuição de patologia em populações reais.

Como vimos no capítulo anterior, dado o seu compromisso com a investigação científica nos contextos coletivos, que implica estudo de populações, amostras ou grupos numerosos, além, naturalmente, dos problemas éticos referentes à manipulação de grupos humanos para propósitos científicos, a capacidade da Epidemiologia para a realização de estudos experimentais mostra-se extremamente restrita. Dessa forma, a complexa estrutura de determinação dos processos saúde–doença–cuidado fora de ambientes artificialmente controláveis, como o contexto laboratorial, praticamente determinou à disciplina que desenvolvesse estudos observacionais, com vistas à identificação dos possíveis fatores de risco e ao reconhecimento dos respectivos grupos de risco.

Considerando esse condicionamento essencial, a Epidemiologia tem aperfeiçoado modos cada vez mais sofisticados de substituição do controle experimental.

Por um lado, com vistas a reduzir o efeito dos erros sistemáticos (ou *biases*) produzidos por variáveis confundíveis, têm-se aperfeiçoado tanto desenhos de pesquisa com características especiais (como os vistos no capítulo anterior) quanto técnicas analíticas adequadas para estratificação ou ajuste *a posteriori*.

Por outro lado, para minimizar, conhecer ou controlar o efeito dos erros aleatórios, implicando desvios atribuíveis a variações causais, emprega-se o repertório dos chamados testes de significância estatística.

Os principais testes empregados na análise estatística elementar são o quiquadrado (χ^2), especialmente poderoso para tabelas de contingência, e os testes da curva normal (z) e do t de Student, para as diferenças de médias e proporções (ver Boxe 9.1).

Conforme o Quadro 9.2, para cada tipo de análise epidemiológica foi desenvolvido um teste apropriado de significância estatística, como os testes de significância do r de Pearson e de Spearman para as análises de regressão linear simples e o teste do F para as diversas análises multivariadas. Detalhes de propriedades, fórmulas e procedimentos de cálculo podem ser encontrados em bons manuais de bioestatística. Em português, além dos já citados, recomendamos especialmente Berquó, Pacheco & Gotlieb (1981), Guedes & Guedes (1988) e Maletta (1992).

Um importante contingente de epidemiologistas acredita que a nossa disciplina encontra-se bem aparelhada para enfrentar os rigores da pesquisa etiológica. Mesmo assim, a ciência epidemiológica, ao contrário dos modelos clínicos, prefere pensar a "causa" como uma multiplicidade de condições propícias que, reunidas em determinadas configurações, aumentam as probabilidades de ocorrência (riscos) de determinados acontecimentos. Na investigação dos fenômenos já ocorridos ou em desenvolvimento e daqueles processos cujas variáveis independentes escapam ao controle do experimentador, as "causas", portanto, só podem ser expressas de forma adjetiva e indireta. Para os defensores dessa perspectiva, a essência da investigação epidemiológica será o estabelecimento de *associação causal* entre as prováveis variáveis produtoras (denominadas fatores de risco) e os seus possíveis produtos: as doenças.

Seguindo um protocolo de avaliação de hipóteses etiológicas, proposto por *Sir* Austin Bradford Hill desde a década de 1960, sete são os critérios que os manuais clássicos de epidemiologia advogam para o julgamento de causalidade:

1. *Intensidade da associação* – Este critério fundamenta-se no pressuposto de que quanto maior o valor numérico que mensura a associação (em geral, o risco relativo), mais provável será a existência da associação entre a possível causa e o efeito observado. A circunstância que, quando presente, faz com que dada doença apareça três vezes mais freqüentemente na população do que quando ausente é mais provável ser uma das causas dessa doença do que outra que, quando presente, aumenta a incidência em apenas 1,5 vez.

2. *Seqüência cronológica correta* – A exposição ao fator suspeito deve inequivocamente anteceder a eclosão dos sinais e sintomas da doença. O preenchimento deste critério depende do desenho e da condução dos estudos epidemiológicos, o que de certa forma justificaria, na epidemiologia tradicional, um privilegiamento dos estudos de coorte como paradigma da pesquisa epidemiológica.

3. *Significância estatística* – A associação deve ser estatisticamente significante, ou seja, deverá haver um alto grau de certeza de que esta não se deve ao acaso.

4. *Efeito dose-resposta* – Apenas aplicável a certas associações. À maior intensidade ou freqüência do fator de risco deve corresponder uma variação concomitante na ocorrência da morbidade.

5. *Consistência da associação* – Os resultados de uma investigação devem ser reiterados em outras pesquisas que objetivaram esclarecer problemas similares ocorridos em circunstâncias diversas. Modernamente, a verificação deste critério tem sido realizada de modo sistemático por meio da chamada "metanálise" (Jénicek, 1998).

6. *Especificidade da associação* – Quanto mais específico é um fator em relação à doença, mais provável será tratar-se de fator causal. Se um fator estiver causalmente associado a duas ou mais doenças, estas deverão estar logicamente conectadas entre si.

7. *Coerência científica* – Os novos conhecimentos devem ser coerentes com os antigos, já validados em pesquisas anteriores. Se houver *incoerência*, um dos dois conhecimentos estará incorreto e nada pode ser informado sobre a validade de nenhum deles. Novas observações ou novos experimentos devem ser feitos para ser removida a incoerência e refutada, ou não, a hipótese de contribuição causal do fator considerado. Não esquecer, contudo, a interação de vários fatores causais, se for o caso.

226 Introdução à Epidemiologia

Na análise epidemiológica convencional, variáveis independentes serão consideradas fatores de risco se (e somente se) puderem ser associadas a doenças, no sentido de que terão sido julgadas válidas à luz de critérios heurísticos epidemiológicos. Quando, após reiteradas validações das hipóteses de associação entre fator de exposição e doença, não subsistirem mais dúvidas quanto à sua existência e contribuição à *causação*, dito fator passará a ser reconhecido como fator de risco.

Trata-se obviamente de uma postura conservadora perante a questão do papel da epidemiologia na construção de um conhecimento sobre os processos de determinação de doenças em sociedades humanas. Na prática, a epidemiologia tradicional pretende atribuir o adjetivo causal a associações probabilísticas, contanto que seja possível preencher a maioria dos requisitos expostos anteriormente.

O simplismo e conservadorismo desse tipo de formulação revelam-se claramente na apologia da subordinação dos resultados da investigação ao conhecimento estabelecido. Isso é ainda mais reforçado pela submissão aos modelos biológicos de demonstração experimental, às vezes considerados como critério último e soberano para a definição de causalidade.

Na atualidade, a aplicação de tais critérios e o seu fundamento básico têm sido veementemente criticados como fruto de uma idealização e normalização que não correspondem ao que efetivamente se observa na prática científica da epidemiologia moderna (Rothman & Greenland, 1998).

Douglas Weed (1997), importante filósofo da Epidemiologia que se dedica ao debate sobre a causalidade, argumenta que apenas três desses critérios (retraduzidos como validade, consistência, repetibilidade) têm alguma utilidade prática para a indicação de fatores etiológicos. Em outras palavras, a análise epidemiológica não pode por si só identificar quais fatores de risco eventualmente alcançarão alguma expressão etiológica que mereça ser incorporada ao conhecimento clínico sobre a patologia (ou evento relativo à saúde) em questão (Weed, 1998).

Nesse sentido, uma competente e consciente discussão de resultados deverá antes de tudo revelar, com a maior clareza possível, os problemas metodológicos inevitáveis a qualquer estudo, antecipando potenciais objeções ao alcance dos resultados. Somente então será recomendável uma contextualização dos achados frente à literatura específica sobre o tema, sempre tomando as hipóteses do estudo por referência e revelando claramente os pressupostos do modelo teórico adotado.

Comentários Finais

Enfim, uma boa interpretação de achados científicos deverá levantar mais questões a partir das respostas provisórias que porventura tenha produzido, mapeando as lacunas do conhecimento e propondo novas perspectivas de investigação. Evidentemente, apresentamos até aqui o modelo mais simples de formalização da análise de riscos em Epidemiologia. Considerando que modelos complexos de Risco constituem aproximações mais fiéis às situações concretas de saúde, recomendamos aos leitores familiarizados com análise de funções matemáticas uma visita ao Boxe 9.2.

Boxe 9.2 Modelos complexos de risco

O tema modelos complexos de risco pode ser demonstrado de uma maneira muito direta, usando-se a incidência de uma doença D como exemplo.

Consideremos um único ciclo de avaliação de um dado sistema epidemiológico, contanto que R_n (risco no tempo 1) seja diferente de R_{n+1} (risco no tempo 2). Dado que a medida de R é a incidência I, uma relação dependente do tamanho de uma população P, considere-se também que $P_n = P_{n+1}$, por conseguinte fixando o parâmetro de mudança populacional. Este é o modo mais simples de representar a iteração desse tipo particular de sistema dinâmico.

A meta última da pesquisa epidemiológica realmente consiste em medir a variação do "volume" de D (conjunto de doentes entre expostos) no tempo, o que significa basicamente avaliar $D_n \Rightarrow D_{n+1}$. O aumento ou diminuição em número de casos de D é, digamos, a função de um fator m (para morbidade).

Então, a equação de função é

$$D_{n+1} = m\ (D_n).$$

Mas, considerando que m é na realidade dependente da taxa de conversão de $\underline{D}$ (não-doentes) em D, dada a exposição e, fatores de suscetibilidade, predisposição ou risco, e que $D_n = P_n - D_n$, então $m = e\ (P_n - D_n)$. Substituindo m na equação de função anterior temos: $D_{n+1} = e\ [(P_n - D_n)\ D_n]$. Com a divisão algébrica por P_n, para estandardizar para típicos estimadores proporcionais de doença (fazendo-os variar de 0 a 1), temos

$$D_{n+1}/P_n = e\ [\ D_n/P_n\ (1 - D_n/P_n)\ ].$$

onde todo e qualquer (D_n/P_n) equivale ao risco I_n, ou à incidência cumulativa da doença D em um determinado tempo. A equação final de função e da incidência da

228 Introdução à Epidemiologia

doença D no tempo 2 (n +1), levando em conta o função logística de controle (1 − I_n), resultante do esgotamento de suscetíveis ou redução do contingente de não-casos expostos, é, portanto

$$I_{n+1} = e [I_n (1 − I_n)].$$

Esta equação é por analogia equivalente à função logística da dinâmica populacional. Aparentemente, representa uma função linear de crescimento autocontrolado que tende ao equilíbrio alcançando um ponto-ótimo, ou *steady-state*, depois de alguns ciclos de iteratividade.

O aspecto surpreendente desta equação inocente é que isto só é verdade se $e < 3,0$. Quando e iguala ou se aproxima desse limite de 3,0, uma bifurcação aparece, indicando um ciclo regular de dois intervalos. Aumentando os valores de e para aproximadamente $e = 3,45$, a bifurcação se bifurca, dobrando e encurtando os ciclos.

Aumentando mais ainda os valores de e, e agora para intervalos mais curtos e mais rápidos, a uma taxa logarítmica de bifurcações e *doublings*, até o valor 4,0 (equivalente na teoria dos sistemas dinâmicos ao coeficiente de Lyapunov), um regime de imprevisibilidade é instalado no sistema. Isto é o que pesquisadores que estudam sistemas dinâmicos instáveis costumam chamar "caos".

Aplicações desse modelo para análise de risco em Epidemiologia têm sido bastante frutíferas, especialmente no que se refere a epidemias de doenças infecciosas.

O clássico modelo SEIR (Suscetibilidade-Exposição-Infecção-Recuperação) já representava uma tentativa de descrever a dinâmica epidemiológica das doenças infecciosas por meio de um sistema de equações diferenciais, ainda dentro de uma expectativa de modelagem linear da descontinuidade (Anderson, 1982). O estudo pioneiro de Schaffer & Kot (1985), que identificou padrões de dinâmica não-linear em uma série epidêmica de sarampo, abriu caminho para todo um programa de pesquisa dirigido ao desenvolvimento de técnicas para a identificação de caos e não-linearidade em processos epidêmicos. Olsen & Schaffer (1990), analisando dados do sistema de vigilância epidemiológica da cidade de Nova York, para sarampo e varicela, encontraram configurações bastante diferentes, evidenciando que, apesar de ambos os perfis epidêmicos ocorrerem em um ciclo anual, a dinâmica dessa ocorrência parece obedecer a parâmetros completamente distintos, evidenciando ainda o reduzido grau de previsibilidade dos modelos explicativos das epidemias infantis.

Halloran & Struchiner (1991) sistematizaram alguns modelos analíticos para efeitos recorrentes em epidemiologia, tais como os processos de imunização em populações, assinalando que a noção de "evento dependente" proposta por *Sir* Ronald Ross em 1910 já antecipava a concepção de não-linearidade como iteração de efeitos em um sistema dinâmico.

Philippe (1993) estudou um surto de meningite meningocócica em Montreal do ponto de vista dessa aplicação particular da teoria do caos, a partir da concepção de limiar (*threshold*), sugerindo enfim que o modelo (linear) de Anderson aplica-se a sistemas estáveis como as endemias, enquanto as epidemias pertenceriam à ordem dos sistemas dinâmicos caóticos.

Koopman & Longini (1994) apresentaram um modelo teórico da associação entre níveis de exposição domiciliar ao mosquito e risco de infecção por dengue no México que merece menção especial. Nesse estudo, a análise epidemiológica convencional, linear, de base individual, revela medidas relativamente estáveis de não-associação (OR até 1,1; Fração Etiológica até 1,3%) que ademais não variam com a proporção da população exposta ao risco. Entretanto, quando se considerou uma definição ecológica para a variável de exposição e quando se incorporou ao modelo um fator de dependência da exposição como resultado da incidência (ou seja, uma taxa de "realimentação" da epidemia), observou-se um aumento cumulativo da taxa de infecção, resultando em um OR de 12,7 e uma Fração Etiológica de até 17,5% (Koopman & Longini, 1994).

Grenfell, Bolker & Kleckowski (1995), empregando técnicas de simulação parametrizada, desenvolveram uma interessante demonstração da ocorrência de não-linearidade em modelos SEIR submetidos a diferentes intervalos de sazonalidade. A partir de uma perspectiva de análise espacial, Daniels (1995) analisou ondas epidêmicas com velocidade finita com o auxílio de um modelo não-linear baseado no que se designou como "abordagem de perturbação-padrão". Finalmente, do ponto de vista da avaliação de intervenções em saúde, Struchiner *et al.* (1995) desenvolveram abordagens não-lineares e não-normais com base em modelos de "estado-espaço" para a estimativa retrospectiva de parâmetros de transmissão de infecção a partir de dados atuais de prevalência e imunoproteção.

Antes de concluir, cabe esclarecer uma questão importante. É verdade que as técnicas utilizadas para a atribuição de valores numéricos ao grau de certeza de que as variáveis encontram-se associadas são eminentemente estatísticas. Porém, no campo da epidemiologia, a estatística não fala por si. Cabe ao epidemiologista analisar os resultados obtidos à luz do conhecimento epidemiológico acumulado, o contexto no qual o fenômeno analisado é parte e as características próprias, qualitativas, assumidas pelo fenômeno na sua especificidade temporal e espacial. Ou seja, mais do que significância estatística, a interpretação dos dados deve buscar estabelecer a "significância epidemiológica" dos achados. Esta é que é efetivamente a essência da análise epidemiológica.

Como verificamos, a análise epidemiológica senso estrito apenas tem o poder de indicar associações entre variáveis, no máximo medindo a sua magnitude, independência de efeito e significância estatística. Para completar o ciclo da análise dos dados será então necessário interpretar os achados do estudo, de certa forma retornando ao referencial teórico que teria justificado as suas hipóteses, de modo a possibilitar uma compreensão mais ampla e generalizável do problema da pesquisa. O importante é que a interpretação dos achados de uma pesquisa epidemiológica deve mostrar a consciência que o pesquisador tem dos limites e do alcance dos resultados do seu trabalho, especialmente em relação ao contexto em que se produz o conhecimento sobre a questão em pauta.

Para saber mais, consulte:

1. Almeida Filho N, Barreto ML, Veras R, Barata RB (orgs.). *Teoria Epidemiológica Hoje: Fundamentos, Interfaces e Tendências.* Série Epidemiológica, Vol. 2. Rio de Janeiro: Editora Fiocruz, 1998.

2. Gail MH, Benichou J (eds.). *Encyclopedia of Epidemiologic Methods (The Wiley Reference Series in Biostatistics).* New York: John Wiley & Sons, 2000.

3. Hulley SB, Cummings SR, Browner WS, de Grady R. *Designing Clinical Research: An Epidemiologic Approach.* Boston: Lippincott Williams & Wilkins Publishers, 2001.

4. Jenicek M. *Epidemiology: The Logic of Modern Medicine.* Montreal: EPIMED International, 1995.

5. Kleinbaum D, Kupper L, Morgenstern H. *Epidemiologic Research: Principles and Quantitative Methods.* California: Wardsworth, 1982.

6. Miettinen O. *Theoretical Epidemiology.* New York: John Wiley & Sons, 1985.

7. Rothman K, Greenland S. *Modern Epidemiology* (2nd ed.). Philadelphia: Lippincott & Raven, 1998.

8. Rouquayrol MZ, Almeida Filho N. *Epidemiologia & Saúde.* Rio de Janeiro: Medsi, 1999.

9. Szklo M, Javier-Nieto F. *Epidemiology: Beyond the Basics.* Aspen: Aspen Publishers, 1999.

10. Weed D. Beyond Black Box Epidemiology. *American Journal of Public Health* 1998; **88**(1):12-14.

Na Internet, procure:

1. CDC. *EXCITE* (collection of teaching materials to introduce students to epidemiology, the science used by Disease Detectives everywhere, and to teach them about public health. Centers for Disease Control and Prevention, 2001: http://www.cdc. gov/excite/epi.htm

2. Gay JM. *Introduction to Epidemiology*. Washington State University, 2001: http://www. vetmed.wsu.edu/courses-jmgay/EpiMod1.htm

3. LaPorte RE (director). *Supercourse: Epidemiology, the Internet and Global Health* (on-line epidemiology lectures). University of Pittsburgh, 2001: http://www.pitt. edu/~super1

4. Schoenbach V. *Understanding the Fundamentals of Epidemiology: an evolving text* (PDF file). University of North Carolina, 2000: http://www.epidemiolog.net/evolving/ AnalyticStudyDesigns.pdf

5. UCSF. *The World-Wide Web Virtual Library: Epidemiology*. University of California at San Francisco, 2000: http://www.epibiostat.ucsf.edu/epidem/epidem.html

Capítulo **10**

Epílogo: Perspectivas para uma Epidemiologia da Saúde

Chegamos ao final desta breve introdução à jovem ciência da informação em saúde. Nesse percurso, discutimos os principais conceitos básicos e definições da Epidemiologia, valorizando o foco pragmático e o compromisso social que a caracterizam como disciplina científica desde seus primórdios.

No Cap. 2, revisitamos os eixos históricos da nossa disciplina. Vimos como, nos séculos XVII e XVIII, principalmente na França e na Inglaterra, a clínica médica desenvolveu uma prática profissional baseada na observação e registro minucioso de sinais e sintomas de pacientes hospitalizados, tendo como fundamento a concepção naturalista de doença e a semiologia diagnóstica empiricista que resultaram numa terapêutica de base individual. Em paralelo, na Inglaterra, Alemanha, Suíça e França, a partir de iniciativas de cunho mercantil e político, concebeu-se uma disciplina científica destinada originalmente à quantificação do nascente Estado moderno — chamada Estatística — que permitia, em paralelo, dimensionar as doenças e seus efeitos. E, certamente mais importante, um enfoque coletivo do processo saúde-doença foi inaugurado com o movimento da Medicina Social, que teve grande influência no campo da saúde na Europa Ocidental em meados do século XIX, propondo que a saúde é uma questão essencialmente política. Nessa curta viagem histórica, aprendemos que a Epidemiologia nasceu da articulação desses elementos teóricos, metodológicos e ideológicos.

Na visita, igualmente breve, ao marco teórico da nossa disciplina (Caps. 3 e 4), revisamos os principais modelos de saúde-doença que a orientam como fonte de problemas e hipóteses e discutimos o conceito de risco e seus correlatos.

Aprendemos que o modelo biomédico — que privilegia a ação de agentes patogênicos que agridem corpos vulneráveis — é de grande valia, principalmente para a compreensão de doenças infecciosas, porém longe se encontra de produzir uma compreensão ampla dos processos gerais da patogênese. Fomos apresentados ao modelo da História Natural das Doenças e constatamos sua utilidade como fundamento teórico da epidemiologia dos fatores de risco especialmente desenvolvida para a compreensão das enfermidades crônicas não-transmissíveis. Em seguida, apresentamos o modelo da tríade ecológica (agente-hospedeiro-ambiente) como precursor de uma abordagem sistêmica-dinâmica do complexo saúde-doença-cuidado. Finalmente, discutimos em detalhe a lógica estruturante da pesquisa epidemiológica e os conceitos básicos de risco e fator de risco, etapa intermediária necessária para conectar teoria e metodologia na construção do objeto epidemiológico.

No segmento metodológico, foco central do volume, consideramos o problema do diagnóstico na Epidemiologia, necessário ao estabelecimento da heterogeneidade crucial que define o risco. Também abordamos os fundamentos metodológicos gerais da pesquisa em saúde, dentro de um marco de referência epistemológico baseado numa versão do pragmatismo que nos parece apropriada aos objetivos da Epidemiologia. Esse debate antecedeu uma discussão sobre os indicadores típicos do campo epidemiológico, em que propomos uma classificação (relativamente heterodoxa) dos dispositivos de parametrização do risco e seus efeitos. Finalmente, apresentamos os principais desenhos de estudo epidemiológico, juntamente com as estratégias e técnicas de análise de dados adequadas a cada um, avaliando suas vantagens, desvantagens, indicações e limites.

A essa altura, a leitora ou leitor interessados já devem ter uma razoável idéia do que seja Epidemiologia. Reconhecemos que temas importantes não foram apresentados com o merecido grau de aprofundamento. Deixamos de fora desde vertentes ou ramos da disciplina, como, por exemplo, a chamada Epidemiologia Social, até formas de organização do conhecimento, como a metanálise; desde subespecialidades ou tendências, como a epidemiologia molecular, até novas técnicas de tratamento de dados, como a análise multinível; desde proposições pseudoteóricas que se tornaram populares no campo, como a idéia de "transição epidemiológica", até problemáticas oportunas e atuais de investigação, como a questão das desigualdades em saúde. O motivo para tais omissões é claro: uma boa introdução tem que ser, primeiro, breve e depois, informativa sobre o essencial ao tema introduzido.

234 Introdução à Epidemiologia

Em todo o texto, constatamos que a pesquisa e a prática epidemiológicas focalizam cada vez mais as doenças não-transmissíveis. Gripe, pneumonia, tuberculose e gastrenterite foram outrora as principais causas de óbito no mundo inteiro. Hoje, o lugar de destaque é ocupado pelas doenças do coração, câncer, doenças cerebrovasculares, acidentes e violência. Nas sociedades pós-industriais, principal matriz da ciência epidemiológica, doenças crônicas não-infecciosas constituem foco de interesse devido ao prejuízo social trazido pela invalidez parcial ou total dos acometidos e pelo número potencial de anos de vida produtiva perdidos. Não obstante, mesmo nesses países, pandemias como AIDS, epidemias de doenças emergentes, como hantavírus e febre do Nilo, doenças reemergentes, como dengue e tuberculose, ameaças de bioterrorismo, como antraz e varíola, têm recentemente provocado maior interesse pela epidemiologia de doenças transmissíveis. A evolução dessa agenda de pesquisa demonstra com clareza que a Epidemiologia continua vinculada a modelos de doença.

Sabemos que, no nível individual, a Saúde não é um análogo inverso da doença. Se, para cada doença, observa-se um modo prototípico de adoecer (cujo reconhecimento implica uma semiologia clínica), há infinitos modos de vida com saúde, tantos quantos seres sadios. O aporte clínico contribui para a abordagem epidemiológica com critérios e operações de identificação de caso, determinando quem é e quem não é portador de uma dada patologia ou espécime de uma certa condição, na amostra ou na população estudada. Por esse motivo, o conceito de risco constitui uma aproximação de segunda ordem do fenômeno da doença em populações, em última instância mediada pela Clínica como definidora da heterogeneidade primária do subconjunto (doentes).

No nível coletivo, com menos propriedade ainda se pode falar em uma definição negativa de saúde. O máximo de aproximação que a ciência epidemiológica tem se permitido consiste em definir Saúde como atributo do grupo de não-doentes, entre expostos e não-expostos a fatores de risco, em uma população definida. Na prática, a maioria dos manuais epidemiológicos é até bem menos sutil, chegando-se a definir a saúde diretamente como "ausência de doença".

A soma de todos os casos de todas as doenças — que implicaria uma verdadeira (mesmo que trivial) definição negativa de Saúde — aparentemente não interessa muito à investigação epidemiológica. Como vimos no Cap. 4, o contingente de acometidos por uma dada patologia constitui o subconjunto populacional de referência para análises de risco. Nessa mesma medida, a "saúde epidemiológica" implicaria meramente o contradomínio do subconjunto de doentes. Enfim, não obstante as evidências em favor da complexidade das situações de

Epílogo: Perspectivas para uma Epidemiologia da Saúde 235

saúde, os estudos epidemiológicos normalmente ainda cobrem doenças específicas, buscando levantar o perfil sociodemográfico dos expostos e dos doentes de uma dada patologia, mais do que propriamente descrever o "perfil patológico" (repertório de doenças e de condições relacionadas à saúde) de um dado grupo social.

Como modalidade de produção de informação e conhecimento científico, como vimos no Cap. 7, a Epidemiologia tem instrumentalizado um repertório de "indicadores de saúde" que se baseia na contagem de doentes (indicadores de morbidade) ou de falecidos (indicadores de mortalidade). Como uma derivação dessa estratégia, técnicas de avaliação da saúde individual podem ser empregadas como fontes de elementos para a mensuração dos níveis coletivos de saúde tomados como somatório dos estados individuais de saúde. Propõe-se então incluir entre as estratégias da Epidemiologia a contagem de indivíduos sadios, para isso desenvolvendo ou adaptando tecnologias pertinentes. Disso poderá resultar o cálculo de indicadores de "salubridade", equivalentes aos clássicos indicadores de morbidade. Nesse caso, contar-se-iam sadios para o cálculo de um certo risco de saúde, do mesmo modo como se computam doentes ou óbitos para a produção de indicadores de risco de doenças ou de mortalidade.

Para a estimativa de indicadores de níveis coletivos de saúde, no sentido positivo do construto, será imperativo superar uma limitação primordial da abordagem epidemiológica, originalmente restrita à avaliação dos riscos de doença ou de agravos. Nesse sentido, devem-se aperfeiçoar estratégias distintas para estimar medidas do grau de "morbidade negativa" ou de mensurar saúde como um análogo econométrico. Trata-se, no primeiro caso, de desenvolver metodologias e tecnologias capazes de avaliar positivamente os níveis de salubridade em uma dada população. No segundo caso, será preciso desenvolver ou aperfeiçoar metodologias capazes de abordar a saúde enquanto inverso da morbidade ou "volume global de patologia".

Em vários trabalhos recentes, encontramos reflexões sobre o futuro da Epidemiologia (Schwartz, Susser & Susser, 1999; Almeida Filho, 2003), enfocando obstáculos e limites (Davey-Smith, 2001), novos usos (Szklo, 2001) e perspectivas teórico-metodológicas (Krieger, 2000, 2001; Breilh, 2003). Como tendências atuais, esses autores constatam a superação da multicausalidade por modelos de determinação multinível, criticam padrões metodológicos rígidos, como o delineamento experimental, preconizam maior intercâmbio com campos disciplinares correlatos (principalmente biologia e ciências sociais), propõem modelos teóricos ecossistêmicos, antecipam conexões mais estreitas com políticas de saúde e defendem mais militância e responsabilidade social. Nossa posição é em geral simpática a tal conjunto de proposições, porém acreditamos que pouco se avançará nessa direção caso se mantenha e se reforce a epidemiologia da doença e dos riscos ainda vigente.

O objetivo final da Epidemiologia é produzir conhecimento e tecnologia capazes de proteger a saúde individual por meio de medidas de alcance coletivo e de promover a saúde coletiva por meio de intervenções sociais e individuais. Apesar de ter *saúde* como sua preocupação fundamental, os dados com os quais lida ainda se referem predominantemente a fenômenos de *não-saúde*: morte ou doença no homem e fatores de degradação ou inadequação no ambiente. De fato, toda avaliação de saúde relativa a efeitos clínicos ou epidemiológicos emprega medidas de ausência de sinais ou sintomas ou de maior ou menor nível de risco de doenças ou agravos específicos. Este "ponto-cego", a despeito da sua importância conceitual (Almeida Filho, 2000), em nada impede a Epidemiologia de continuar cumprindo sua missão de ciência aplicada, assim preenchendo uma função social da maior relevância. Mais ainda, o reconhecimento de limites dessa ordem pode servir como fonte de motivação para evolução e aprimoramento da nossa jovem ciência, tornando-a de fato uma Epidemiologia da Saúde.

Desejamos que leitoras e leitores, em sua vida e carreira profissional, tenham oportunidade de fazer bom uso da informação e conhecimento compartilhados neste texto. Esperamos que, dessa maneira, possam também contribuir para realizar uma epidemiologia efetivamente comprometida com a proteção do meio ambiente e com a melhoria da qualidade de vida das populações humanas, principalmente mediante a superação das iniquidades em saúde, maior problema de saúde pública do mundo contemporâneo.

Apêndice A

Epidemiologia na Internet

(Páginas na *web* sobre Epidemiologia, Bioestatística e
Metodologia de Pesquisa em Saúde)

Cursos

1. An Introduction to Information Mastery (Michigan State University)
   http://www.poems.msu.edu/InfoMastery/

2. Categorical Data Analysis with Graphics (York University)
   http://www.math.yorku.ca/SCS/Courses/grcat/

3. Centers for Disease Control and Prevention (CDC)
   http://www.cdc.gov/excite/classroom/intro_epi.htm

4. Compartmental Model Analysis of Epidemiologic Processes (University of Michigan)
   http://www.sph.umich.edu/~jkoopman/802Web/Course.htm

5. Cyber Seminars in Health Services Research Methods
   http://academyhealth.org/cyberseminars/index.htm

6. Introduction to Epidemiology
   http://www.vetmed.wsu.edu/courses-jmgay/EpiMod1.htm

7. Epidemiology Concepts for Disease in Animal Groups (Washington State University)
   http://www.vetmed.wsu.edu/courses-jmgay/EpiMod2.htm

8. How to Read a Medical Journal Article
   http://www.childrens-mercy.org/stats/journal.asp

9. Introduction to Epidemiology (Washington State University)
   http://www.vetmed.wsu.edu/courses-jmgay/EpiMod1.htm

10. Introduction to Evidence-Based Medicine (Duke University, University of North Carolina)
http://www.hsl.unc.edu/services/tutorials/ebm/welcome.htm

11. Mission Critical — on-line tutorial in critical thinking and reasoning (San Jose State University)
http://www2.sjsu.edu/depts/itl/graphics/main.html

12. Numerical Methods in Human Genomic Epidemiology (HuGE)
http://condor.bcm.tmc.edu/genepi/clusfavor/link_output.html

13. Principles of Epidemiology: A Computer-Based Tutorial Program (Health Sciences Consortium)
http://ourworld.compuserve.com/homepages/howards/prinepi/prinepi.htm

14. Free Resources for Methods in Evaluation and Social Research
http://gsociology.icaap.org/methods/

15. STATS — STeve's Attempt to Teach Statistics (Children's Mercy Hospital)
http://www.childrens-mercy.org/stats/index.asp

16. STEPS — STatistical Education through Problem Solving: Biology Modules (Glasgow)
http://www.stats.gla.ac.uk/steps/biology.html

17. SticiGui: Statistics Tools for Internet and Classroom Instruction with a Graphical User Interface (University of California, Berkeley)
http://www.stat.berkeley.edu/users/stark/SticiGui/

18. Supercourse: Epidemiology, the Internet and Global Health (University of Pittsburgh)
http://www.pitt.edu/~super1/

19. Virtual Laboratory in Probability and Statistics (University of Alabama)
http://www.math.uah.edu/stat/index.html

20. Virtual Rounds — Evidence-based Veterinary Medicine (University of Illinois College of Veterinary Medicine)
http://www.cvm.uiuc.edu/courses/vp350/rounds/roundshome.htm

21. A Short Introduction to Epidemiology (N Pearce, Massey University, New Zealand)
http://publichealth.massey.ac.nz/publications/introepi.pdf

22. An Introduction to Veterinary Epidemiology (M Stevenson, Massey University, New Zealand)
http://epicentre.massey.ac.nz/Downloads/Education/BVSc/Intro_epidemiology.pdf

Epidemiologia na Internet 239

23. Veterinary Epidemiology — An Introduction (D Pfieiffer Univ London)
http://www.vetschools.co.uk/EpiVetNet/epidivision/Pfeiffer/files/Epinotes.pdf

24. Principles of Epidemiology — CDC Self-study course SS3030
http://www.phppo.cdc.gov/phtn/catalog/3030g.asp

25. Principles of Epidemiology (San Jose State University)
http://www2.sjsu.edu/faculty/gerstman/hs261/index.htm

26. Surfstat.australia: an online text in introductory Statistics
http://www.anu.edu.au/nceph/surfstat/surfstat-home/

27. The Entity-Property-Relationship Approach to Statistics: An Introduction for Students
http://www.matstat.com/teach/eprstdnt.pdf

28. The Little Handbook of Statistical Practice (G Dallal, Tufts)
http://www.tufts.edu/~gdallal/LHSP.HTM

29. Introduction to Evidence-Based Medicine (on-line tutorial, Duke University, University of North Carolina)
http://www.hsl.unc.edu/services/tutorials/ebm/welcome.htm

30. *Site* das disciplinas de Informática Médica e Telemedicina (Faculdade de Medicina da USP)
http://www.dim.fm.usp.br/mpt164/index.php

31. Gerstman BB (2003). Epidemiology Kept Simple (2/e). New York: Wiley-Liss
http://www2.sjsu.edu/faculty/gerstman/eks/

Dicionários, Glossários & Manuais

32. Clinical Epidemiology & Evidence-Based Medicine Glossary (Seattle: Washington State University)
http://www.vetmed.wsu.edu/courses-jmgay/GlossClinEpiEBM.htm

33. Clinical Epidemiology Definitions (University of Alberta Evidence Based Medicine Tool Kit)
http://www.med.ualberta.ca/ebm/define.htm

34. Cochrane Guidelines, Manuals and Software
http://www.cochrane.org/cochrane/resource.htm

35. Coggon D, Rose G, Barker DJP. Epidemiology for the Unintiated, 4ª edição on-line. (London: BMJ Publishing Group, 2001)
http://bmj.com/collections/epidem/epid.shtml

36. Dallal G. The Little Handbook of Statistical Practice (Tufts University)
http://www.tufts.edu/~gdallal/LHSP.HTM

37. Electronic Statistics Textbook — StatSoft (based on Statistics)
http://www.statsoft.com/textbook/stathome.html

38. Evidence-Based Medicine Glossary (Medical University of South Carolina)
http://www.musc.edu/muscid/glossary.html

39. Evidence-Based Medicine Glossary (Center for Evidence-Based Medicine, Oxford University)
http://www.cebm.net/glossary.asp

40. Lane DM. HyperStat On-line Textbook (Rice University)
http://davidmlane.com/hyperstat/index.html

41. Lowry R. Concepts and Applications of Inferential Statistics (Vassar College)
http://faculty.vassar.edu/~lowry/webtext.html

42. Richards Jr. WD. The Zen of Empirical Research (Empirical Press)
http://www.sfu.ca/~richards/Zen/Pages/answers.html

43. Schoenbach V. Understanding the Fundamentals of Epidemiology: An Evolving Text (University of North Carolina)
http://www.epidemiolog.net/evolving/

44. Stockburger DW. Introductory Statistics: Concepts, Models, and Applications (Southwest Missouri State University)
http://www.psychstat.smsu.edu/sbk00.htm

45. Strasberg H. Principles of Epidemiology: A Computer-Based Tutorial Program (Health Sciences Consortium, Chapel Hill, NC)
http://ourworld.compuserve.com/homepages/howards/prinepi/prinepi.htm

46. Swinscow TDV, Campbell MJ. Statistics at Square One, 9th ed. (BMJ Publishing Group, 1997)
http://www.bmj.com/collections/statsbk/index.shtml

47. The CDC Pink Book. Epidemiology and Prevention of Vaccine-Preventable Diseases (CDC)
http://www.cdc.gov/nip/publications/pink/

48. van Bemmel JH, Musen MA. Handbook of Medical Informatics (Erasmus University, Rotterdam and Stanford University, Stanford)
http://www.mieur.nl/mihandbook/r_3_3/handbook/home.htm

49. Glossary of terms in The Cochrane Collaboration
http://www.cochrane.org/resources/glossary.htm

50. Statistics Glossary: glossary of statistical terminology
http://www.cas.lancs.ac.uk/glossary_v1.1/main.html

Análise de Dados (Software & Tutoriais)

51. ABSRISK: Absolute & Relative Risk freeware (WD Dupont, WD Plummer)
http://biostat.mc.vanderbilt.edu/twiki/bin/view/Main/RelativeToAbsoluteRisks
?skin=print

52. Bayesian Analysis Tools (Predictive Value Calculator)
http://www.intmed.mcw.edu/clincalc.html

53. Boston College Department of Economics (downloadable Stata Modules)
http://ideas.uqam.ca/ideas/data/bocbocode.html

54. Calculators On-Line Center (Martindale's The Reference Desk)
http://www.martindalecenter.com/

55. CMDT (Computational methods for diagnostic tests
http://city.vetmed.fu-berlin.de/~mgreiner/CMDT/cmdt.htm

56. EPIDAT (Epidemiological Analysis of Tabulated Data — PAHO)
http://www.paho.org/spanish/sha/epidat.htm

57. EpiData (data entry and documentation — Lauritsen, Bruus, Myatt)
http://www.epidata.dk/

58. JAVA Epidemiology (University of Oregon Biology Software Lab)
http://darkwing.uoregon.edu/~bsl/epidemiology/index.html

59. Epi Info v6.04d Home Page (Free software for data management and
epidemiologic analysis, DOS based)
http://www.cdc.gov/epiinfo/Epi6/ei6.htm

60. Epi Info v3.3.2 Home Page (Free software for data management and
epidemiologic analysis, Windows 9.x)
http://www.cdc.gov/epiinfo/

61. Studying Populations: A Computer Assisted Learning Package for Basic
Epidemiological Methods (CD-based, downloadable)
http://www.personal.dundee.ac.uk/~cdvflore/Welcome.htm

62. Data Analysis With Epi Info (B Gerstman, San Jose State U)
http://www.sjsu.edu/faculty/gerstman/EpiInfo/

63. Brixton Health website (Free Public Health Software — written by Mark
Myatt)
http://www.brixtonhealth.com/

242 Introdução à Epidemiologia

64. G*Power (general power analysis program — shareware)
http://www.psycho.uni-duesseldorf.de/aap/projects/gpower/

65. GraphROC for Windows: Tools for clinical test evaluation
http://members.tripod.com/refstat/

66. Mathtools.net: The technical computing portal for all your scientific and engineering needs
http://www.mathtools.net/

67. Martindale's Calculators On-Line Center
http://www.martindalecenter.com/Calculators.html

68. MedCalc 3000 (on-line medical calculations)
http://calc.med.edu/

69. Milo Schield Statistical Literacy (Augsburg College)
http://www.augsburg.edu/ppages/~schield/

70. MPlus (Structural equation modeling; downloadable demo version)
http://www.statmodel.com/mplus/index.html

71. PEPI : Statistical Programs For Epidemiologists (JH Abramson, Hebrew University)
http://sagebrushpress.com/pepibook.html

72. Power and Precision (sample size software; downloadable demo version)
http://www.powerandprecision.com/

73. PS: Power and Sample Size freeware (WD Dupont, WD Plummer, Vanderbilt University)
http://biostat.mc.vanderbilt.edu/twiki/bin/view/Main/PowerSampleSize

74. Public Domain Software for Epidemiological Analysis — DOS and Windows (UCLA School of Public Health)
http://www.ph.ucla.edu/epi/software.html

75. Resampling Stats (trial version on-line)
http://www.resample.com/

76. Russ Lenth's Power and Sample-size Page, Excel add-in, Java applets (University of Iowa)
http://www.stat.uiowa.edu/~rlenth/Power/index.html

77. Power Analysis for ANOVA Designs
http://www.math.yorku.ca/SCS/Online/power/

78. Statistical considerations for clinical trials and scientific experiments (sample size, power, etc.)
http://hedwig.mgh.harvard.edu/sample_size/size.html

Epidemiologia na Internet 243

79. SAS (Statistical Analysis System)
http://www.sas.com/

80. SEER*Stat 2.0 (SEER Scientific Systems — National Cancer Institute)
http://seer.cancer.gov/seerstat/

81. SISA (Simple Interactive Statistical Analysis) (D Uitenbroek — on-line analysis procedures)
http://home.clara.net/sisa/index.htm

82. STATA (Statistical Software)
http://www.stata.com/

83. STATA Resources On-line
http://www.stata.com/links/resources.html

84. Statistical Computing Resources (SAS, STATA, SPSS, outros)
http://www.ats.ucla.edu/stat/

85. Statistics on the Web (list of statistics resources)
http://my.execpc.com/~helberg/statistics.html

86. Statistics (list of statistics resources)
http://archives.math.utk.edu/topics/statistics.html

87. Statistics.Com (listing of statistical software, statistical short courses)
http://statistics.com/

88. Statistix for Windows — free trial download (Analytical Software)
http://www.statistix.com/

89. StatPrimer, Version 5 (B Gertsman, M Innovera, San Jose State University)
http://www.sjsu.edu/faculty/gerstman/StatPrimer/

90. SURV2: Software for Relative Survival Analysis
http://www.cancerregistry.fi/surv2/

91. Survey Toolbox (software for planning, conducting and analyzing animal health surveys)
http://www.ausvet.com.au/content.php?page=res_software#st

92. VassarStats: Web Site for Statistical Computation (R. Lowry, Vassar)
http://faculty.vassar.edu/~lowry/VassarStats.html

93. Epigram — Mortality Data Analysis System
http://www.ehdp.com/epigram/

94. Birtha — Birth Data Analysis System
http://www.ehdp.com/birtha/

244 Introdução à Epidemiologia

95. Win Episcope
http://www.clive.ed.ac.uk/winepiscope/

96. Epidemiology & Biostatistics Resources (School of Medicine, Univ. of Utah)
http://www.ped.med.utah.edu/genpedscrr/Epibio.htm#FREE

Principais Revistas Científicas da Área

97. Cadernos de Saúde Pública (Fundação Oswaldo Cruz)
http://www.scielo.br/revistas/csp/eaboutj.htm

98. Ciência & Saúde Coletiva (Abrasco)
http://www.scielo.br/revistas/csc/paboutj.htm

99. Revista de Saúde Pública (Faculdade de Saúde Pública da USP)
http://www.scielo.br/revistas/rsp/eaboutj.htm

100. Revista Brasileira de Epidemiologia (Abrasco/FSUSP)
http://www.scielo.br/scielo.php?script=sci_serial&pid=1415790X&lng=en&nrm=iso

101. American Journal of Epidemiology (Oxford University Press)
http://www.aje.oupjournals.org/

102. American Journal of Preventive Medicine (Elsevier)
http://www.elsevier.com/locate/amepre/

103. American Journal of Public Health (APHA)
http://www.ajph.org/

104. Annals of Epidemiology (American College of Epidemiology)
http://www.elsevier.com/locate/annepidem/

105. Ecosystem Health (Blackwell Sinergy)
http://www.ingentaconnect.com/content/bsc/ehe

106. Emerging Infectious Diseases (CDC)
http://www.cdc.gov/ncidod/eid/index.htm

107. Epidemiologic Reviews (Oxford University Press)
http://epirev.oxfordjournals.org/

108. Epidemiology (International Society for Environmental Epidemiology)
http://www.epidem.com/

109. European Journal of Epidemiology (Kluwer Academic Publishers)
http://www.kluweronline.com/issn/0393-2990/

Epidemiologia na Internet 245

110. European Journal of Public Health (Oxford University Press)
http://www3.oup.co.uk/eurpub/

111. Genetic Epidemiology (Wiley)
http://www3.interscience.wiley.com/cgi-bin/jhome/35841

112. International Journal of Epidemiology (International Epidemiological Association)
http://ije.oupjournals.org/

113. Journal of Clinical Epidemiology (Elsevier)
http://www.elsevier.com/locate/jclinepi/

114. Journal of Community Health (Kluwer Academic Publishers)
http://www.kluweronline.com/issn/0094-5145/current/

115. Journal of Epidemiology and Community Health (BMJ Publishers)
http://jech.bmjjournals.com/

116. Journal of Public Health (Oxford University Press)
http://www3.oup.co.uk/pubmed/

117. Revista Panamericana de Salud Pública (OPS)
http://www.scielosp.org/revistas/rpsp/eaboutj.htm

118. Pediatric & Perinatal Epidemiology (Blackwell Sinergy)
http://www.blackwellpublishing.com/journal.asp?ref=0269-5022&site=1

119. Public Health Reports (Oxford University Press)
http://www.asph.org/document.cfm?page=713

120. Revista Española de Salud Pública (MSE)
http://www.scielosp.org/revistas/resp/eaboutj.htm

121. Salud Pública de México (INSP)
http://www.scielosp.org/revistas/spm/eaboutj.htm

122. Social Science & Medicine (Elsevier)
http://www.elsevier.com/locate/socscimed/

123. Weekly Epidemiological Record (WHO)
http://www.who.int/wer/en/

Sites de Interesse Geral

124. American College of Epidemiology
http://www.acepidemiology2.org/

125. Associação Brasileira de Pós-Graduação em Saúde Coletiva (ABRASCO)
http://www.abrasco.org.br/

246 Introdução à Epidemiologia

126. Base Datasus (Ministério da Saúde — Brasil)
http://www.datasus.gov.br

127. Ministerio de Salud y Ambiente de la Nación (Argentina)
http://www.msal.gov.ar/htm/default.asp

128. Dirección de Estadística e Información de Salud (MSA — Argentina)
http://www.deis.gov.ar/

129. Instituto Nacional de Estadística y Censos – INDEC (Argentina)
http://www.indec.mecon.ar/

130. Esterisco Home Site (ENSP/FIOCRUZ)
http://www.ensp.fiocruz.br/projetos/esterisco/index.htm

131. Centers for Disease Control and Prevention (CDC)
http://www.cdc.gov/

132. Centro Nacional de Epidemiologia (FUNASA — Brasil)
http://www.funasa.gov.br/

133. Dirección de Epidemiología (MSA — Argentina)
http://www.direpi.vigia.org.ar/

134. Instituto Nacional de Epidemiologia (I.N.E. — MSA — Argentina)
http://www.ine.gov.ar/

135. CIE (Centro de Investigaciones Epidemiológicas — Academia Nacional de
Medicina — Argentina)
http://epidemiologia.ar11.toservers.com/index.asp

136. Cochrane Collaboration (systematic reviews of the effects of health care
interventions)
http://www.cochrane.org/

137. Epidemiology (list of epidemiology resources and sites on the Internet)
http://www.epibiostat.ucsf.edu/epidem/epidem.html

138. EpiVetNet Home Page (Dirk Pfeiffer, Massey University, New Zealand — Nice site)
http://www.vetschools.co.uk/EpiVetNet/

139. The John Snow Page (Department of Epidemiology — UCLA)
http://www.ph.ucla.edu/epi/snow.html

140. Notifiable Diseases On-Line (Public Health Agency of Canada)
http://dsol-smed.hc-sc.gc.ca/dsol-smed/ndis/index_e.html

141. Instituto de Saúde Coletiva (Universidade Federal da Bahia)
http://www.isc.ufba.br/

142. NHS Centre for Reviews and Dissemination (University of York)
http://www.york.ac.uk/inst/crd/welcome.htm

143. The John Snow Society (Royal Institute of Public Health and Hygiene)
http://www.riphh.org.uk

144. The Royal Windsor Society for Nursing Researchers (Canada)
http://www.research-nurses.com/

Apêndice B

Guia de Manuais e Livros de Epidemiologia

Publicados no Brasil

1. Almeida Filho N. Epidemiologia Sem Números — Introdução Crítica à Ciência Epidemiológica. Rio de Janeiro: Campus, 1989.

2. Almeida Filho N. A Clínica e a Epidemiologia, 2ª ed. Rio de Janeiro: APCE/Abrasco, 1997.

3. Almeida Filho N. A Ciência da Saúde. São Paulo: Hucitec, 2000.

4. Almeida Filho N, Barreto M, Veras R, Barata R, orgs. Teoria Epidemiológica Hoje: Fundamentos, Interfaces e Tendências — Série Epidemiológica, Vol. 2. Rio de Janeiro: Fiocruz, 1998.

5. Ayres JR. Epidemiologia e Emancipação. São Paulo: Hucitec/Abrasco, 1995.

6. Ayres JR. Sobre o Risco — Para compreender a Epidemiologia. São Paulo: Hucitec, 1997.

7. Barata R, Barreto ML, Almeida Filho N, Veras R, orgs. Eqüidade e Saúde: Contribuições da Epidemiologia — Série Epidemiológica, Vol. 1. Rio de Janeiro: Fiocruz, 1997.

8. Barreto ML, Almeida Filho N, Veras R, Barata R, orgs. Epidemiologia, Serviços e Tecnologia em Saúde — Série Epidemiológica, Vol. 3. Rio de Janeiro: Fiocruz, 1998.

9. Barros F, Victora C. Epidemiologia da Saúde Infantil — Um Manual para Diagnósticos Comunitários. São Paulo: Hucitec, 1998.

10. Breilh J. Epidemiologia, Economia, Política e Saúde. São Paulo: Unesp/Hucitec, 1991.

11. Castiel LD. O Buraco e o Avestruz — A Singularidade do Adoecer Humano. Campinas: Papirus, 1994.

12. Costa AJ, Luiz RR, Nadanovsky P. Epidemiologia e Bioestatística na Pesquisa Odontológica. Rio de Janeiro: Atheneu, 2005.

13. Costa EA. Vigilância Sanitária — Proteção e Defesa da Saúde. São Paulo: Hucitec/Sobravime, 1999.

14. Couto T, Grillo Pedrosa M, Nogueira JM. Infecção Hospitalar — Epidemiologia e Controle. Rio de Janeiro: Medsi, 1997.

15. Czeresnia D, org. Epidemiologia: Teoria e Objeto. São Paulo: Hucitec/Abrasco, 1994.

16. Dever GE. Epidemiologia na Administração dos Serviços de Saúde. São Paulo: Pioneira, 1988.

17. Fletcher R, Fletcher S, Wagner EH. Epidemiologia Clínica: Bases Científicas da Conduta Médica. Porto Alegre: Artes Médicas, 1989.

18. Forattini OP. Epidemiologia Geral. Rio de Janeiro: Guanabara Koogan, 1987.

19. Forattini OP. Ecologia, Epidemiologia e Sociedade. São Paulo: EDUSP, 1992.

20. Forattini OP. Conceitos Básicos de Epidemiologia Molecular. São Paulo: EDUSP, 2002.

21. Franco LJ et al. Fundamentos de Epidemiologia. São Paulo: Manole, 2004.

22. Jekel J, Elmore J, Katz D. Epidemiologia, Bioestatística e Medicina Preventiva. Porto Alegre: ArtMed, 1999.

23. Laporte J-R, Tognoni G, Rozenfeld S. Epidemiologia do Medicamento. São Paulo: Hucitec/Abrasco, 1989.

24. Leser W et al. Elementos de Epidemiologia Geral. São Paulo: Atheneu, 2002.

25. Lessa I. O Adulto Brasileiro e as Doenças da Modernidade. Epidemiologia das Doenças Crônicas Não-transmissíveis. São Paulo: Hucitec/Abrasco, 1998.

26. Luiz RR, Struchiner C. Inferência Causal em Epidemiologia: Um Modelo de Respostas Potenciais. Rio de Janeiro: Fiocruz, 2003.

27. Maletta CH. Epidemiologia e Saúde Pública. Belo Horizonte: Coopmed, 1998.

28. Marcopito L. Epidemiologia Geral — Exercícios para Discussão. São Paulo: Atheneu, 1996.

29. Matos M. Malária em São Paulo — Epidemiologia e História. São Paulo: Hucitec, 2000.

30. Medronho RA, org. Epidemiologia. Rio de Janeiro: Atheneu, 2004.

31. Monteiro CA, org. Velhos e Novos Males da Saúde no Brasil — A Evolução do País e de Suas Doenças. São Paulo: Hucitec/Nupens/USP, 2000.

32. Moraes IHS. Informações em Saúde: Da Prática Fragmentada ao Exercício da Cidadania. São Paulo: Hucitec/Abrasco, 1994.

33. Paim J, Almeida Filho N. A Crise da Saúde Pública e a Utopia da Saúde Coletiva. Salvador: Casa da Saúde, 2000.

34. Pereira MG. Epidemiologia: Teoria e Prática. Rio de Janeiro: Guanabara Koogan, 1995.

35. Picon CF, Rizzon C, Ott W. Tuberculose: Epidemiologia, Diagnóstico e Tratamento em Clínica e Saúde Pública. Rio de Janeiro: Medsi, 1993.

36. Possas C. Epidemiologia e Sociedade. São Paulo: Hucitec, 1989.

37. Rouquayrol MZ. Caderno de Epidemiologia. Conesems/SESA-CE, 1990.

38. Rouquayrol MZ, Almeida Filho N. Epidemiologia & Saúde. Rio de Janeiro: Medsi, 1999.

39. Rouquayrol MZ, Pinheiro AC, Façanha MC. Epidemiologia das Doenças Infecciosas. Fortaleza: SSF, Tipo Gráfica e Editora, 1996.

40. Sampaio JJ. Epidemiologia da Imprecisão: Processo Saúde/Doença Mental como Objeto da Epidemiologia. Rio de Janeiro: Fiocruz, 1998.

41. Sichieri R. Epidemiologia da Obesidade. Rio de Janeiro: UERJ, 1998.

42. Silva MG. Epidemiologia: Auto-avaliação e Revisão. Fortaleza: Expressão, 1995.

43. Souza CAM, Taddei JAAC, org. Textos em Epidemiologia. Brasília: SEPLAN/CNPq, 1984.

44. Teixeira C. O Futuro da Prevenção. Salvador: Casa da Saúde, 2000.

45. Veras R, Barreto ML, Almeida Filho N, Barata R, orgs. Epidemiologia: Contextos e Pluralidade — Série Epidemiológica, Vol. 4. Rio de Janeiro: Fiocruz, 1998.

Publicados no Exterior

1. Abramson JH, Abramson ZH. Making Sense of Data: A Self-Instruction Manual on the Interpretation of Epidemiological Data. Oxford: Oxford University Press, 2001.

2. Almeida Filho N. La Ciencia Tímida — Ensayos de Deconstrucción de la Epidemiología. Buenos Aires: Lugar Editorial, 2000.

3. Austin DF, Werner SB. Epidemiology for Health Sciences. Illinois: Charles Thomas Publisher, 1974.

Guia de Manuais e Livros de Epidemiologia 251

4. Barker DJP, Bennet FJ. Practical Epidemiology. London: Churchill Livingstone, 1976.

5. Beaglehole R, Bonita R, Kjellstrom R. Basic Epidemiology. Geneva: World Health Organization, 1993.

6. Bégaud B. Dictionary of Pharmacoepidemiology. New York: John Wiley & Sons, 2000.

7. Berkman L, Kawachi I. Social Epidemiology. Oxford: Oxford University Press, 2000.

8. Brownson RC, Petitti DB, eds. Applied Epidemiology: Theory to Practice. Oxford: Oxford University Press, 1998.

9. Brownson RC, Remington PL, Davis J, eds. Chronic Disease Epidemiology and Control. Washington: American Public Health Association, 1998.

10. Buck C, Llopis A, Nájera E, Terris M, eds. El Desafío de la Epidemiología. Washington: OPS (Publicación Científica n° 505), 1988.

11. Coggon D, Rose G, Barker DJP. Epidemiology for the Uninitiated, 4th ed. London: BMJ, 1997.

12. Diekmann O, Heesterbeek JAP. Mathematical Epidemiology of Infectious Diseases: Model Building, Analysis and Interpretation. New York: John Wiley & Sons, 2000.

13. Elliott P, Wakefield J, Best N, Briggs D, ed. Spatial Epidemiology: Methods and Applications. Oxford: Oxford University Press, 2000.

14. Fox J, Hall C, Elveback L. Epidemiology — Man and Disease. London: MacMillan, 1970.

15. Friedman G. Primer of Epidemiology. New York: McGraw-Hill Professional Publishing, 1994.

16. Gail MH, Benichou J, ed. Encyclopedia of Epidemiologic Methods (The Wiley Reference Series in Biostatistics). New York: John Wiley & Sons, 2000.

17. Gerstman B. Epidemiology Kept Simple: An Introduction to Classic and Modern Epidemiology. New York: Wiley-Liss, 1998.

18. Goldberg M. L'Epidemiologie Sans Peine. Paris: Roland Bettex, 1985.

19. Gordis L. Epidemiology. New York: W B Saunders Co, 2000.

20. Grenfell BT, Dobson AP, eds. Ecology of Infectious Diseases in Natural Populations (Publications of the Newton Institute, 7). Cambridge: Cambridge University Press, 1995.

252 Introdução à Epidemiologia

21. Hennekens CH, Buring JE. Epidemiology in Medicine. Boston: Little Brown, 1987.

22. Hulka B, Wilcosky T, Griffith J. Biological Markers in Epidemiology. New York: Oxford University Press, 1990.

23. Hulley SB, Cummings SR, Browner WS, de Grady R. Designing Clinical Research: An Epidemiologic Approach. Boston: Lippincott Williams & Wilkins, 2001.

24. Janes C, Stall R, Gifford S, eds. Anthropology and Epidemiology: Interdisciplinary Approaches to the Study of Health and Disease. Dordrecht: Reidel, 1986.

25. Jenicek M. Epidemiology: The Logic of Modern Medicine. Montreal: EPIMED International, 1995.

26. Jénicek M, Cléroux R. Épidémiologie Clinique. Québec: Edisen Inc, 1985.

27. Katz D. Clinical Epidemiology and Evidence-Based Medicine: Fundamental Principles of Clinical Reasoning and Research. Beverly Hills: Sage Publications, 2001.

28. Kelsey JL, Whittemore AS, Evans AS. Methods in Observational Epidemiology (Monographs in Epidemiology and Biostatistics, V. 26). Oxford: Oxford University Press, 1996.

29. Kleinbaum D, Kupper L, Morgenstern H. Epidemiologic Research: Principles and Quantitative Methods. California: Wardsworth, 1982.

30. Kuh D, Bem-Shlomo Y, eds. A Life Course Approach to Chronic Disease Epidemiology (Oxford Medical Publications). Oxford: Oxford University Press, 1997.

31. Last J, ed. A Dictionary of Epidemiology. New York: Oxford University Press, 1983.

32. Lilienfeld DE, Stoller PD, Lilienfeld AM. Foundations of Epidemiology. Oxford: Oxford University Press, 1994.

33. MacMahon B, Pugh T. Epidemiology: Principles and Methods. Boston: Little, Brown & Co, 1970.

34. Massé R. Culture et Santé Publique. Montreal: Gaëtan Morin, 1995.

35. Mausner J, Bahn A. Epidemiology. Philadelphia: WB Saunders, 1974.

36. McNeil D. Epidemiological Research Methods (Wiley Series in Probability and Statistics). New York: John Wiley & Sons, 1996.

37. Miettinen O. Theoretical Epidemiology. New York: John Wiley & Sons, 1985.

38. Moon G, Gould M. Epidemiology: An Introduction (Social Science for Nurses and the Caring Professions). London: Open University Press, 2000.

Guia de Manuais e Livros de Epidemiologia 253

39. Morris J. The Uses of Epidemiology. Edinburgh: Churchill Livingstone, 1957.

40. Murray CL, Lopez A. The Global Burden of Disease. Cambridge: Harvard University Press (WHO/The World Bank), 1996.

41. Nelson KE, Williams CM, Graham NM. Infectious Disease Epidemiology: Theory and Practice. Gaithersburg, MD: Aspen Publishers, Inc, 2000.

42. OPS/OMS. Usos y Perspectivas de la Epidemiologia. Washington, DC: PAHO, Publ Cient PNSP 84-47, 1984.

43. Ott J, Lehner T, eds. Recent Advances in Genetic Epidemiology (Human Heredity). Berlin: S. Karger Publishing, 1999.

44. Rose G. The Strategy of Preventive Medicine. New York: Oxford University Press, 1992.

45. Rothman K. Epidemiology: An Introduction. Oxford: Oxford University Press, 2001.

46. Rothman K, Greenland S. Modern Epidemiology, 2nd ed. Philadelphia: Lippincott & Raven, 1998.

47. Sackett D, Haynes B, Tugwell P. Clinical Epidemiology. Boston: Little, Brown & Co, 1985.

48. Sackett D. Evidence-Based Medicine. Oxford: Oxford University Press, 1998.

49. Schlesselman J. Case-control Studies: Design, Conduct, Analysis. New York: Oxford University Press, 1982.

50. Schuman S. Practice-Based Epidemiology — An Introduction. New York: Gordon & Breach, 1986.

51. Schulte P, Perera F. Molecular Epidemiology — Principles and Practices. New York: Academic Press, 1993.

52. Scott M, Smith G, eds. Parasitic and Infectious Diseases: Epidemiology and Ecology. New York: Academic Press, 1994.

53. Selvin S. Statistical Analysis of Epidemiologic Data. Oxford: Oxford University Press, 1996.

54. Spasoff R. Epidemiologic Methods for Health Policy. Oxford: Oxford University Press, 1999.

55. Stallones R. Environment, Ecology and Epidemiology. Washington, DC: PAHO, Scient. Publ. # 231, 1971.

56. Strom BL, ed. Pharmacoepidemiology. New York: John Wiley & Sons, 2000.

254 Introdução à Epidemiologia

57. Susser M. Epidemiology: Health & Society — Selected Papers. New York, Oxford University Press, 1987.

58. Szklo M, Javier-Nieto F. Epidemiology: Beyond the Basics. Gaithersburg, MD: Aspen Publishers, Inc, 1999.

59. Tesh S. Hidden Arguments — Political Ideology and Disease Prevention Policy. New Brunswick: Rutgers University Press, 1988.

60. Thompson RC. Molecular Epidemiology of Infectious Diseases. New York: Edward Arnold, 2000.

61. Thursfield MV. Veterinary Epidemiology. London: Blackwell Science Inc, 1986.

62. White K. Healing the Schism. Epidemiology, Medicine, and the Public's Health. New York: Springer Verlag, 1991.

63. White K, Henderson M, eds. Epidemiology as a Fundamental Science. New York: Oxford University Press, 1976.

64. Willett W. Nutritional Epidemiology. Oxford: Oxford University Press, 1998.

Referências Bibliográficas

1. Abramson J. Survey methods in community medicine. London: Churchill Livingstone, 1984.

2. Acheson ED. Clinical practice and epidemiology: two worlds or one? British Medical Journal, 1979; 1:123-6.

3. Almeida Filho N. Epidemiologia Sem Números — Introdução Crítica à Ciência Epidemiológica. Rio de Janeiro: Campus, 1989.

4. Almeida Filho N. A Clínica e a Epidemiologia, 2ª ed. Rio de Janeiro: APCE/Abrasco, 1997.

5. Almeida Filho N. The paradigm of complexity: applications in the field of public health. In: The Advisory Committee on Health Research. A Research Policy Agenda for Science and Technology to Support Global Health Development. Geneva, WHO, 1-15, 1997.

6. Almeida Filho N. La Ciencia Tímida — Ensayos de deconstrucción de la Epidemiología. Buenos Aires: Lugar Editorial, 2000.

7. Almeida Filho N. O Conceito de Saúde: Ponto-cego da Epidemiologia? Revista Brasileira de Epidemiologia, 2000; 2(2-3):1-24.

8. Almeida Filho N, Barreto M, Veras R, Barata R, orgs. Teoria Epidemiológica Hoje: Fundamentos, Interfaces e Tendências. Rio de Janeiro: Fiocruz/Abrasco, 1998.

9. Almeida Filho N, Santana V. Espaço social urbano e saúde mental: um estudo de área ecológica. Cadernos de Saúde Pública, 1986; 2:334-48.

10. APA. Diagnostic and Statistical Manual of Mental Disorders, 4th ed. Washington, DC: American Psychiatric Association, 1994.

11. Arango HG. Bioestatística Teórica e Computacional. Rio de Janeiro: Guanabara Koogan, 2001.

12. Arouca AS. O Dilema Preventivista: Contribuição para a Compreensão e Crítica da Medicina Preventiva. Campinas: UNICAMP (Tese de Doutoramento), 1975.

256 Introdução à Epidemiologia

13. Ast DB, Fitzgerald B. Effectiveness of water fluoridation. Journal of the American Dental Association, 1962; 65:581-8.

14. Ayres JR. Sobre o Risco – Para Compreender a Epidemiologia. São Paulo: Hucitec, 1977.

15. Barata RB. Condições de Vida e Situação de Saúde. Rio de Janeiro: Abrasco, 1997.

16. Barker C, Greene A. Opening the debate on DALYs. Health Policy and Planning, 1996; 11(2):179-183.

17. Barreto M, Santos L, Assis AM et al. Effect of vitamin A supplementation on diarrhoea and acute lower-respiratory-tract infections in young children in Brazil. The Lancet, 1996; 344:228-31.

18. Barreto ML. Emergência e "permanência" das doenças infecciosas: implicações para a saúde pública e para a pesquisa. Médicos: HC — Faculdade de Medicina da Universidade de São Paulo, 1998; I (3):18-25.

19. Barros F, Victora C. Epidemiologia da Saúde Infantil — um manual para diagnósticos comunitários. São Paulo: Hucitec, 1998.

20. Barros F, Victora C, Tomasi E et al. Saúde materno-infantil em Pelotas, Rio Grande do Sul, Brasil: principais conclusões da comparação das coortes de 1982 e 1993. Cadernos de Saúde Pública, 1996; 12(suppl.):87-92.

21. Béhar M. Importancia de la alimentación y la restricion em la patogenia y prevencion de los processos diarreicos. Bol Oficina Sanit Panamer, 1975; 78 (4):334-42.

22. Berlinguer G. A Doença. São Paulo: CEBES-Hucitec, 1988.

23. Bernard C. Introdução à Medicina Experimental. Lisboa: Guimarães Editores, 1972 (1865).

24. Berquó BS, Souza JPM, Gotlieb SID. Bioestatística. São Paulo: EPU, 1981.

25. Berrigan D. Evolution in health and disease. Public Health, 1999; 113(6):321-3.

26. Bhaskar R. A Realist Theory of Science. Hassocks: Harvester Press, 1978.

27. Bhaskar R. Scientific Realism & Human Emancipation. London: Verso, 1989.

28. Bizzozero OJ et al. Leucemia relacionada com la radiacion em Hiroxima y Nagazaki, 1946-1964. Distribuicion, incidencia y tiempo de aparicion. In: El Desafio de la Epidemiologia: Problemas y Lecturas Selecionados. Washington: OPS, 732-43 (Publ Cient 505), 1988.

Referências Bibliográficas 257

29. Boorse C. On the distinction between disease and illness. Philosophy and Public Affairs, 1975; 5:49-68.

30. Breilh J. Epidemiologia, Economia, Política e Saúde. São Paulo: Unesp/Hucitec, 1991.

31. Breilh J, Granda E. Os novos rumos da Epidemiologia. In: Nunes E, org. As Ciências Sociais em Saúde na América Latina. Tendências e Perspectivas. Brasília: OPAS, 241-53, 1985.

32. Broder S, Gallo RC. A pathogenic retrovirus (HTL V-III) linked to AIDS. New England J Med 1984; 311(20):1.292-7.

33. Buck C. Popper's philosophy for epidemiologists. International Journal of Epidemiology, 1975; 4(3):159-68.

34. Buck C, Llopis A, Nájera E, Terris M. El Desafío de la Epidemiología. Washington: OPS (Publicación Científica 505), 1988.

35. Bunge M. Epistemologia: curso de atualização. São Paulo, TAQ/EDUSP, 1980.

36. Cameron D, Jones C. John Snow, the Broad Pump and modern epidemiology. International Journal of Epidemiology, 1983; 12:393-6.

37. Campbell D, Stanley JC. Delineamentos Experimentais e Quase Experimentais de Pesquisa. São Paulo: EDUSP, 1979 (1966).

38. Caron-Ruffino M, Ruffino Neto A. Associação entre alcoolismo e tuberculose pulmonar. Rev Saúde Pública, 1979; 13(3):183-94.

39. Cassel J. The contribution of the social environment to host resistance. American Journal of Epidemiology, 1976; 104:127-33.

40. Castellanos PL. A Epidemiologia e a Organização dos Serviços de Saúde. In: Rouquayrol MZ. Epidemiologia & Saúde. Rio de Janeiro: Medsi; 477-83, 1993.

41. Castellanos PL. O Ecológico na Epidemiologia. In: Almeida Filho N, Barreto M, Veras R, Barata R, orgs. Teoria Epidemiológica Hoje — Fundamentos, Interfaces e Tendências. Rio de Janeiro: Fiocruz/Abrasco, 129-48, 1988.

42. Castiel LD. O Buraco e o Avestruz — A Singularidade do Adoecer Humano. Campinas: Papirus, 1994.

43. Chalmers I. O que É Ciência Afinal? São Paulo: Brasiliense, 1982.

44. Chaves M. Saúde e Sistemas. Rio de Janeiro: FGV, 1978.

45. Chin J, ed. Communicable Diseases in Men. Washington, DC: American Public Health Association, 2000.

258 Introdução à Epidemiologia

46. Clavreul J. A Ordem Médica. São Paulo: Brasiliense, 1983.

47. Cochran GM, Ewald PW, Cochran KD. Infectious causation of disease: an evolutionary perspective. Perspect Biol Med, 2000; 43(3):406-48.

48. Cole P. The evolving case-control study. Journal of Chronic Diseases, 1979; 32:15-27.

49. Cooper B, Morgan M. Epidemiologia Psiquiátrica. Madrid: Patronato Nacional, 1973.

50. Cornfield J. A method for estimating comparative rates from clinical data. Applications to cancer of the lung, breast and cervix. Jornal of the National Cancer Institute, 1951; 11:1269-75.

51. Czeresnia D. Epidemiologia: Teoria e Objeto. São Paulo: Hucitec/Abrasco, 1994.

52. Davey-Smith G. Reflections on the limitations to epidemiology. Journal of Clinical Epidemiology, 2001; 54(4):325-31.

53. Dawber T. The Framingham Study: the Epidemiology of Atherosclerotic Disease. Cambridge: Harvard University Press, 1980.

54. Díez-Roux A. On genes, individuals, society, and epidemiology. American Journal of Epidemiology, 1998; 148(11):1027-32.

55. Doll R, Hill AB. Mortality in relation to smoking: ten years' observations of British doctors. British Medical Journal, 1964; 5395(1):1399-410.

56. Doll R, Peto R, Wheatley K et al. Mortality in relation to smoking: 40 years' observation on male British doctors. British Medical Journal, 1994; 309:901-11.

57. Donnangelo MCF. Saúde e Sociedade. São Paulo: Duas Cidades, 1976.

58. Drigalski L. L'Homme Contre les Microbes. Paris: Plon, 1955.

59. Dubos R. Man Adapting. Oxford: Oxford University Press, 1982.

60. Feinstein A. The epidemiologic trohoc, the ablative risk ration, and "retrospective" research. Clinical Pharmacological Therapy, 1973; 14:291-307.

61. Feinstein A. Clinical epidemiology: An additional basic science for clinical medicine, I-IV. Annals of Internal Medicine 1983; 99:393-7, 554-60, 705-12, 843-8.

62. Feinstein A. Scientific standards in epidemiologic studies of the menace of daily life. Science, 1988; 242:1257-63.

63. Fletcher R, Fletcher S, Wagner EH. Epidemiologia Clínica: Bases Científicas da Conduta Médica. Porto Alegre: Artes Médicas, 1989.

64. Forattini OP. Ecologia, Epidemiologia e Sociedade. São Paulo: EDUSP, 1992.

65. Foucault M. O Nascimento da Clínica. São Paulo: Forense-Universitária, 1979.

66. Franco E, Campos Filho N, Villa L, Torloni H. Correlation patterns of cancer relative frequencies with some socioeconomic and demographic indicators in Brazil: an ecologic study. International Journal of Cancer, 1988; 41:24-9.

67. Frauenthal J. Mathematical Modeling in Epidemiology. Berlin: Springer-Verlag, 1980.

68. Freitas ED, Paim J, Silva LMV, Costa MCN. Evolução e distribuição espacial da mortalidade por causas externas em Salvador, Bahia, Brasil. Cadernos de Saúde Pública, 2000; 16(4):1059-70.

69. Friedman G. Primer of Epidemiology. New York: McGraw-Hill Professional Publishing, 1994.

70. Frost WH. Epidemiology. In: Papers of Wade Hampton Frost. New York: Oxford University Press, 493-542, 1941.

71. Gail MH, Benichou J, eds. Encyclopedia of Epidemiologic Methods (The Wiley Reference Series in Biostatistics). New York: John Wiley & Sons, 2000.

72. Gammelgaard A. Evolutionary biology and the concept of disease. Med Health Care Philos, 2000; 3(2):109-16.

73. Goldberg D. The detection of psychiatric illness by questionnaire. London: Blackwell, 1972.

74. Goldberg M. Cet obscur objet de l'epidemiologie. Sciences Sociales et Santé, 1982; 1(3):55-110.

75. Goldmann L. Ciências Humanas e Filosofia, 10ª ed. São Paulo: DIFEL, 1988.

76. Gomes AL, Guimarães MD, Gomes C et al. A case-control study of risk factors for breast cancer in Brazil, 1978-1987. International Journal of Epidemiology, 1995; 24(2):292-9.

77. González-Perez G, Herrera-Leon L. Desarrollo Social y Mortalidad Infantil, 1977-1986, Cuba. Revista de Saúde Pública, 1990; 24(3):186-95.

78. Granger GG. A Ciência e as Ciências. São Paulo: UNESP, 1994.

79. Greenland S. Randomization, statistics, and causal inference. Epidemiology, 1990; 1:422-9.

80. Greenwood M. Epidemiology: Historical and Experimental. London: Humphrey Millford, 1932.

81. Gregg N. Congenital cataract following German measles in the mother. Trans Austr Ophthalmol, 1941; 3:35-6.

260 Introdução à Epidemiologia

82. Gross D, Fogg L. Clinical trials in the 21st century: The case for participant-centered research. Research in Nursing & Health, 2001; 24:530-9.

83. Grundy P. A rational approach to the "at risk" concept. Lancet, 1975; 2:1498.

84. Guedes ML, Guedes JS. Bioestatística. Rio de Janeiro: Ao Livro Técnico, 1988.

85. Hacking I. The Taming of Chance. Cambridge: Cambridge University Press, 1990.

86. Hagnell O, Tunvig K. Prevalence and nature of alcoholism in a total population. Social Psychiatry, 1972; 7:190-201.

87. Hartge P. Epidemiologic tools for today and tomorrow. Annals of the New York Academy of Sciences, 2001; 954:295-310.

88. Hempel CG. Filosofia da Ciência Natural. Rio de Janeiro: Zahar, 1970.

89. Hennekens CH, Buring JE. Epidemiology in Medicine. Little Brown, Boston, 1987.

90. Herbst A, Usfelder H, Poskanzer D. Adenocarcinoma of the vagina: association of maternal stilbestrol therapy with tumor appearance in young women. New England Journal of Medicine, 1971; 284:878-81.

91. Hernández-Avila, Mauricio, Garrido-Latorre, Francisco, López-Moreno, S. Diseño de estudios epidemiológicos. Salud Pública Méx, 2000; 2(42):144-54.

92. Hill AB. Principles of Medical Statistics. New York: Oxford University Press, 1966.

93. Hitchcock C. Causal explanation and scientific realism. Erkenntnis, 1992; 37(2):151-78.

94. Horwitz RI. The experimental paradigm and observational studies of cause-effect relationships in clinical medicine. Journal of Chronic Diseases, 1987; 40:91-9.

95. Howe G. Use of computerized record linkage in cohort studies. Epidemiologic Reviews, 1998; 20(1):112-21.

96. Hucklenbroich P. System and disease: on the fundamental problem of theoretical pathology. Theor Med, 1984 Oct; 5(3):307-23.

97. Hulka B, Wilcosky T, Griffith J. Biological Markers in Epidemiology. New York: Oxford University Press, 1990.

98. Hulley SB, Cummings SR, Browner WS, de Grady R. Designing Clinical Research: An Epidemiologic Approach. Boston: Lippincott Williams & Wilkins Publishers, 2001.

99. IBGE. Perfil estatístico de mães e crianças do Brasil. Aspectos nutricionais. Rio de Janeiro, 1982.

100. IBGE. Indicadores sociais para áreas urbanas. Rio de Janeiro, 1977.

101. IBGE. O quadro de mortalidade por classes de renda: um estudo de diferenciais nas regiões metropolitanas. Rio de Janeiro, 1981.

102. IBGE. Brasil em Números. Rio de Janeiro: CDDI, v. 8, 75, 2000.

103. International Epidemiological Association. The history of the IEA brought up to date. International Journal of Epidemiology, 1984; 13(2):139-41.

104. Jasny B, Kennedy D. The human genome. Science, 2001; (Feb 16) 291:1153.

105. Jénicek M, Cléroux R. Épidémiologie Clinique. Québec: Edisen Inc, 1985.

106. Jenicek M. Epidemiology: The Logic of Modern Medicine. Montreal: EPIMED International, 1995.

107. Kaptchuk TJ. Intentional ignorance: a history of blind assessment and placebo controls in medicine. Bulletin of the History of Medicine, 1998; 72(3):389-433.

108. Kaptchuk TJ. The double-blind, randomized, placebo-controlled trial: gold standard or golden calf? Journal of Clinical Epidemiology, 2001; 54(6):541-9.

109. Kawachi I, Subramanian SV, Almeida Filho N. A glossary for health inequalities. Journal of Epidemiology and Community Health, 2002.

110. Kelsey JL, Whittemore AS, Evans AS. Methods in Observational Epidemiology (Monographs in Epidemiology and Biostatistics, v. 26). Oxford: Oxford University Press, 1996.

111. Kerr-Pontes LRS, Rouquayrol MZ. A medida da saúde coletiva. In: Rouquayrol MZ, Almeida Filho N. Epidemiologia & Saúde, 5ª ed. Rio de Janeiro: Medsi, 31-53, 1999.

112. Khoury M. Genetic epidemiology. In: Rothman K, Greenland S. Modern Epidemiology. Philadelphia: Lippincott-Raven, 609-22, 1998.

113. Kleinbaum D, Kupper L, Morgenstern H. Epidemiologic Research: Principles and Quantitative Methods. California: Wardsworth, 1982.

114. Krieger N. Epidemiology and social sciences: towards a critical reengagement in the 21st century. Epidemiologic Reviews, 2000; 22(1):155-63.

115. Krieger N. Theories for social epidemiology in the 21st century: an ecosocial perspective. International Journal of Epidemiology, 2001; 30:668-77.

116. Lain-Entralgo P. Historia de la Medicina. Barcelona: Salvat Editores, 1978.

116a. Lalande P. Dicionário de Filosofia. São Paulo: EDUSP, 1995.

117. Laporte J-R, Tognoni G, Rozenfeld S. Epidemiologia do Medicamento. São Paulo: Hucitec/Abrasco, 1989.

262 Introdução à Epidemiologia

118. Last J. A Dictionary of Epidemiology. New York: Oxford University Press, 1983.

119. Laurell AC. A Saúde como processo social. In: Nunes ED, org. Medicina Social: Aspectos Históricos e Teóricos. São Paulo: Global, 1983.

120. Laurell AC, Noriega M. Processo de Produção e Saúde. Trabalho e Desgaste Operário. São Paulo: Hucitec, 1989.

121. Laurenti R. Alguns aspectos particulares referentes aos resultados da Investigação Interamericana de Mortalidade. Boletin OPAS, 1975; 79(1):1-14.

122. Laurenti R, Lebrão M, Jorge MHM, Gotlieb S. Estatísticas de Saúde. São Paulo: EPU, 1987.

123. Leavell H, Clark EG. Medicina Preventiva. São Paulo: McGraw-Hill, 1976.

124. LeRiche W, Milner J. Epidemiology as Medical Ecology. Edinburgh: Churchill Livingstone, 1971.

125. Lessa I. O adulto brasileiro e as doenças da modernidade. Epidemiologia das doenças crônicas não-transmissíveis. São Paulo: Hucitec/Abrasco, 1998.

126. Liddell F. The development of cohort studies in epidemiology: a review. Journal of Clinical Epidemiology, 1988; 41:217-37.

127. Lilienfeld A, Lilienfed D. A century of case-control studies: progress. Journal of Chronic Diseases, 1979; 32:5-13.

128. Lilienfeld A. Foundations of Epidemiology. New York: Oxford University Press, 1976.

129. Lilienfeld A. Wade Hampton Frost: contributions to epidemiology and public health. American Journal of Epidemiology, 1983; 117(4):379-83.

130. Lilienfeld D. Definitions of epidemiology. American Journal of Epidemiology, 1978; 107(2):87-90.

131. Lilienfeld D. The greening of epidemiology: sanitary physicians and the London Epidemiological Society (1830-1870). Bulletin of the History of Medicine, 1979; 52:503-28.

132. Lilienfeld DE, Stoller PD, Lilienfeld AM. Foundations of Epidemiology. Oxford: Oxford University Press, 1994.

133. Loomes G, MacKenzie L. The use of QALYS in health care decision making. Social Science and Medicine, 1989; 28:299-308.

134. Loomis D, Wing S. Is molecular epidemiology a germ theory for the end of the twentieth century? International Journal of Epidemiology, 1990; 19:1-3.

135. López-Moreno S, Garrido-Latorre F, Hernández-Avila M. Desarrollo histórico de la epidemiología: su formación como disciplina científica. Salud Pública Méx, 2000; 42(2):133-43.

136. Loureiro S, Dourado MI, Noronha C. Migrações urbanas e malária — Bahia, Brasil. Revista de Saúde Pública, 1986; 20:347-51.

137. MacMahon B, Pugh T, Ipsen J. Epidemiologic Methods. Boston: Little, Brown & Co, 1970.

137a. MacMahon B, Pugh T. Epidemiology: Principles and Methods: Boston, Little, Brown & Co.

138. Maletta CH. Bioestatística: Saúde Pública. Belo Horizonte: Coopmed, 1992.

139. Massé R. Culture et Santé Publique. Montreal: Gaëtan Morin, 1995.

140. Mausner J, Bahn A. Epidemiology. Philadelphia: WB Saunders, 1974.

141. McQueen D. Perspectives on health promotion: theory, evidence, practice and the emergence of complexity. Health Promotion International, 2000; 15(2):95-9.

142. Medrado-Faria MA et al. Alguns aspectos sociais relacionados à saúde do trabalhador em município industrial: o caso de Cubatão. 1983; 11(43):25-35.

143. Meeker W, Escobar L. Statistical Methods for Reliability Data (Wiley Series in Probability and Statistics. Applied Probability and Statistics Section). New York: John Wiley & Sons, 1998.

144. Mellin GW, Katzenstein M. In: OPS Riesgos del Ambiente Humano para la Salud. Washington (Publ Cient 329), 359 p, 1976.

145. Melo-Jorge MHP. Sub-registro dos eventos vitais. Rev Saúde Públ, São Paulo, 1982; 17:148-51.

146. Miettinen O. Design options in epidemiologic research — An update. Scandinavian Journal of Work and Environmental Health, 1982; 8(1):7-14.

147. Miettinen O. The clinical trial as a paradigm for epidemiologic research. Journal of Clinical Epidemiology, 1989; 42:491-6.

148. Miettinen O. Theoretical Epidemiology. New York: John Wiley & Sons, 1985.

149. Ministério da Saúde. Guia de Vigilância Epidemiológica, Brasília: MS/CENEPI, 1998.

150. Mondini L, Monteiro C. Relevância epidemiológica da desnutrição e da obesidade em distintas classes sociais: métodos de estudo e aplicação à realidade brasileira. Revista Brasileira de Epidemiologia, 1998; 1(1):28-39.

264 Introdução à Epidemiologia

151. Montagnier L, Klatzmann D. L'origine virale du SIDA. Medicine/Sciences, 1985; 1:141-6.

152. Monteiro CA. Velhos e Novos Males da Saúde no Brasil: A Evolução do País e de Suas Doenças. São Paulo: Hucitec/Nupens/USP, 2000.

153. Moore D. Statistics: Concepts and Controversies. New York: Freeman, 1985.

154. Moraes JC et al. Método de estudo do processo epidêmico. In: Textos de Apoio-Epidemiologia. Rio de Janeiro: Abrasco, 1985.

155. Moraes NLA. Níveis de saúde de coletividades brasileiras. Rev Serv Espec Saúde Publ, 1959; 10(2):403-97.

156. Moraes IHS. Informações em Saúde: Da Prática Fragmentada ao Exercício da Cidadania. São Paulo: Hucitec/Abrasco, 1994.

157. Morgenstern H. Ecologic Studies. In: Rothman K, Greenland S. Modern Epidemiology. Philadelphia, Lippincott-Raven. 459-80, 1998.

158. Morgenstern H. Uses of ecologic analysis in epidemiologic research. American Journal of Public Health, 1982; 72(12):336-44.

159. Morris JN. The Uses of Epidemiology. London, 1957.

160. Murray CL, Acharya AK. Understanding DALYs. Journal of Health Economics, 1997; 16:703-30.

161. Murray CL, Lopez A. The Global Burden of Disease. Cambridge, Harvard University Press (WHO-The World Bank).

161a. Murray CL. Quantifying the burden of disease: the technical basis for disability-adjusted life years. Bulletin of the World Health Organization, 1994; 72:429-45.

162. Murray CL. Rethinking DALYs. In: Murray CL, Lopez A. The Global Burden of Disease. Cambridge: Harvard University Press (WHO-The World Bank), 1996.

163. Nájera E. Discussion. In: Buck C, Llopis A, Nájera E, Terris M. The Challenge of Epidemiology. Issues and Selected Readings. Washington: PAHO (Scientific Publication 505), 3-4, 1988.

164. Najman JM. Theories of disease causation and the concept of a general susceptibility: a review. Soc Sci Med 1980; 14A(3):231-7.

165. Norman G, Streiner D. Biostatistics: The Bare Essentials. Toronto: BC Decker Inc, 2000.

166. OECD. Chernobyl Ten Years On: Radiological and Health Impact. Paris: OECD Nuclear Energy Agency, 1995.

167. OPS. El Desafio de la Epidemiología. Washington: Oficina Sanitaria Panamericana (Publ Cient 505), 1988.

168. OPS. Riesgos del Ambiente Humano para la Salud. Washington: Oficina Sanitaria Panamericana (Publ Cient 329), 1986.

169. Paim J, Almeida Filho N. A Crise da Saúde Pública e a Utopia da Saúde Coletiva. Salvador: Casa da Saúde, 2000.

170. Paim J, Costa MC. Decréscimo e Desigualdade da Mortalidade Infantil. Salvador, 1980-1988. Boletin de la Oficina Sanitaria Panamericana, 1993; 114(5):415-28.

171. Paim J, Costa MCN, Mascarenhas J, Silva LMV. Distribuição espacial da violência: mortalidade por causas externas em Salvador (Bahia), Brasil. Revista Panamericana de Saúde Pública, 1999; 78(6):321-32.

172. Pavlovsky E. Natural Nidality of Transmisible Diseases in Relation to Landscape Epidemiology of Zooanthroponoses. Moscou: Peace Publishers, 1963.

173. Pereira MG. Epidemiologia: Teoria e Prática. Rio de Janeiro: Guanabara Koogan, 1995.

174. Pérez-Tamayo R. El Concepto de Enfermedad. México: Fondo de Cultura Economica, 1978.

175. Pettiss ST. Os olhos dos inocentes. Saúde do Mundo, 1983; 11-3.

176. Piantadosi S, Byar D, Green SB. The ecological fallacy. American Journal of Epidemiology, 1988; 127:893-904.

177. Pickett KE, Pearl M. Multilevel analyses of neighbourhood socioeconomic context and health outcomes: a critical review. J Epidemiol Community Health, 2001; 55(2):111-22.

178. Pierson D. Estudos de Ecologia Humana. São Paulo: Martins, 1953.

179. Popper K. The Logic of Scientific Discovery. New York: Harper & Row, 1968.

180. Prabhakar-Murthy DN, Blischke W. Reliability: Modeling, Prediction, and Optimization. New York: Wiley-Interscience, 2000.

181. Rêgo MAV. Aspectos históricos dos estudos caso-controle. Cad Saúde Pública, 2001; 17(4):1017-24.

182. Reichenheim M, Moraes C. Alguns pilares para a apreciação da validade de estudos epidemiológicos. Revista Brasileira de Epidemiologia, 1998; 1(2):131-48.

183. Rensoli L. Quimera y Realidad de la Razón — El Racionalismo del Siglo XVII. Habana: Editorial de Ciencias Sociales, 1987.

184. Rey A. Dictionnaire Historique de la Langue Française. Paris: Dictionnaires Le Robert, 1993.

185. Reznek L. The Nature of Disease. London: Routledge & Keegan Paul, 1987.

186. Robine J-M, Romieu I, Cambois E. Health expectancy indicators. Bulletin of the World Health Organization, 1999; 77(2):181-5.

187. Robinson W. Ecological correlations and the behavior of individuals. American Journal of Sociology, 1950; 15:351-7.

188. Rose G. The Strategy of Preventive Medicine. New York: Oxford University Press, 1992.

189. Rosen G. Preventive Medicine in the U.S. 1900-1975: Trends and Interpretation. New York: Prodist, 1975.

190. Rosen G. Da Polícia Médica à Medicina Social. Rio de Janeiro: Graal, 1980.

191. Rosen G. Uma História da Saúde Pública. São Paulo: Hucitec/UNESP/Abrasco, 1994.

192. Rothman K, Greenland S. Modern Epidemiology, 2nd ed. Philadelphia: Lippincott & Raven, 1998.

193. Rouquayrol MZ et al. Causas de óbitos no município de Fortaleza. Rev Fac Med UFC, 1967; 7(2):45-54.

194. Rouquayrol MZ, Almeida Filho N. Epidemiologia & Saúde. Rio de Janeiro: Medsi, 1999.

195. Rouquayrol MZ, Silva ML. A epidemiologia na organização dos serviços de saúde. Sitientibus — Revista da UEFS, 1998; 19 (jul-dez):55-67.

196. Rouquayrol MZ et al. Fatores de risco de natimortalidade. Jornal de Pediatria, 1996; 72(6, nov-dez):374-8.

197. Ryle J. Changing Disciplines. London: Oxford University Press, 1948.

198. Sackett D. Bias in analytic research. Journal of Chronic Diseases, 1979; 32:51-63.

199. Sackett D, Haynes B, Tugwell P. Clinical Epidemiology. Boston: Little, Brown & Co, 1985.

200. Sackett D. Evidence-Based Medicine. Oxford: Oxford University Press, 1998.

201. Samaja J. Epistemologia y Metodologia. Buenos Aires: Eudeba, 1994.

202. Samet J, Muñoz A, eds. Cohort studies. Epidemiologic Reviews, 1998; 20(1).

203. San Martin H. Salud y Enfermedad, 4ª ed. México: La prensa mexicana, 1981.

204. Santana V. Estudo epidemiológico das doenças mentais em um bairro de Salvador. Série de Estudos em Saúde, 1982; 3-122.

205. Santana V, Almeida Filho N. Epidemiologia dos transtornos mentais em populações gerais no Brasil: Uma revisão. In: O Uso Racional de Medicamentos Psiquiátricos. Genebra: Organização Mundial da Saúde, 13-22, 1998.

206. Santana V, Almeida Filho N, Rocha A. Confiabilidade e viés do informante secundário na pesquisa epidemiológica: análise de questionário para triagem de transtornos mentais. Revista de Saúde Pública, 1997; 31(6):556-65.

207. Saucedo-Molina TJ, Gómez-Peresmitré G. Validación del índice nutricional en preadolescentes mexicanos con el método de sensibilidad y especificidad. Salud Pública Méx, 1998; 40(5):392-7.

208. Schlesselman J. Case-control studies: design, conduct, analysis. New York: Oxford University Press, 1982.

209. Schmidt MI, Duncan BB. Epidemiologia Clínica e a Medicina Embasada em Evidências. In: Rouquayrol MZ, Almeida Filho N. Epidemiologia & Saúde, 5ª ed. Rio de Janeiro: Medsi, Cap. 8, 183, 1999.

210. Schramm RF, Castiel LD. Processo saúde/doença e complexidade em epidemiologia. Cadernos de Saúde Pública, 1992; 8(4):379-90.

211. Schulte P, Perera F. Molecular Epidemiology — Principles and Practices. New York: Academic Press, 1993.

212. Schumacher HR. The end of 'disease' as a simple concept. Curr Rheumatol Rep, 2000; 2(4):271-2.

213. Schwartz S. The fallacy of the ecological fallacy: the potential misuse of a concept and its consequences. American Journal of Public Health, 1994; 84(5):819-24.

214. Schwartz S, Susser E, Susser M. A future for epidemiology? Annual Review of Public Health, 1999; 20:15-33.

215. Selvin S. Statistical Analysis of Epidemiologic Data. Oxford: Oxford University Press, 1996.

216. Sigerist H. Medicine and Human Welfare. New Haven: Yale University Press, 1941.

217. Silva GR. Origens da medicina preventiva como disciplina do ensino médico. Rev Hosp Clin Fac Méd S Paulo, 1973; 28(2):31-5.

218. Silva MGC. Epidemiologia: Auto-avaliação e Revisão, 2ª ed. Fortaleza: Expressão Gráfica, 316 p, 1998.

268 Introdução à Epidemiologia

219. Snow J. Sobre a Maneira de Transmissão do Cólera. São Paulo: Hucitec, 1994. (Tradução do texto de 1854.)

220. Soares JF, Siqueira AL. Estatística Médica. Belo Horizonte: UFMG, 2001.

221. Sousa MV, org. Gestão da Vida: Genoma e Pós-genoma. Brasília: Editora UnB, 2001.

222. Souza CM. Epidemiologia em medicina clínica. Educación Médica y Salud, 1983; 17(1):7-20.

223. Spasoff R. Epidemiologic Methods for Health Policy. Oxford: Oxford University Press, 1999.

224. Spink MJ. Tópicos do discurso sobre risco. Risco: aventura como metáfora na modernidade tardia. Cad Saúde Pública, 2001; 17(6):1277-311.

225. Stallones R. Environment, Ecology and Epidemiology. Washington, DC: PAHO, Scient. Publ. 231, 1971.

226. Stallybrass C. The Principles of Epidemiology and The Process of Infection. London: Routledge, 1931.

227. Starobinski J. História da Medicina. Lisboa: Moraes, 1967.

228. Susser M, Susser E. Choosing a future for epidemiology: I, eras and paradigms. American Journal of Public Health, 1996; 86:668-73.

229. Susser M. Epidemiology: Health & Society — Selected Papers. New York: Oxford University Press, 1987.

230. Susser M. The logic in ecological: I. The logic of analysis. American Journal of Public Health, 1994; 84(5):825-9.

231. Sytkowski P, D'Agostino R, Belanger A, Kannel W. Sex and time trends in cardio-vascular disease incidence and mortality: the Framingham heart study, 1950-1989. American Journal of Epidemiology, 1996; 143:338-50.

232. Szklo M. Population based cohort studies. Epidemiological Reviews, 1998; 20:81-90.

233. Szklo M. The evaluation of epidemiologic evidence for policy-making. American Journal of Epidemiology, 2001; 154(suppl.): S13-S17.

234. Szklo M, Javier-Nieto F. Epidemiology: Beyond the Basics. Gaithersburg: Aspen Publishers, Inc, 1999.

235. Tatsanavivat P, Klungbookrong V, Chirawatkul A et al. Prevalence of coronary heart disease and major cardiovascular risk factors in Thailand. International Journal of Epidemiology, 1998; 27:405-9.

236. Teixeira C. O Futuro da Prevenção. Salvador: Casa da Saúde, 2000.

237. Testa M. Pensar em Saúde. Porto Alegre: Artes Médicas, 1995.

238. Torres M, Sato K, Queiroz S. Anemia em crianças menores de dois anos atendidas nas unidades básicas de saúde no estado de São Paulo, Brasil. Revista de Saúde Pública, 1994; 28(4):290-4.

239. Townsend JC. Introduction to Experimental Method. New York: McGraw-Hill, 1953.

240. Trostle J. Early work in anthropology and epidemiology: from social medicine to the germ theory. In: Janes C, Stall R, Gifford S, eds. Anthropology and Epidemiology: Interdisciplinary Approaches to the Study of Health and Disease. Dordrecht: Reidel, 25-57, 1986.

241. Unicef/IBGE. Indicadores sobre crianças e adolescentes. Brasília/Rio de Janeiro: UNICEF, 165 p, 1997.

242. Vandenbroucke JP, Rodda HM, Beukers H. Who made John Snow a hero? American Journal of Epidemiology, 1991; 133:967-73.

243. Victora CG, Barros F, Tomasi E et al. Tendências e diferenciais na saúde materno-infantil: delineamento e metodologia das coortes de 1982 e 1993 de mães e crianças de Pelotas. Cadernos de Saúde Pública, 1996; 12(suppl.):7-14.

244. Vieira S. Princípios de Estatística. São Paulo: Pioneira, 1999.

245. Vaughan JP, Morrow RH. Epidemiologia para os Municípios. Manual para Gerenciamento dos Distritos Sanitários, 2ª ed. São Paulo: Hucitec, 1997.

246. Waldman EA, Rosa TEC. Vigilância em Saúde Pública. São Paulo: Fundação Peirópolis, 253 p, 1998.

247. Weed D. On the use of causal criteria. International Journal of Epidemiology, 1997; 26:1137-41.

248. Weed D. Beyond Black Box Epidemiology. American Journal of Public Health, 1998; 88(1):12-4.

249. Weed D. Commentary: A radical future for public health. International Journal of Epidemiology, 2001; 30:440-1.

250. White K. Healing the Schism. Epidemiology, Medicine, and the Public's Health. New York: Springer Verlag, 1991.

251. WHO. International Classification of Impairments, Disabilities and Handicaps. Geneva: World Health Organization, 1980.

252. WHO. International Classification of Diseases — 10th Revision. Geneva: World Health Organization, 1992.

253. WHO. The World Health Report — 2000. Geneva: World Health Organization, 2000.

254. Williams A. The nature, meaning and measurement of health and illness: an economic viewpoint. Social Science and Medicine, 1985; 20(10):1023-27.

255. Williamson L. Florence Nightingale and the Birth of Professional Nursing. London: Thoemmes Press, 1999.

256. Wing S. Limits of epidemiology. Medicine and Global Survival, 1994; 1(2):74-86.

257. Witterman J, D'Agostino R, Stjnen T et al. G-estimation of causal effects: isolated systolic hypertension and cardiovascular death in the Framingham heart study. American Journal of Epidemiology, 1998; 148(4):390-401.

Índice Alfabético

A

Adenocarcinoma de vagina, 116
Aditivos alimentares, 62
Afecções originadas no período neonatal, taxa de mortalidade, 149
Aflatoxina, 61
Agente(s), 37
- físicos e químicos, 45
- genéticos, 46
- infeccioso, 37
- nutricionais, 46
AIDS, 3, 117, 135, 151, 234
Álcool, consumo do, 116
Alcoolismo, 151
Alterações bioquímicas, histológicas e fisiológicas, 49
Ambiente biológico, 57
American Journal of Epidemiology, 27
Aminas aromáticas, 61
Amostra, 180
- aleatória ou probabilísticas, 180
- de sangue, 185
Amostragem probabilística, 112
Análise, 3
- das situações de saúde, 3
- de regressão logística, 196
- epidemiológica, 208-231 (v.t. Dados epidemiológicos, análise de)
- - comentários finais, 227
- - de estudos, 216
- - - de caso-controle, 220
- - - seccionais e de coorte, 216
- - esquema para, 210
- - hipóteses causais, 126
- - interpretação de dados, 223
- - medidas de associação, 211
- - questões de, 209
- - variáveis independentes, 123
Anemia, estudo de prevalência da, em crianças atendidas em unidades básicas de saúde, 183

Anencefalia, 60
Anfixenoses, 59
Anomalias cromossômicas, malformações congênitas e, taxa de mortalidade, 149
Anormalidades cardíacas, 115
Anticoncepcionais, uso de, 199
Antraz, 234
Antroponoses, 58
Antropozoonoses, 58
Aparelho
- circulatório, doenças do, 148
- - taxa de mortalidade, 149
- digestivo, doenças do, taxa de mortalidade, 149
- geniturinário, doenças do, taxa de mortalidade, 149
Apófise mastóide, doença da, taxa de mortalidade, 149
Aritmética política, 13
Arsenicais inorgânicos, 61
Atestado de óbito, 151

B

Bacillus anthracis, 37
Batimentos cardíacos, 122
Bayes, teorema de, 95
Bebida alcoólica, hábito de ingestão de, distribuição de casos de tuberculose pulmonar e controles segundo o, num período de 2 anos, 222
Berkson, *bias* de, 197
Bias
- conceito de, 87
- de Berkson, 197
Bioagentes patogênicos, 58
Biomedicina, 32
Biomphalaria, 64
Biopatógenos, 46
Bioquimismo celular, 43
Biota, 57
Bioterrorismo, ameaças de, 234
Bizzozero, estudo de, 138

272 Introdução à Epidemiologia

Blastomicose sul-americana, 59
Bomba atômica, pesquisa sobre os efeitos da, 187
Boorse, teoria de, 66
Botulismo, 38

C

Câncer, 116
- de pulmão, incidência de, de acordo com o hábito de fumar cigarro, no período de 10 anos, 218
- de vagina, 116
- - estilbestrol e, 116
- - estudo de, 198
- por localização anatômica, 174
Caso-controle, estudos de, 170, 193
- alguns aspectos históricos do, 194
- análise, 220
- - estatística dos, 212
- de agregados, 175
- diagrama analítico do, 195
Catarata, 115
Cavaleiros hospitalários, 12
Certificações de *causa mortis*, 146
Chagas, doença de, 64
Ciência epidemiológica, 133
Cigarro, hábito de fumar, incidência de câncer de pulmão de acordo com o, no período de 10 anos, 218
Classificação Internacional de Doenças, 36
- e Causas de Morte, 151
Clínica médica, 35
Clostridium, 37
- *botulinum*, 37
- *tetani*, 37
Coeficiente(s)
- de ataque secundário, 139
- de letalidade, 130, 158
- de Lyapunov, 228
- de mortalidade, 151
- - infantil, 151
- - - nas capitais brasileiras, 153
- - perinatal, 191
- de patogenicidade, 130
- de Pearson, 101, 214
- de Spearman, 101, 214
- de virulência, 130
Cólera, 157
- incidência de, 136
Complexo
- EDM, 69
- enfermidade-doença-moléstia de Young, modelo do, 70
Comunidade, estado de saúde da, 131

Confiabilidade, 87
- avaliação da, da entrevista psiquiátrica, 102
- de aplicação, 98
- de avaliação, 98
- estratégias de avaliação de diversos tipos de, 100
- estudo da, 102
- indicadores de, 87
- medidas de, 100
- re-teste, 99
- teste de, 99
Confundimento, variáveis de, 203
Contaminação, 60
Contraceptivos orais, uso de, distribuição de casos de trombose venosa e controles de acordo com o, 221
Coorte, estudo(s) de, 170, 186
- análise de, 216
- - estatística, 212
- conceito, 187
- concorrente, 189
- de agregados, 175
- de Pelotas, 191
- diagrama analítico do, 189
- dinâmica, 190
- história dos, 187
Cornfield, Jerome, 28
Cronicidade, 50
Curva(s), 154
- de Moraes, 157
- de mortalidade, razões e, proporcional, 154

D

Dados epidemiológicos, análise de, 208-231
   (v.t. Análise epidemiológica)
- comentários finais, 227
- de estudos
- - de caso-controle, 220
- - seccionais e de coorte, 216
- guia para, quantitativos em pesquisa de saúde, 214
- interpretação de dados, 223
- medidas de associação, 211
- miniguia para, 212
- questões de, 209
- tabela padrão para, dicotômicos, 216
Defesas orgânicas, 49
Dengue, 229, 234
Desenhos em epidemiologia, 168
- agregado-observacional-longitudinal, 179
- agregado-observacional-transversal, 174
- de investigação, 170
- - convenções para os fluxogramas dos, 171
- - tipologia dos, 170

Índice Alfabético 273

- de pesquisa,168-207
- - estudos, 186
- - - de caso-controle, 193
- - - de coorte, 186
- - - de intervenção, 199
- - - ecológicos, 171
- - - seccionais, 180
- - preliminares, 169
- individuado-observacional-longitudinal-prospectivo, 190
- individuado-observacional-longitudinal-retrospectivo, 196
- individuado-observacional-seccional, 182
Desenvolvimento nutricional, 184
Desequilíbrio ambiental, 63
Desigualdade, 110
Desnutrição, 184
Determinante(s), 47
- biológicos, 48
- ecológicos, 48
- econômicos, 47
- epidemiológico, 83
- psicossociais, 48
- sociais, 47
Diagnóstico(s), 86
- comunitários da situação local de saúde, 180
- em epidemiologia, 86-106
- - base clínica, 103
- - confiabilidade, 98
- - - estratégias de avaliação de diversos tipos de, 100
- - dicotômico, 101
- - encefalográfico da epilepsia, 91
- - qualitativo, 101
- - significância clínica, 104
- - teoria da medida, 87
- - validade, 90
Diarréias, estudo das, 53
Diferença de prevalências, 84
Difteria, 57
- casos, óbitos e letalidade, 160
- letalidade da infecção meningocócica e da, em pacientes hospitalizados, 160
- surto de, 139
Distribuição, 5
Doença(s)
- agudas, 135
- - ocorrência e duração de, em um grupo de 25 pessoas em um intervalo de 18 meses, 141
- cardiovasculares, 187
- conceito biomédico de, 34
- contagiosa, 37
- coronariana, 35
- - estudo de prevalência de, 185

- crônica(s), 135, 185
- - degenerativas, 51
- - não-infecciosas, 234
- - ocorrência e duração de, em um grupo de 14 pessoas em um intervalo de 18 meses, 142
- crônico-degenerativas, 119
- da apófise mastóide, taxa de mortalidade, 149
- da pele e do tecido subcutâneo, taxa de mortalidade, 149
- de baixa freqüência, 199
- de Chagas, 64
- de evolução crônica, 143
- de Minamata, 61
- definição segundo, 64
- - Field, 65
- - Fulford, 65
- - Mervyn Susser, 64
- diarréicas, sinergismo multifatorial na determinação das, 54
- do aparelho
- - circulatório, 148
- - - taxa de mortalidade, 149
- - digestivo, taxa de mortalidade, 149
- - geniturinário, taxa de mortalidade, 149
- do olho e anexos, taxa de mortalidade, 149
- do ouvido, taxa de mortalidade, 149
- do sangue, taxa de mortalidade, 149
- do sistema
- - nervoso, taxa de mortalidade, 149
- - osteomuscular e do tecido conjuntivo, taxa de mortalidade, 149
- dos órgãos hematopoéticos, taxa de mortalidade, 149
- emergentes, 234
- endêmicas de baixa letalidade, 143
- endócrinas, taxa de mortalidade, 149
- epidêmicas, 64
- infecciosas, taxa de mortalidade, 149
- não-transmissíveis, 234
- nutricionais, taxa de mortalidade, 149
- parasitárias, taxa de mortalidade, 149
- quanto à duração e à etiologia, classificação de, 36
- - infecciosas, 36
- - - formas de, 39
- - - imunogenicidade, 39
- - - infectividade, 38
- - - patogenicidade, 38
- - - período de incubação, 39
- - - período de transmissibilidade, 39
- - - virulência, 38
- - não-infecciosas, 40
- - - patogenicidade, 40
- - - período de latência, 43

274 Introdução à Epidemiologia

- reemergentes, 234
- sexualmente transmissíveis, 37
- taxa de incidência de, 130
- terminais, 145
- transmissíveis, 37, 234
- tropicais, 57

E

Ecossistema, 52, 63
- concreto, 52
Efeito dose-resposta, 225
Elementos que compõem a definição
  epidemiológica de risco, 78
Enfermidades, 66, 70
Ensaio(s)
- clínicos, 170
- - controlados, 200
- comunitário(s), 170
- - diagrama analítico do, 178
Enteroinfecções, 36
Epidemias, 234
- infantis, 228
Epidemiologia
- da paisagem, 27
- definição, 1-7
- - análise das situações de saúde, 3
- - avaliação de tecnologias e processos no campo
    da saúde, 3
- - estudo dos determinantes de
    saúde-enfermidade, 3
- desenhos de pesquisa em, 168-207
- - estudos, 180
- - - de caso-controle, 193
- - - de coorte, 186
- - - de intervenção, 199
- - - ecológicos, 171
- - - seccionais, 180
- - preliminares, 169
- diagnóstico em, 86-106
- experimental, 23
- guia de manuais e livros de, 248-254
- - publicados
- - - no Brasil, 248
- - - no exterior, 250
- história da, 8-31
- - atualidade da epidemiologia, 28
- - clínica médica, 11
- - consolidação, 20
- - estatística, 13
- - medicina social, 17
- - primórdios, 8
- - - Idade Média, 10

- - - Roma, 10
- na internet, 237-247
- - análise de dados, 241
- - cursos, 237
- - dicionários, glossários e manuais, 239
- - principais revistas científicas da
    área, 244
- - *sites* de interesse geral, 245
- nutricional, 184
- objeto da, 79
- perspectivas, 232-236
Epidemiologista-pesquisador, 115
Epilepsia, diagnóstico encefalográfico da, 91
Equilíbrio do ecossistema, 52
Erro, conceito de, 87
Escabiose, letalidade por, 158
Escarlatina, 55
Escherichia coli, 52
Escola de saúde pública, 23
Especificidade, medidas de, 92, 96
Estado(s), 27
- de bem-estar social, 27
- de saúde da comunidade, 131
Estilbestrol e câncer de vagina, 116
Estreptococo A beta-hemolítico, 55
Estrutura populacional de alguns países e
    respectivas taxas de mortalidade geral, com e sem
    padronização, 147
Estudo(s)
- da confiabilidade, 102
- da incidência de glomerulonefrite, 183
- das diarréias, 53
- de Bizzozero *et al.*, 138
- de câncer de vagina, 198
- de caso-controle, 170, 193
- - alguns aspectos históricos do, 194
- - análise de, 220
- - - estatística, 212
- - de agregados, 175
- - diagrama analítico do, 195
- de coorte, 170, 186
- - análise de, 216
- - - estatística, 212
- - conceito, 187
- - concorrente, 189
- - - de agregados, 175
- - de Pelotas, 191
- - diagrama analítico do, 189
- - dinâmica, 190
- - história dos, 187
- de Framingham, 187
- de grupos em tratamento, 181
- de intervenção, 199
- de prevalência, 183

Índice Alfabético 275

- - da anemia, em crianças atendidas em unidades básicas de saúde, 183
- - de doença coronariana, 185
- de tendências ou séries temporais, 170
- - diagrama analítico do, 176
- dos determinantes de saúde-enfermidade, 3
- dos efeitos da exposição ao exame fluoroscópico, 192
- duplo-cego, 205
- ecológico(s), 170
- - de agregados institucionais, 173
- - diagrama analítico do, 173
- - investigação de base territorial, 173
- em populações especiais, 181
- epidemiológicos, análise de (v. Análise epidemiológica)
- individuado-observacional-longitudinal-prospectivo, 192
- individuado-observacional-longitudinal-retrospectivo, 191
- individuados-observacionais-longitudinais, 186
- individuados-observacionais-seccionais, 186
- multifásicos, 181
- seccional(is), 180
- - análise de, 216
- - diagrama analítico do, 181
- - multifásico, 184
Evolução clínica da doença, 50
Exame fluoroscópico, estudo dos efeitos da exposição a, 192
Exotoxinas, 37
Experimentos naturais, 177
Exposição, 41
- a produtos tóxicos, 190
- aguda, 41
- múltipla, 41
- reiterada e intermitente, 41

F

Falácia ecológica, 179
Farr, tábuas de mortalidade de, 187
Fator(es), 43
- de prognóstico, 81
- de risco, 80
- determinantes da doença, estruturação de, 47
- etiológicos, modelos de exposição a, 43
Febre, 118
- do Nilo, 234
- puerperal, 118
- - mortalidade por, 119
- tifóide, 156
Fertilidade, 110

Fisiologia social, 24
Fitonose, 59
Fluoroscopia, 192
Focomelia, 3
Fórmula, 83
- de Levin, 221
- geral de risco, 83
Framingham, estudo de, 187
Frost, investigação de, 187
Fumo, 116

G

Glomerulonefrite, estudo da incidência de, 183
Gravidez, taxa de mortalidade, 149

H

Hábito
- de fumar, 116
- - cigarro, incidência de câncer de pulmão de acordo com o, no período de 10 anos, 218
- de ingestão de bebida alcoólica, 116
- - distribuição de casos de tuberculose pulmonar e controles segundo o, num período de 2 anos, 222
Hantavírus, 234
Herpes simples, 39
Heurística epidemiológica, 223
Hidrargirismo, 35
Hipócrates, 8
Hipótese(s)
- epidemiológicas, 124
- - com *status* de teoria, 125
- - formulação de, 125
- - medida do valor de uma, 125
- - pobres, 125
- - substitutivas, 125
- - testes das, 126
- - validação, 124
- etiológicas, 187
- teste de, 119, 179
- - de associação, 185
- - etiológica, 186
História
- natural da doença, 43, 49
- social da saúde, 51
HIV, 117, 135
Horizonte clínico, 49
Hormônios sintéticos, 62
Hospedeiro, 55
- relações do, com o bioagente patogênico, 55

276 Introdução à Epidemiologia

I

Identificação de caso, 86
- protocolo de, técnicas de desenvolvimento e avaliação de, 103
Impetigo, 55
Imunidade, 56
- ativa, 56
- passiva, 56
Imunogenicidade, 39
Incapacidade, 65
- anos de vida perdidos por, 164
Incidência
- cálculo de, denominadores utilizados para, 137
- de câncer de pulmão de acordo com hábito de fumar cigarro, no período de 10 anos, 218
- de cólera, 136
- de glomerulonefrite, estudo da, 183
- de malária, 137
- de nascimentos de retardo gestacional, 191
- definição, 139
- média anual de leucemia, por 100.000 habitantes, em amostra do estudo de duração de vida, 138
- relação entre prevalência e, 139
- taxa de, 136
- - de doença, 130
- - de infecção, 130
- - definição, 136
Indicadores, 74
- de confiabilidade, 87
- de risco, 74
Indicadores epidemiológicos, 128-167
- compostos, 163
- - anos de vida, 163
- - - ajustados por qualidade de vida, 163
- - - perdidos por incapacidade, 164
- lógica geral dos, 128
- morbidade, 132
- - incidência, 136
- - prevalência, 133
- - relação entre prevalência e incidência, 139
- mortalidade, 143
- - coeficiente de, 151
- - - infantil, 151
- - - letalidade, 158
- - esperança de vida, 161
- - razões e curvas de, proporcional, 154
- - taxa de, 143
- - - geral, 143
- - - por causas, 148
Índice(s), 101
- de massa corporal, 184
- de Swaroop-Uemura, 156

- kappa, 101
Indivíduo suscetível, 56
Infarto do miocárdio, 185
Infecção(ões)
- definição, 37
- meningocócica, 160
- - casos, óbitos e letalidade, 160
- - letalidade da, e da difteria em pacientes hospitalizados, 160
- puerperal, 119
- respiratórias, 205
- taxa de incidência de, 130
Infestação, 36
Iniquidade, 110
Inquérito(s), 170
- de morbidade, 183
- - domiciliares, 183
- - na atenção primária, 183
- domiciliares com identificação direta de caso, 181
- na atenção primária, 181
- ou *surveys*, 170
Instalações sanitárias segundo as regiões do Brasil, 155
Instrumentos diagnósticos (v. Diagnóstico)
Interação agente-sujeito, 49
International Epidemiological Association, 4
Internet, epidemiologia na, 237-247
- análise de dados, 241
- cursos, 237
- dicionários, glossários e manuais, 239
- principais revistas científicas da área, 244
- *sites* de interesse geral, 245
Intervenção, estudos de, 199
Inventário de sintomas, 99
Investigação(ões)
- de Frost, 187
- e descrição epidemiológica, 74
- epidemiológica, 103, 171
- - *post-factum*, 177
- modalidades experimentais de, 202
- retrospectiva e retroanalítica, 195

K

Kappa, índice, 101

L

Lei dos grandes números, 104
Leishmaniose, 59
- tegumentar, 59
- visceral, 143
Letalidade, 130

- coeficiente de, 130, 158
- da infecção meningocócica e da difteria em pacientes hospitalizados, 160
- decorrente da raiva, 158
- por escabiose, 158
Leucemia, incidência média anual de, por 100.000 habitantes, em amostra do estudo de duração de vida, 138
Levin, 196
- fórmula de, 221
- risco atribuível, percentual de, 196
Lógica epidemiológica, 73-85
- conceito de risco, 73
- fator de risco, 80
- objeto epidemiológico, 79
- - desdobrado, 82
- - primitivo, 79
- taxas de mortalidade por suicídio em capitais do Brasil em 2002, 78
London Epidemiological Society, 18
London School of Hygiene and Tropical Medicine, 23
Lyapunov, coeficiente de, 228

M

Má nutrição, 49
Malária, 156
- incidência de, 137
Malformações congênitas e anomalias cromossômicas, taxa de mortalidade, 149
Mantel-Haenszel, 212
- *odds ratio* de, 212
- qui-quadrado de, 212
Marcadores de risco, 84
Massa corporal, 110
- índice de, 184
Maternidade, 119
Mecanismo de controle social, 24
Medicamentos, uso de, 62
Medicina
- científica, 12, 20
- experimental, 201
- social, 16, 17
- urbana, 17
Medida(s)
- acurácia, 93
- de confiabilidade, 100
- de especificidade, 92
- de morbidade, modalidades de, 132
- de peso e saúde, 184
- de sensibilidade, 92
Membrana, permeabilidade de, 110
Meningite, 57

- meningocócica, 39, 160
- - surto de, 229
- pneumocócica, 54
Método epidemiológico, bases do, 107-127
- conceito, 108
- hipóteses epidemiológicas, 124
- problematização na pesquisa epidemiológica, 114
- variáveis epidemiológicas, 121
Método numérico, 16
Minamata, doença de, 61
Ministério da Saúde, 146, 153
Minnesota, protocolo de, 185
Miocárdio, infarto do, 185
Modelo(s)
- abstratos de distribuição populacional, 73
- conceitual flexneriano, 22
- de história natural da doença,
- de risco empregados na análise epidemiológica, 84
- do complexo enfermidade-doença-moléstia de Young, 70
- dos graus de saúde de Boorse, 67
- Kleinman-Good, 69
- SEIR, 228
Modelo de saúde-doença, 32-72
- biomédico, 34
- - classificação de doenças quanto à duração e à etiologia, 36
- - - infecciosas, 36
- - - não-infecciosas, 40
- processual, 43
- - meio externo, 44
- - meio interno, 45
- - patogênese, 49
- - - alterações bioquímicas, histológicas e fisiológicas, 49
- - - cronicidade, 50
- - - interação agente-sujeito, 49
- - - sinais e sintomas, 49
- - pré-patogênese, 45
- - - agentes físicos e químicos, 45
- - - agentes genéticos, 46
- - - agentes nutricionais, 46
- - - biopatógenos, 46
- - - determinantes biológicos, 48
- - - determinantes culturais, 47
- - - determinantes ecológicos, 48
- - - determinantes econômicos, 47
- - - determinantes psicossociais, 48
- sistêmico, 51
- - agente e suscetível, 53
- - - imunidade, 56
- - - resistência, 56
- - - suscetibilidade, 56

278 Introdução à Epidemiologia

- - ambiente, 57
- - sistemas epidemiológicos, 63
- sociocultural, 64
Moléstia, 65
Moraes, curva de, 157
Morbidade, 132
- expressão quantitativa da, 132
- incidência, 136
- indicador de, 132
- inquérito de, 183
- - domiciliares, 183
- - na atenção primária, 183
- medidas de, modalidades de, 132
- prevalência, 133
- relação entre prevalência e incidência, 139
Morbi-mortalidade, subconjuntos da, 129
Mortalidade, 143
- coeficiente de, 151
- - de letalidade, 158
- - infantil, 151
- - - nas capitais brasileiras, 153
- esperança de vida, 161
- infantil, 151
- - proporcional, 154
- perinatal, coeficientes de, 191
- por febre puerperal, 119
- proporcional, 157
- - no Brasil, 157
- - razão de, 154
- - - e curvas, 154
- - - índice de Swaroop-Uemura no Brasil, 156
- - segundo as regiões do Brasil, 159
- sistema de informação de, 146
- tábuas de, de Farr, 187
- taxas de, 130
- - afecções originadas no período
  neonatal, 149
- - doenças, 149
- - - da apófise mastóide, 149
- - - da pele e do tecido subcutâneo, 149
- - - do aparelho circulatório, 149
- - - do aparelho digestivo, 149
- - - do aparelho geniturinário, 149
- - - do olho e anexos, 149
- - - do ouvido, 149
- - - do sangue, 149
- - - do sistema nervoso, 149
- - - do sistema osteomuscular e do tecido
  conjuntivo, 149
- - - dos órgãos hematopoéticos, 149
- - - endócrinas, 149
- - - infecciosas, 149
- - - nutricionais, 149
- - - parasitárias, 149

- - específica, 143
- - geral, 143
- - - estrutura populacional de alguns países e
  respectivas, com e sem padronização, 147
- - - nas capitais do Brasil, 144
- - - segundo as grandes regiões do Brasil, 147
- - gravidez, 149
- - malformações congênitas e anomalias
  cromossômicas, 149
- - nas regiões do Brasil, 149
- - neoplasias, 149
- - parto, 149
- - por causas, 148
- - transtornos mentais e comportamentais, 149
- - tumores, 149
Movimento do assistencialismo, 17
Mycobacterium leprae, 54

N

Necropsia, 119
Neisseria meningitidis, 54
Neoplasias, taxa de mortalidade, 149
Nilo, febre do, 234
Nosologia clínica, 35

O

Obesidade, 184
Óbito(s), 119, 131, 143, 148
- atestado de, 151
- difteria, 160
- infecção meningocócica, 160
- percentual de, 157
- principais causas de, por regiões do Brasil, 151
- registros de, 176
Olho e anexos, doenças do, taxa de
  mortalidade, 149
Organização Mundial da Saúde, 154
Organização Pan-americana da Saúde, 35
Órgãos hematopoéticos, doenças dos, taxa de
  mortalidade, 149
Ouvido, doenças do, taxa de mortalidade, 149

P

Pacientes hospitalizados, 197
- letalidade da infecção meningocócica e da difteria
  em, 160
Pandemias, 234
Parto, 118
- taxa de mortalidade, 149

Patogênese, 49, 204
- alterações bioquímicas, histológicas e fisiológicas, 49
- cronicidade, 50
- e biologia evolutiva, 51
- interação agente-sujeito, 49
- sinais e sintomas, 49
Patogenicidade, 38, 110
- coeficientes de, 130
Patologia(s), 34
- coronarianas, 185
- social, 24
Pearson
- coeficiente de, 101, 214
- teste de significância de, 214
Pelagra, 24
Pele, doenças da, e do tecido subcutâneo, taxa de mortalidade, 149
Período neonatal, afecções originadas no, taxa de mortalidade, 149
Permeabilidade de membrana, 110
Peso, medidas de, e saúde, 184
Pesquisa epidemiológica, 87, 187
- construção do diagnóstico na, 87
- dados estruturados e semi-estruturados típicos da, 114
- desenhos de, 168-207
- - de investigação, 170
- - estudos, 169
- - - de caso-controle, 193
- - - de coorte, 186
- - - de intervenção, 199
- - - ecológicos, 171
- - - seccionais, 180
- - preliminares, 169
- problematização na, 114
Poliomielite, 39
Poluição atmosférica, 60
População(ões)
- de referência, 78
- estudos em, especiais, 181
- risco atribuível na, 217
Pré-patogênese, 45
- agentes, 45
- - físicos e químicos, 45
- - genéticos, 46
- - nutricionais, 46
- biopatógenos, 46
- determinantes, 47
- - biológicos, 48
- - culturais, 47
- - ecológicos, 48
- - econômicos, 47
- - psicossociais, 48

Prevalência, 134
- diferenças de, 186
- estudo de, 183
- - da anemia em crianças atendidas em unidades básicas de saúde, 183
- - de doença coronariana, 185
- razões de, 186
- relação entre, e incidência, 139
- taxa de, 134
- - instantânea, 134
- - periódica, 134
- valor preditivo corrigido pela, 96
Procedimentos diagnósticos individuais, evolução dos, 103 (v.t. Diagnóstico)
Processo(s)
- de socialização da patologia, 70
- neoplásicos degenerativos, 51
- saúde-doença-cuidado em populações humanas, investigação de, 107
- saúde-enfermidade-atenção, 30
Produtos tóxicos, exposição a, 190
Programa de suplementação alimentar, 177
Protocolo
- de identificação de caso, técnicas de desenvolvimento e avaliação dos, 103
- de Minnesota, 185
Puerpério, 149
Pulmão, câncer de, incidência de, 218

Q

Qualidade de vida, anos de vida ajustados por, 163

R

Radiação de baixa dosagem, 192
Raiva, letalidade decorrente da, 158
Razão de prevalência, 84
Realidade biológica, 68
Recém-nascidos de baixo peso, 191
Registro(s)
- de atendimento a doentes, 133
- de casos, serviços de coleta e, 145
- de óbitos, 176
- Nacional de Patologia Tumoral, 174
- policial, 133
Regressão logística, análise de, 196
Relatório Flexner, 12
Renda *per capita*, 199
- gradiente tipo dose-resposta de acordo com a, 184
Reservatório de agentes infecciosos, 58
Resistência natural, 56
Retardo

280 Introdução à Epidemiologia

- gestacional, incidência de nascimentos de, 191
- mental, 115
Risco
- atribuível, 83, 192, 217
- - na população, 217
- - percentual de Levin, 196
- conceito de, 73
- definição, 74
- elementos que compõem a definição
    epidemiológica de, 78
- fórmula geral de, 83
- relativo, 83, 192, 217
Rubéola, 115

S

Saneamento, 158
- básico precário, 158
- sistema de, 177
Sangue, 149
- amostra de, 185
- doenças do, taxa de mortalidade, 149
Sarampo, 228
Saúde
- coletiva, 119, 130
- estado de, da comunidade, 131
- medidas de peso e, 184
- pública, 144
- sistema de, precários, 182
Saúde-doença, modelos de, 32-72
- biomédico, 34
- - classificação de doenças quanto à duração e à
    etiologia, 36
- - - infecciosas, 36
- - - não-infecciosas, 40
- processual, 43
- - patogênese, 49
- - - alterações bioquímicas, histológicas e
    fisiológicas, 49
- - - cronicidade, 50
- - - interação agente-sujeito, 49
- - - sinais e sintomas, 49
- - pré-patogênese, 45
- - - agentes físicos e químicos, 45
- - - agentes genéticos, 46
- - - agentes nutricionais, 46
- - - biopatógenos, 46
- - - determinantes biológicos, 48
- - - determinantes culturais, 47
- - - determinantes ecológicos, 48
- - - determinantes econômicos, 47
- - - determinantes psicossociais, 48
- sistêmico, 51, 63

- - agente e suscetível, 53
- - - imunidade, 56
- - - resistência, 56
- - - suscetibilidade, 56
- - ambiente, 57
- sociocultural, 64
Schistosoma mansoni, 64
SEIR, modelo, 228
Sensibilidade, medidas de, 92, 96
Septicemias, 39
Séries temporais, 175
- estudos de tendências ou, 175
- - diagrama analítico, 176
Serviços de coleta e registro de casos, 145
Sick-role, conceito de Parsons de, 65
SIDA (v. AIDS)
Sífilis, 39, 151
Silicose, 35
Síndrome(s)
- da imunodeficiência adquirida (v. AIDS)
- diarréica, 53
- ligadas à cultura, 48
Sinergismo multifatorial na determinação das
    doenças diarréicas, 54
Sintomas, inventário de, 99
Sistema(s)
- ambiente-agente-suscetível, 58
- de informação de mortalidade, 76, 146
- de saneamento, 177
- de saúde, precários, 182
- de vigilância epidemiológica, 119, 133, 228
- epidemiológico-social, 53
- nervoso, doenças do, taxa de mortalidade, 149
- osteomuscular, doenças do, e do tecido
    conjuntivo, taxa de mortalidade, 149
Sociedade de medicina de Paris, 11
Sociologia médica, 27, 65
Spearman
- coeficiente de, 101, 214
- teste de significância de, 214
Staphylococcus aureus, 38
Streptococcus pneumoniae, 54
Suicídio, 76, 151
Suplementação alimentar, programa de, 177
Suplementos alimentares e vitamínicos, 205
Surdez, 115
Surto
- de difteria, 139
- de meningite meningocócica, 229
- epidêmico, 115, 138
Suscetibilidade, 56
Suscetibilidade-exposição-infecção-recuperação
    (v. Modelo SEIR)
Swaroop-Uemura, índice de, 156

Índice Alfabético 281

T

Tábuas de mortalidade de Farr, 187
Talidomida, 3
Taxa(s)
- de incidência, 136
- - de doença, 130
- - de infecção, 130
- - definição, 136
- de mortalidade, 130
- - doenças, 149
- - - da apófise mastóide, 149
- - - da pele e do tecido subcutâneo, 149
- - - do aparelho circulatório, 149
- - - do aparelho digestivo, 149
- - - do aperelho geniturinário, 149
- - - do olho e anexos, 149
- - - do ouvido, 149
- - - do sangue, 149
- - - do sistema nervoso, 149
- - - do sistema osteomuscular e do tecido
    conjuntivo, 149
- - - dos órgãos hematopoéticos, 149
- - - endócrinas, 149
- - - infecciosas, 149
- - - nutricionais, 149
- - - originadas no período neonatal, 149
- - - parasitárias, 149
- - específica, 143
- - geral, 143
- - - brutas, 145
- - - estrutura populacional de alguns países e
    respectivas, com e sem padronização, 147
- - - nas capitais do Brasil, 144
- - - segundo as grandes regiões do Brasil, 147
- - gravidez, 149
- - malformações congênitas e anomalias
    cromossômicas, 149
- - nas regiões do Brasil, 147, 149
- - neoplasias, 149
- - parto, 149
- - por causas, 148
- - por suicídio em capitais do Brasil, 78
- - transtornos mentais e comportamentais, 149
- - tumores, 149
- de prevalência, 134
- - instantânea, 134
- - periódica, 134
Tecido
- conjuntivo, doenças do sistema osteomuscular e
    do, 149
- subcutâneo, doenças da pele e do, 149
Técnicas de identificação de casos, 28
Tecnologias

- diagnósticas, 104
- e processos no campo da saúde, avaliação de, 3
Tendências ou séries temporais, estudos de, 175
- diagrama analítico, 176
Tensão arterial, 185
Teorema de Bayes, 95
Teoria de Boorse, 66
Teste(s)
- de confiabilidade, 99
- de hipóteses, 119, 126, 169, 179
- - de associação, 185
- - etiológica, 186
- de significância, 214
- - de Pearson, 214
- - de Spearman, 214
- psicométricos ou perceptivos, 103
Tétano neonatal, 158
Tifo exantemático, 39
Traço genético, 186
Transplante cardíaco, 164
Transtornos mentais e comportamentais, taxa de
    mortalidade, 149
Trombose venosa, distribuição de casos de, de
    acordo com o uso de contraceptivos orais, 221
Tuberculose, 39, 157, 234
- dinâmica da, 187
- distribuição de casos de, segundo o hábito de
    ingestão de bebida alcoólica, 222
Tumores, taxa de mortalidade, 149

V

Vacinas, 205
Vagina, 116
- adenocarcinoma de, 116
- câncer de, 116
- - estilbestrol e, 116
- - estudo de, 198
Valor(es) preditivo(s)
- cálculo dos, 95
- corrigido pela prevalência, 96
- negativo, 95
- positivo, 95
Variáveis, 84, 121
- de confundimento, 203
- dependente, 122, 203
- independente, 122, 203
- qualitativas, 121
- quantitativas, 121
- - contínuas, 122
- - descontínuas ou discretas, 122
Varicela, 228
Varíola, 234
Veículos, 59

282 Introdução à Epidemiologia

Verminoses, 157
Vetores, 59
- biológicos, 59
- mecânicos, 59
Vigilância epidemiológica, sistema de,
  119, 133, 228
Virulência, 38
- coeficiente de, 130
Vírus da imunodeficiência humana (v. HIV)

X

Xeroftalmia, 46

Z

Zooantroponoses, 59
Zoonoses, 58

Pré-impressão, impressão e acabamento

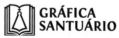

grafica@editorasantuario.com.br
www.graficasantuario.com.br
Aparecida-SP